内科疾病临床诊断与治疗

主编 吕玲梅

江西科学技术出版社

图书在版编目(CIP)数据

内科疾病临床诊断与治疗 / 吕玲梅主编. -- 南昌：
江西科学技术出版社, 2018.6 （2021.1重印）
ISBN 978-7-5390-6363-8

Ⅰ.①内… Ⅱ.①吕… Ⅲ.①内科–疾病–诊疗
Ⅳ.①R5

中国版本图书馆 CIP 数据核字(2018)第 098588 号

选题序号：KX2018104
图书代码：B18055-102

内科疾病临床诊断与治疗　　　　　　　　　　吕玲梅　主编

出版 发行	江西科学技术出版社
社址	南昌市蓼洲街 2 号附 1 号
	邮编：330009　电话：(0791)86623491　86639342(传真)
印刷	三河市元兴印务有限公司
经销	各地新华书店
开本	787mm×1092mm　1/16
字数	240 千字
印张	10
版次	2018 年 6 月第 1 版　第 1 次印刷
	2021 年 1 月第 1 版　第 2 次印刷
书号	ISBN 978-7-5390-6363-8
定价	48.00 元

赣版权登字 03-2018-123

内科疾病临床诊断与治疗

主　编　吕玲梅

副主编　薛建学

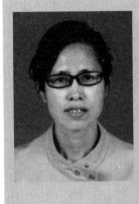

吕玲梅,女,1975 年 10 月生,甘肃泾川人,毕业于兰州医学院临床医学专业,曾在天津市人民医院进修,现就职于甘肃省泾川县人民医院,消化内科主治医师。

从事临床工作二十年,积累了丰富的临床经验,擅长消化内科常见病、多发病,尤其在慢性萎缩性胃炎、胃-食管反流病、消化性溃疡、炎症性肠病等方面具有丰富临床经验。2014 年 5 月取得消化内科学中级职称至今,发表国家级核心期刊、省级期刊相关学术论文数篇,多次参加甘肃省举办消化内科学术研讨会,并多次被评为先进工作者。

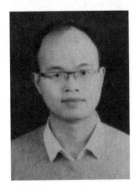

薛建学,男,1983 年 2 月生,毕业于山东大学,硕士研究生学历,现就职于焦作煤业(集团)有限责任公司中央医院,主治医师。

2008 年毕业于山东大学医学院临床医学专业,取得学士学位,后被保送进入山东大学研究生继续攻读骨科,2011 年毕业,取得硕士研究生学位。毕业后,于焦作煤业(集团)有限责任公司中央医院骨科工作。从事创伤、脊柱及关节相关疾病的诊治,尤其在脊柱疾病诊治方面积累了丰富经验,发表相关论文多篇。近年来多次参与市级骨科基础及临床相关课题的研究,对骨科临床理论有深入理解。

前　言

　　近年来随着基础医学理论与技术的蓬勃发展，临床医学内容的不断更新与深入，国人生活的环境条件不断变化，临床上常见病的疾病谱也在逐渐改变，疾病的诊断、治疗手段也在不断进步。为此，作者翻阅众多文献，并总结自身临床之经验而编写出《内科疾病临床诊断与治疗》一书，以力求从临床实用的角度出发，围绕常见病、多发病充实新技术和新理论。

　　《内科疾病临床诊断与治疗》一书主要以内科常见病、多发病及作者深入了解的疾病为主。以疾病概述、临床特点、诊断要点、鉴别诊断、临床治疗等为体例，力求定义准确、概念清楚、结构严谨、层次分明。全书共分呼吸系统、消化系统、心血管系统及常见其他系统疾病，由吕玲梅同志主要编写第一至三章内容，薛建学同志编写了本书的其他系统疾病。全书从临床实际出发，重点突出诊断与治疗的实用性。

　　当然，因编写时间及执笔人员风格不尽一致，简繁程度也不尽相同，加上个人学识及时间有限，不妥之处在所难免，还望读者指正！

编者

二○一七年十月

前 言

目 录

目 录

第一章　呼吸系统

第一节　慢性阻塞性肺病

慢性阻塞性肺病(COPD)是一种具有气流受限特征的疾病,气流受限不完全可逆,呈进行性发展,与肺部对有害气体或有害颗粒的异常炎症反应有关。COPD与慢性支气管炎和肺气肿密切相关。通常,慢性支气管炎是指在除外慢性咳嗽的其他已知原因后,患者每年咳嗽、咯痰3个月以上,并连续2年者。肺气肿则指肺部终末细支气管远端气腔出现异常持久的扩张,并伴有肺泡壁和细支气管的破坏而无明显的肺纤维化。当慢性支气管炎、肺气肿患者肺功能检查出现气流受限、并且不能完全可逆时,则能诊断COPD。如患者只有"慢性支气管炎"和(或)"肺气肿",而无气流受限,则不能诊断为COPD。慢性咳嗽、咯痰常先于气流受限许多年存在;但不是所有咳嗽、咯痰症状的患者均会发展为COPD。相反,少数患者仅有不可逆气流受限改变而无慢性咳嗽、咯痰症状。

一、临床表现

(1)症状:临床主要症状为咳嗽、咯痰、气短、喘息等。随着疾病进展,急性加重变得越来越频繁。上述症状常常有昼夜节律,晨起咳嗽、咯痰重和季节性(冬春)发作等特点。吸烟、接触有害气体(SO_2、NO_2、Cl_2)、过度劳累、气候突然变化、感冒等经常是上述症状的诱因。后期可存在活动后气短,如跑步、上楼或地面上快行,甚者洗脸、穿衣或静息时也有气短症状。经休息、吸氧、吸入药物等气短可缓解。长期患病有乏力、体重下降等表现。急性发作期可存在神志改变、睡眠倒错等。

(2)体征:早期多无异常,或可在肺底部闻及散在干、湿性啰音,咳嗽排痰后啰音可消失,急性发作期肺部啰音可增多。后期体位呈前倾坐位或端坐呼吸。辅助呼吸肌参与呼吸运动,出现三凹征。眼球结膜充血、水肿,甲床、口唇发绀。胸廓外形前后径增宽,肋间隙宽度,剑突下胸骨下角(腹上角)增宽。呼吸运动速率加快,幅度增大,语颤减弱。叩诊肺肝界下移,肺底移动度减小,心浊音界缩小。听诊肺部呼吸音减弱,呼气相延长,可闻及干、湿性啰音。剑突下心音清晰、心率加快、心律不规则等。如并发气胸、肺源性心脏病等可存在相应体征。

二、辅助检查

(1)血常规:缓解期多正常,急性发作期并发细菌感染时白细胞总数和中性粒细胞可升高,合并哮喘患者血嗜酸粒细胞可增多。

(2)痰液检查:急性发作期痰涂片可见大量中性粒细胞,外观多呈脓性。痰培养可发现各种致病菌。

(3)X线胸片:早期多无变化。反复急性发作者可见肺纹理增粗、紊乱,以下肺野明显。形成肺气肿时可有肺纹理消失,胸片透亮度增加。

(4)肺功能测定:第一秒用力呼气容积(FEV_1)、FEV_1和用力肺活量(FVC)的比值(FEV_1/

FVC%)减少(<70%)。

(5)心电图:早期多无异常,或可发现肺性P波、右室肥厚劳损等改变。

三、诊断常规

(一)慢性支气管炎

1.诊断依据

(1)数患者有长期重度吸烟史。

(2)反复发生咳嗽、咯痰或伴喘息,多在冬春季发作,每年发病时间累积≥3个月,连续2年以上。

(3)如果每年发病时间不足3个月,但是具有明确的客观检查证据,如X线胸片、肺功能测定结果(FEV_1/FVC%<70%、应用支气管扩张剂后 FEV_1≤80%预计值)也可诊断为慢性阻塞性支气管炎。

(4)除外其他可以引起长期咳嗽、咯痰、喘息的心肺疾病,包括肺结核、尘埃沉着病(尘肺)、支气管哮喘、支气管扩张、支气管肺癌、弥漫性肺间质纤维化、慢性心力衰竭。

2.鉴别诊断

慢性咳嗽、咯痰、喘息是许多慢性呼吸道疾病的共同症状,因此临床上应注意与以下疾病鉴别。

(1)支气管哮喘:常于幼年起病,多无慢性咳嗽、咯痰病史,发病前常有诱因,如吸入过敏源、冷空气、刺激性气体、剧烈运动等。表现发作性喘息,发作时呼气相延长,于双肺可闻及弥漫性哮鸣音,脱离过敏源后症状可以很快缓解,对于肾上腺糖皮质激素与 β2 激动剂、茶碱类药物效果明显。完全缓解后与正常人一样生活和工作。此外,哮喘患者常有过敏体质、过敏性鼻炎和(或)湿疹,部分患者有哮喘家族史,不典型者应进行支气管舒张试验,或支气管激发试验及 PEF 日内变异率测定。值得注意的是咳嗽变异型哮喘与慢性支气管炎十分相似,应注意鉴别。前者常有反复发生的顽固性咳嗽,按照慢性支气管炎治疗,给予各种止咳药物效果均不满意。这类患者常有气道高反应性,给予糖皮质激素或其他平喘药物可以奏效。

(2)支气管扩张:常有幼年时发生麻疹、百日咳、肺炎的病史。成年后反复咳嗽、咯痰,合并细菌感染时咳大量脓痰(>30ml/d),咳出的痰液静置后可分为三层:上层为浆液泡沫,中层为浆液,下层为坏死物、腔细胞。部分患者可反复咯血,咯血量多少不一。在病变部位可闻及固定性湿啰音,多位于左下肺,长期不消散,可见杵状指(趾),胸部X线检查于病变单位可见肺纹理粗乱,或呈卷发状,晚期呈蜂窝肺。肺部高分辨率CT、支气管造影检查有助于确诊。

(3)支气管肺癌:多为40岁以上男性,有多年重度吸烟史。常见顽固刺激性咳嗽,反复发生或持续性痰中带血,或虽然原有咳嗽病史,但后来咳嗽性质发生变化。胸部X线检查可见结节影、块影,或阻塞性肺炎,应用抗菌治疗后病灶大小可有变化但不会完全消失。痰脱落细胞检查,纤维支气管镜检查及组织活检有助于确诊。

(4)肺结核:肺结核患者,主要是早期没有得到正规治疗,病情控制不理想,最后演变为慢性纤维空洞型肺结核者长期反复咳嗽、咯痰,甚至咯血。仔细询问病史会追溯到肺结核病史,同时这类患者多有明显结核中毒症状(低热、乏力、盗汗、食欲下降、消瘦),胸部X线检查,痰菌检查有助于确诊。此外,老年性肺结核,包括浸润性肺结核,由于中毒症状不明显,易被误诊为慢性支气管炎,故也应予注意。

(5)弥漫性肺间质纤维化:慢性肺间质纤维化开始时可表现为干咳,活动后气短、合并感染时咯痰。仔细听诊于双下肺常可闻及特征性 Velcro 啰音,可见杵状指(趾),X 线胸片显示双肺体积变小,肺野呈现网状和结节影,肺功能呈限制性通气功能障碍,DLco 降低,动脉血气分析显示 PaO_2 下降,$PaCO_2$ 正常或降低。

(6)硅沉着肺:具有相应的较长时间的粉尘接触史(职业接触史),其咳嗽、咯痰并无特点,胸部 X 线检查可见硅沉着病结节,其特点是密度高、边缘较清楚,有时需放大摄片观察,肺门阴影扩大、网状纹理增多。此外许多硅沉着肺(矽肺)患者可合并慢性支气管炎,其症状与单纯支气管炎十分相似。

(7)慢性充血性心力衰竭:由于肺循环淤血或肺部感染,患者可出现反复发作性咳嗽、咯痰,但痰量通常不多,仔细询问可追问出心脏病病史,发病时常有夜间发作性喘憋、咳嗽,坐起后可缓解,双下肺可闻及湿啰音,体位变化时啰音可随之变化可听到奔马律,X 线胸片、心电图、超声心动图检查可有助于诊断,发作时给快速洋地黄制剂、利尿剂反应良好可进一步证实诊断。

(二)阻塞性肺气肿

1.诊断依据

(1)年龄常大于 40 岁,多有长期重度吸烟史。

(2)可有慢性支气管炎病史。

(3)起病隐袭,病情进展缓慢,可有咳嗽、咯痰。早期表现为活动或劳累后气短,休息后可缓解。之后随着病情加重,即使静息状态也会感到气短,并感乏力,体重下降,劳动力和生活自理能力丧失。

(4)早期可无明显阳性体征,典型肺气肿者呈桶状胸,肋间隙增宽,胸部呼吸运动减弱,触觉语颤减弱,叩诊过清音,心浊音界变小,肺下界下移,肺底移动度减少,呼吸音普遍减弱,呼气相延长,语音传导减弱。

(5)胸部 X 线检查显示肺野透光度增强,周围肺血管纹理减少、变细,肋骨平直,横膈下降、低平、活动度减少,胸骨后间隙增宽,心影垂直、狭长,有时可见肺大疱。高分辨率 CT 对于肺气肿诊断不仅敏感,而且可以协助临床分型诊断。

(6) 肺功能测定显示应用支气管扩张剂后 $FEV_1 \leq 80\%$ 预计值,$FEV_1/FVC\% < 70\%$,RV、TLC、RV/TLC 百分比升高,一氧化碳弥散量(DLCO)下降。

2.鉴别诊断

(1)慢性支气管炎:本病与阻塞性肺气肿有许多相似之处,如均多见于中年以上长期吸烟男性,均有咳嗽、咳嗽等,但与肺气肿相比,慢性支气管炎患者发病常有明显季节性。如果没有合并肺气肿则无活动(或运动)后气短病史,体检时无肺气肿体征,胸部 X 线检查仅有肺纹理增多、粗乱,无肺气肿征象。肺功能测定时肺容积指标(VC、FRC、RV、TLC)无明显增加,DLco 不降低。

(2)支气管哮喘:哮喘发作时,尤其是重度发作时可出现过度充气体征,胸部 X 线检查酷似肺气肿,同时肺功能测定结果显示肺容积指标明显升高。但是两者并不难鉴别,动态观察可发现待哮喘缓解后,或有效治疗后哮喘患者过度充气体征消失,X 线片恢复正常,肺功能测定的肺容积指标也恢复正常。另外即使在哮喘急性发作时期 DLco 很少降低,这一点与肺气肿不同。此外哮喘患者多在儿童时期发病,发作常有明显诱因,病情常有显著可逆性,支气管舒张试验阳性,而肺气肿多无上述特点。

(3)弥漫性肺间质纤维化:本病与肺气肿最容易混淆的是这类患者也可有咳嗽、活动后气短。但本病可发生于任何年龄,病程较短,病情进展较快,常有乏力、刺激性干咳,中、重度患者肺体积变小,于双肺或肺底可闻及具有特征性的 Velcro 啰音。可见杵状指(趾)。X 线胸片早期者双下肺野呈毛玻璃样,之后可出现典型的弥漫性网状和结节影。后期结节影增粗,并出现环状透亮区(蜂窝肺),胸部 HRCT 检查对本病诊断具有更大意义,可显示典型的结节改变。肺功能测定显示为限制性通气功能障碍,肺容积变小,而 FEV1/FVC% 正常或增高。动脉血气分析显示为单纯低氧血症,部分患者可能查出导致肺间质纤维化的原因。

(4)自发性气胸:肺气肿患者常易合并肺大疱,而巨型大型肺气肿与自发性气胸颇难鉴别。前者病史较长,症状进展缓慢,有时可无症状而是在胸部 X 线检查时发现的。而自发性气胸起病急骤,多有突发性剧烈的胸膜性胸痛和呼吸困难(慢性包裹性气胸者可无症状),体检时可见气管向健侧偏移,患侧局部胸廓膨隆,呼吸运动减弱,语颤减弱,叩诊鼓音,呼吸音减弱或消失,语音传导减弱,X 线胸透可进一步证实。引流治疗后病情明显缓解。胸部 X 线检查时大泡性肺气肿气腔呈圆形或卵圆形,底缘向下凹陷,下缘外上方可见有肺组织,大泡内可见肺泡隔或血管的残留影,而包裹性气胸时的外下方气影向外下方倾斜,肋膈角内可见液平面,胸透时转动患者体位、断层片,尤其是胸部 CT 检查,有助于两病的进一步诊断。

(三)严重度分级标准

COPD 严重度分级标准见表 1-1。

表 1-1　COPD 临床严重度分级标准

级别	分级标准
Ⅰ级(轻度)	$FEV_1/FVC\% < 70\%$
	$FEV_1 \geq 80\%$预计值
	有或无慢性咳嗽、咯痰症状
Ⅱ级(中度)	$FEV_1/FVC\% < 70\%$
	$30\% \leq FEV1 < 80\%$预计值(ⅡA 级:$50\% \leq FEV_1 < 80\%$预计值ⅡB 级:$30\% \leq FEV_1 < 50\%$预计值)有或无慢性咳嗽、咯痰症状
Ⅲ级(重度)	$FEV_1/FVC\% < 70\%$
	$FEV_1 < 30\%$预计值或 $FEV_1 < 50\%$预计值
	伴有呼吸衰竭或右心衰竭的临床征象

四、治疗

COPD 急性加重,且病情严重者需住院治疗。

(一)COPD 急性加重到医院就诊或住院进行治疗的指征

1.症状显著加剧,如突然出现的静息状态下呼吸困难。

2.出现新的体征(如发绀、外周水肿)。

3.原有治疗方案失败。

4.有严重的伴随疾病。

5.新近发生的心律失常。

6.诊断不明确。

7.高龄患者的 COPD 急性加重。

8.院外治疗不力或条件欠佳。

(二)COPD 急性加重收入重症监护治疗病房的指征

1.严重呼吸困难且对初始治疗反应不佳。

2.精神紊乱,嗜睡,昏迷。

3.经氧疗和无创正压通气后,低氧血症(PO_2<50mmHg)仍持续或呈进行性恶化,和(或)高碳酸血症($PaCO_2$>70mmHg)严重或恶化,和(或)呼吸性酸中毒(pH<7.3)严重或恶化。

(三)COPD 急性加重期住院患者的处理方案

1.根据症状、动脉血气、X 线胸片等评估病情的严重程度。

2.控制性氧疗并于 30min 后复查血气。

3.应用支气管扩张剂。增加剂量或频率;联合应用 β2 受体兴奋剂和抗胆碱能药物;使用贮雾器或气动雾化器;考虑静脉加用茶碱类药物。

4.口服或静脉加用糖皮质激素。

5.细菌感染是 COPD 急性加重的重要原因,应密切观察细菌感染征象,积极、合理地使用抗菌药。

6.考虑应用无创性机械通气。

7.整个治疗过程中应注意水和电解质平衡和营养状态;识别和处理可能发生的并发症(如心力衰竭、心律失常等)。

(四)COPD 加重期的主要治疗方法

1.控制性氧疗

氧疗是 COPD 加重期患者住院的基础治疗。COPD 加重期患者氧疗后应达到满意的氧和水平(PaO_2>60mmHg 或 SaO_2>90%),但应注意可能发生潜在的 CO_2 潴留。给氧途径包括鼻导管或 Venturi 面罩,Venturi 面罩更能精确的调节吸入氧浓度。氧疗 30min 后应复查动脉血气以确认氧合是否满意及是否发生 CO_2 潴留或酸中毒。

2.选用抗菌药

当患者呼吸困难加重,咳嗽伴有痰量增加及脓性痰时,应根据患者所在地常见病原菌类型及药物敏感情况积极选用抗菌药。COPD 患者多有支气管-肺部感染反复发作及反复应用抗菌药病史,且部分患者合并有支气管扩张,因此这些患者感染的耐药情况较一般肺部感染患者更为严重。长期应用广谱抗菌药和糖皮质激素易致真菌感染,以采取预防和抗真菌措施。

3.选用支气管舒张剂

(1)溴化异丙托品气雾剂(MDI)2 喷,每日 2~3 次或本品 1ml+生理盐水 20ml 以压缩空气为动力吸入。

(2)β2 受体激动剂:喘乐宁或喘康速 1~2 喷, 每日 2~3 次,病情重者可加用舒喘灵

2.4mg,每日 3 次,或博利康尼 2.5mg,每日 3 次口服。

(3)茶碱类:舒弗美 0.1~0.2g,每日 2 次或葆乐辉 0.2~0.4g,每晚 1 次口服。对茶碱反应明显患者或难以耐受者可改用喘定 0.2g,每日 3 次口服,重症者可考虑静脉滴注氨茶碱。

4.使用糖皮质激素

COPD 加重期住院患者宜在应用支气管扩张剂基础上加服或静脉使用糖皮质激素。激素的剂量要权衡疗效及安全性,建议口服泼尼松每日 30~40mg,连续 10~14d。也可静脉给予甲泼尼龙。

5.机械通气的应用

(1)无创性间断正压通气(NIPPV):可降低 $PaCO_2$,减轻呼吸困难,从而减少气管插管和有创机械通气的使用,缩短住院天数,降低患者的死亡率。使用 NIPPV 要注意掌握合理的操作方法,避免漏气,从低压力开始逐渐增加辅助吸气压和采用有利于降低 $PaCO_2$ 的方法,从而提高 NIPPV 的效果, 下列 NIPPV 在 COPD 加重期的选用和排除标准可作为应用 NIPPV 的参考。

选用标准(至少符合其中两项):

1)中至重度呼吸困难,伴辅助呼吸肌参与呼吸并出现腹部矛盾运动。

2)中至重度酸中毒(pH7.30~7.35)和高碳酸血症(PaCO2 为 45~60mmHg)。

3)呼吸频率>25 次/min。

排除标准(符合下列条件之一):

1)呼吸抑制或停止。

2)心血管系统功能不稳定(低血压、心律失常、心肌梗死)。

3)嗜睡、意识障碍及不合作者。

4)易误吸者。

5)痰液黏稠或有大量气道分泌物。

6)近期曾行面部或胃食道手术者。

7)头面部外伤,固有的鼻咽部异常。

8)极度肥胖。

9)严重的胃肠胀气。

(2)有创性(常规)机械通气:在积极药物治疗的条件下,患者呼吸困难仍呈进行性恶化,出现危及生命的酸碱异常和(或)神志改变时宜用有创性机械通气治疗。有创性机械通气在COPD 加重期的具体应用指征如下所示。

1)严重呼吸困难,辅助呼吸肌参与呼吸,并出现胸腹矛盾运动。

2)呼吸频率>30 次/min。

3)危及生命的低氧血症(PaO_2<40mmHg 或 PaO_2/FiO_2<20mmHg)。

4)严重的呼吸性酸中毒(pH<7.25)及高碳酸血症。

5)呼吸抑制或停止。

6)嗜睡、意识障碍。

7)严重心血管系统并发症(低血压、休克、心力衰竭)。

8)其他并发症(代谢紊乱,脓毒血症,肺炎,肺血栓栓塞症,气压伤,大量胸腔积液)。

9)NIPPV 失败或存在 NIPPV 的排除指征。

在决定终末期 COPD 患者是否使用机械通气时还需参考病情好转的可能性,患者自身意愿及强化治疗的条件。最广泛使用的三种通气模式包括辅助-控制通气(A-CMV),压力支持通气(PSV)或同步间歇强制通气(SIMV)与 PSV 联合模式(SIMV++PSV)。因 COPD 患者存在内源性呼气末正压(PEEPi),为减少因 PEEPi 所致吸气功耗增加和人-机不协调,可常规加用一适当水平(为 PEEPi 的 70%~80%)的外源呼气末正压(PEEP)。

6.其他治疗措施

在严密监测出入量和血电解质情况下适当补充液体和电解质;注意补充营养,对不能进食者经胃肠补充要素饮食或予静脉高营养;对卧床、红细胞增多症或脱水的患者,无论是否有血栓栓塞性疾病均可考虑使用肝素或低分子肝素;积极排痰治疗;识别并治疗伴随疾病(冠心病、糖尿病等)及并发症(休克,DIC,上消化道出血,肾功能不全者等)。

7.戒烟

凡吸烟者应劝告患者尽早戒烟,并提供切实有效的戒烟方法。

8.出院医嘱

包括坚持戒烟,具备条件者进行家庭长程氧疗,康复锻炼,预防感冒,定期复查肺功能(FEV1,FEV1/FVC%),有症状时酌情使用抗胆碱能药、β2 受体激动剂,缓释和控释茶碱、祛痰药物等。

第二节 急性气管–支气管炎

急性气管–支气管炎是由生物、物理、化学刺激或过敏等因素引起的气管–支气管黏膜的急性炎症。常见于寒冷季节或气候突变时。也可由急性上呼吸道感染蔓延而来。

一、临床表现

起病一般先有急性上呼吸道感染的症状,如鼻塞、流涕、喷嚏、咽痛、声嘶等,伴畏寒、发热、头痛及全身酸痛。咳嗽多呈刺激性,有少量黏液痰,伴有胸骨后不适或钝痛。感染蔓延至支气管时,咳嗽加重,2~3d 后痰量增多呈黏液性或黏液脓性。伴发支气管痉挛时,可有哮喘和气急。体检双肺可闻散在干湿性啰音,咳嗽后可减少或消失。急性气管–支气管炎一般呈自限性,发热和全身不适可在 3~5d 内消失,但咳嗽、咯痰可延续 2~3 周才消失。迁延不愈者演变为慢性支气管炎。

二、辅助检查

(1)血常规:白细胞计数及分类可正常,继发细菌感染时可升高。

(2)痰涂片或培养:可发现致病菌。

(3)胸部 X 射线检查:大多正常或肺纹理增粗。

三、诊断常规

1.诊断要点

诊断主要依靠病史,临床有咳嗽、咯痰、两肺散在干、湿性啰音等症状和体征可助诊断。

2.鉴别诊断

(1)流行性感冒:在症状上与急性气管支气管炎颇相似,但全身症状重,发热、头痛,周身酸痛明显,血白细胞减少,依据疫情流行情况和病毒分离可鉴别。

(2)麻疹、百日咳等病:早期常有急性支气管炎的表现,可根据流行情况、临床表现及辅助检查加以鉴别。

四、治疗

(一)治疗原则

1.以休息及对症治疗为主,不宜常规使用抗菌药物。

2.如出现发热、脓性痰、重症咳嗽,可应用抗菌药物治疗。

(二)治疗

1.一般治疗

适当休息,注意保暖,多饮水,摄入足够的热量,防止冷空气、粉尘或刺激性气体的吸入等。

2.用药常规

(1)可补充适量维生素 C0.2g,每日 3 次。

(2)干咳者:可用喷托维林(咳必清)25mg、右美沙芬 10mg 或可待因 15~30mg,每日 3 次。

(3)咳嗽有痰而不易咯出者:可选用祛痰剂溴己新(必嗽平)8~16mg 或盐酸氨溴索 30mg,每日 3 次。也可选用中成药止咳祛痰药,如复方甘草合剂、鲜竹沥口服液等,10ml,每日 3 次。

(4)发生支气管痉挛时:可用平喘药茶碱类及 β2 受体激动剂等药物,如氨茶碱 0.1g,每日 3 次,茶碱缓释片(舒弗美)0.2g、多索茶碱(安塞玛)0.2g,每日 2 次,特布他林(博利康尼) 2.5mg 或沙丁胺醇(舒喘灵)2.4mg,每日 3 次,沙丁胺醇气雾剂(万托林、喘乐宁)每 4h 2 喷。

(5)如有发热、全身酸痛者:可用阿司匹林 0.3~0.6g 或克感敏(酚氨咖敏)1 片,每日 3 次。

(6)如出现发热、脓性痰和重症咳嗽,为应用抗生素的指征:可应用针对肺炎衣原体和肺炎支原体的抗生素,如红霉素,每日 1g,分 4 次口服,也可选用克拉霉素或阿奇霉素。多数患者口服抗菌药物即可,症状较重者可用肌内注射或静脉滴注。目前常用的为阿奇霉素。

1)用药指征:适用于敏感致病菌株所引起的下列感染:由肺炎衣原体、流感嗜血杆菌、嗜肺军团菌、卡他摩拉菌、肺炎支原体、金黄色葡萄球菌或肺炎链球菌引起的,需要首先采取静脉滴注治疗的社区获得性肺炎。对耐红霉素的产 β-内酰胺酶的菌株使用阿奇霉素也有效。

2)用药方法:将本品用适量注射用水充分溶解,配制成 0.1g/ml,再加入至 250ml 或 500ml 的氯化钠注射液或 5% 葡萄糖注射液中,最终阿奇霉素浓度为 1.0~2.0mg/ml,然后静脉滴注。浓度为 1.0mg/ml,滴注时间为 3h;浓度为 2.0mg/ml,滴注时间为 1h。成人每次 0.5g,每日 1 次,至少连续用药 2d,继之换用阿奇霉素口服制剂 0.5g/d,7~10d 为 1 个疗程。转为口服治疗时间应由医师根据临床治疗反应确定。①与茶碱合用时能提高后者在血浆中的浓度,应注意检测血浆茶碱水平。②与华法林合用时应注意检查凝血酶原时间。③与下列药物同时使用时,建议密切观察患者用药后反应。地高辛:使地高辛水平升高。麦角胺或二氢麦角胺:急性麦角毒性,症状是严重的末梢血管痉挛和感觉迟钝。三唑仑:通过减少三唑仑的降解,而使三唑仑药理作用增强。细胞色素 P450 系统代谢药:提高血清中卡马西平、特非那定、环孢素、环己巴比妥、苯妥英的水平。④与利福布汀合用会增加后者的毒性。

第二章 消化系统

第一节 胃炎

一、急性胃炎

急性胃炎是指各种外在和内在因素引起的急性广泛或局限性胃黏膜炎症。病变可局限于胃底、胃体、胃窦或弥漫分布于全胃,病变深度大多仅限于黏膜层,严重时则可累及黏膜下层、肌层,甚至达浆膜层。临床表现多种多样,以上腹痛、上腹不适、恶心、呕吐最为常见,也可无症状或仅表现为消化道出血。胃镜下可见胃黏膜充血、水肿、糜烂、出血及炎性渗出物。组织学检查主要表现为中性多核细胞浸润。急性胃炎一般是可逆性疾病,病程短,经适当治疗或调整饮食在短期内痊愈;也有部分患者经过急性胃炎阶段而转为慢性胃炎。

急性胃炎的分类方法较多,目前尚未有统一的方案。临床上一般将急性胃炎分为四类:①急性单纯性胃炎。②急性糜烂性胃炎。③急性化脓性胃炎。④急性腐蚀性胃炎。以前两种较常见。

(一)急性单纯性胃炎

急性单纯性胃炎多由微生物感染或细菌毒素引起,少数也可因物理、化学等刺激因素造成。

1.病因和发病机制

(1)微生物感染或细菌毒素:进食被微生物或细菌毒素污染的饮食是急性胃炎最常见的病因。常见的微生物有沙门菌属、嗜盐杆菌、幽门螺杆菌、轮状病毒、诺沃克病毒等。细菌毒素以金葡菌毒素、肉毒杆菌毒素等引起的病变最严重。

(2)物理因素:暴饮暴食或进食过冷、过热及粗糙的食物等均可破坏胃黏膜屏障引起急性炎症反应。另外,食入异物和柿石等也可导致胃黏膜的改变。

(3)化学因素

药物:部分药物可刺激胃黏膜而引起急性胃炎。较常见的是非甾体类抗炎药(NSAID),如阿司匹林、对乙酰氨基酚、吲哚美辛、保泰松等,以及含有这类药物的各种感冒药物、抗风湿药物。此类药能使细胞的氧化磷酸化解离,并降低细胞的磷酸肌酐水平,从而使上皮细胞的能量代谢发生障碍,Na^+、Cl^-的转运速度减慢,使 H^+ 逆流,细胞肿胀并脱落;非甾体类药还可抑制环氧化物,减少内源性前列腺素的生成,使其分泌的碳酸氢钠和黏液减少,破坏了胃黏膜屏障;同时明显减少胃黏膜血流量,影响胃黏膜的氧和各种营养物质的供给,从而降低了胃黏膜的防御功能。另外,铁剂、碘剂、氧化钾、洋地黄、抗生素类、激素类、组胺类、咖啡因、奎宁、卤素类及某些抗癌药物等均可刺激胃黏膜引起浅表的损伤。

酗酒及饮料:酒精、浓茶及咖啡等饮料均能破坏胃黏膜屏障,引起 H^+ 逆流,加重胃黏膜上皮细胞的损伤;同时损伤黏膜下的毛细血管内皮,使血管扩张,血流缓慢,血浆外渗,血管破裂等导致胃黏膜充血、水肿、糜烂及出血。

误食毒物:误食灭虫药、毒蕈、灭鼠药等化学毒物等均可刺激胃黏膜,破坏胃黏膜屏障,从而引起炎症。

(4)其他:胃的急性放射性损伤、留置胃管的刺激,以及某些全身性疾病如肝硬化、尿毒症、晚期肿瘤、慢性肺心病和呼吸功能衰竭等均可产生一些内源性刺激因子,引起胃黏膜的急性炎症。

2.病理

胃窦、胃体、胃底或全胃黏膜充血、水肿、点片状平坦性糜烂,黏膜表面或黏膜下有新鲜或陈旧性出血,黏膜表面有炎性渗出物。大多数病变局限在黏膜层,不侵犯黏膜肌层。镜检可见表层上皮细胞坏死、脱落、黏膜下出血,组织中有大量的中性粒细胞浸润,并有淋巴细胞、浆细胞和少量嗜酸粒细胞浸润。腺体的细胞,特别是腺体颈部细胞呈不同程度的变性和坏死。

3.临床表现

常因病因不同而不同。细菌或细菌毒素所致的急性单纯性胃炎较多见,一般起病较急,多于进食污染物后数小时至24小时发病,症状轻重不一,大多有中上腹部疼痛、饱胀、厌食、恶心、频繁呕吐,因常伴有急性水样腹泻而称为急性胃肠炎。严重者可出现脱水、电解质平衡失调、代谢性酸中毒和休克。如沙门菌感染常有发热、脱水等症状;轮状病毒感染引起的胃肠炎多见于5岁以下儿童,好发于冬季,有发热、水样腹泻、呕吐、腹痛等症状,常伴脱水,病程1周左右。

由理化因素引起的急性单纯性胃炎一般症状较轻。非甾体类药物引起的胃炎临床表现常以呕血、黑便为主,为上消化道出血的重要原因之一。出血多呈间歇性发作,大出血时可发生休克。

并非所有急性单纯性胃炎均有症状,约30%的患者,仅有胃镜下急性胃炎的表现,而无任何临床症状。体格检查可发现上腹部或脐周有压痛,肠鸣音亢进。一般病程短,数天内可好转自愈。

4.辅助检查

(1)血常规:感染因素引起的急性胃炎患者白细胞计数增高,中性粒细胞比例增多。

(2)便常规:便常规有少量黏液及红白细胞。便培养可检出病原菌。

(3)内镜检查:内镜检查对本病有诊断价值。内镜下可见胃黏膜充血、水肿,有时有糜烂及出血灶,表面覆盖厚而黏稠的玻璃样渗出物和黏液。

5.诊断常规

(1)诊断:根据饮食不当或服药等病史,对起病急,有上腹痛、恶心、呕吐或上消化道出血等临床表现的患者可做出诊断。少数不典型病例须做胃镜才能明确诊断。

(2)鉴别诊断

急性阑尾炎:急性阑尾炎早期可表现为急性上腹部疼痛,但急性阑尾炎的上腹痛或脐周痛是内脏神经反射引起的,疼痛经过数小时至24小时左右,转移并固定于右下腹是其特点,同时可有右下腹腹肌紧张和麦氏点压痛阳性。腹部平片可见盲肠胀气,或有液平面,右侧腰大肌影消失或显示阑尾粪石。

胆管蛔虫症:胆管蛔虫症也可表现为上腹痛、恶心、呕吐等症状,但其腹痛常常为突发的阵发性上腹部剧烈钻顶样痛,有时可吐出蛔虫,间歇期可安静如常。既往有排蛔虫或吐蛔虫的病史。

急性胰腺炎:急性胰腺炎也可呈现上腹痛和呕吐,疼痛多位于中上腹或左上腹,呈持续性钝痛、钻痛或绞痛;仰卧位时加重,前倾坐位时可缓解。疼痛一般较剧烈,严重时可发生休克。血、尿淀粉酶升高有助于本病的诊断。

急性胆囊炎:急性胆囊炎时上腹痛多位于右上腹胆囊区,疼痛剧烈而持久,可向右肩背部放射;疼痛常于饱餐尤其是脂肪餐后诱发,Murphy 征阳性。超声检查可见胆囊壁增厚、粗糙,或胆囊结石。

6.治疗

(1)去除病因:本病患者急性期应卧床休息,停止一切对胃黏膜有刺激的饮食或药物;进食清淡流质饮食,多饮水,腹泻较重时可饮糖盐水;必要时可暂时禁食。

(2)对症治疗

1)腹痛者可局部热敷,疼痛剧烈者可给解痛剂,如 10mg 654-2 或阿托品 0.3~0.6mg,每日 3 次口服。

2)剧烈呕吐或失水者应静脉输液补充水、电解质和纠正酸碱平衡;肌肉注射甲氧氯普胺、氯丙嗪,或针刺足三里、内关等以止吐。

3)伴有上消化道出血或休克者应积极止血、补充液体以扩充血容量,尽快纠正休克;静脉滴注或口服奥美拉唑、H2 受体拮抗剂以减少胃酸分泌;应用胃黏膜保护剂如硫糖铝、胶体铋剂等,以减轻黏膜炎症。

4)对微生物或细菌毒素感染,尤其伴腹痛者可选小檗碱、甲硝唑、诺氟沙星、氨苄西林等抗菌药物。

7.预后

在去除病因后,多于数天内痊愈。少数可因致病因素持续存在,发展为慢性浅表性胃炎。

(二)急性糜烂性胃炎

急性糜烂性胃炎指不同病因引起胃黏膜多发性糜烂为特征的急性胃炎,也可伴急性溃疡形成。1972 年 Menguy 将各种病因所致的急性胃黏膜糜烂和溃疡统称为急性胃黏膜病变。

1.病因和发病

(1)应激因素:引起应激的因素有严重创伤、大面积烧伤、大手术、中枢神经系统肿瘤、外伤、败血症、心力衰竭、呼吸衰竭、肝和肾功能衰竭、代谢性酸中毒及大量使用肾上腺皮质激素等。发病机制可能为应激状态下体内去甲肾上腺素和肾上腺素分泌增多,使内脏血管收缩,胃血流量减少,引起胃黏膜缺血、缺氧,导致黏膜受损和胃酸分泌增多,黏液分泌不足,HCO_3- 分泌减少,前列腺素合成减少,从而削弱了胃黏膜的抵抗力,结果加剧了黏膜的缺血缺氧,使 $H+$ 反弥散,致使黏膜糜烂、出血。

(2)其他:引起急性单纯性胃炎的各种外源性病因,均可严重的破坏胃黏膜屏障,导致 $H+$ 及胃蛋白酶的反弥散,引起胃黏膜的损伤而发生糜烂和出血。

2.病理

本病病变多见于胃底和胃体部,但胃窦有时也可受累。胃黏膜呈多发性糜烂,伴有点片状新鲜或陈旧出血灶,有时见浅小溃疡。镜下可见糜烂处表层上皮细胞有灶性脱落,固有层有中性粒细胞和单核细胞浸润,腺体因水肿、出血而扭曲。

3.临床表现

急性糜烂性胃炎起病前一般无明显不适,或仅有消化不良的症状,但由于原发病症状严重而被掩盖。本病常以上消化道出血为首发症状,表现为呕血和/或黑便,一般出血量不大,常呈间歇性,能在短期内恢复正常。部分患者可表现为急性大量出血,引起失血性休克,若不能及时正确处理,死亡率可高达50%以上。少数因烧伤引起本病者,仅有低血容量引起的休克,而无明显呕血或黑便,常易被误诊。

4.诊断常规

(1)诊断:诊断主要依靠病前有服用非甾体类药、酗酒、烧伤、手术或重要器官功能衰竭等应激状态病史,而既往无消化性溃疡等病史;一旦出现上消化道出血症状应考虑本病的可能。但确诊最主要依靠急诊内镜检查,一般应在出血停止后24~48d内进行。

(2)鉴别诊断:急性糜烂性胃炎应与急性胰腺炎、消化性溃疡、急性阑尾炎、急性胆囊炎、胆石症等疾病相鉴别;合并上消化道出血时应与消化性溃疡、食管静脉破裂出血等鉴别,主要靠急诊胃镜检查确诊。

5.治疗

(1)一般治疗:本病治疗首先应去除发生应激状态的诱因,让患者安静卧床休息可给流质饮食,必要时禁食。

(2)止血措施

1)抑酸剂:抑酸剂减少胃酸的分泌,防止 H+逆向弥散,达到间接止血作用。如洛赛克、西咪替丁、法莫替丁等静脉滴注或口服。

2)冰盐水:给胃内注入冰盐水250ml,保留15~20分后吸出,可重复4~5次。冰盐水可使胃壁血管收缩并使胃酸分泌减少。

3)药物止血:口服凝血酶、去甲肾上腺素、孟氏液等,如出血量较大可静脉输入巴曲酶、奥曲肽、酚磺乙胺等。

4)内镜下止血:对上述止血措施效果不理想时,可酌情选用电凝、微波、注射药物或激光止血。

(3)胃黏膜保护剂:胃黏膜保护剂如硫糖铝、麦滋林–S 颗粒、得乐胶囊等可阻止胃酸和胃蛋白酶的作用,有助于黏膜上皮再生和防止 H+逆向弥散;促进前列腺素合成,减少黏液中表皮生长因子(ECF)降解,刺激黏液和碳酸氢盐的分泌,增加黏膜血流供应,具有保护黏膜的作用。

(4)外科治疗:少数患者经内科24小时积极治疗难以控制出血者应考虑手术治疗。

6.预防

对多器官功能衰竭、脓毒血症、大面积烧伤等应激状态患者应给予 H2 受体拮抗剂或制酸剂(氢氧化铝凝胶、氢氧化镁等)及黏膜保护剂如硫糖铝等,以预防急性胃黏膜病变。

(三)急性化脓性胃炎

急性化脓性胃炎是胃壁受细菌感染引起的化脓性疾病,是一种罕见的重症胃炎,又称急性蜂窝组织性胃炎,本病男性多见,男女之比约为 3:1。

1.病因和发病机制

本病多发生于免疫力低下,且有身体其他部位感染灶的患者,如脓毒血症、败血症、蜂窝组织炎等,致病菌通过血循环或淋巴播散到胃;或在胃壁原有病变如慢性胃炎、胃溃疡、胃息肉摘除的基础上繁殖,而引起胃黏膜下层的急性化脓性炎症。常见的致病菌为 α 溶血性链球菌,其他如肺炎球菌、葡萄球菌、绿脓杆菌、大肠杆菌、炭疽杆菌、产气夹膜梭状芽孢杆菌等也可引起本病。

2.病理

急性化脓性胃炎的炎症主要累及黏膜下层,并形成坏死区,严重者炎症可穿透肌层达浆膜层,发生穿孔时可致化脓性腹膜炎。由产气芽孢杆菌引起者,胃壁增厚、胃腔扩张,其组织内有气泡形成。镜下可见黏膜下层有大量的白细胞浸润,亦可见到多数细菌,有出血、坏死、胃小静脉内也可见血栓形成。以化脓性感染范围可分为弥漫型和局限型。弥漫型炎症侵及胃的大部分或全胃,甚至扩散至十二指肠等胃的邻近器官;局限性炎症局限,形成单发或多发脓肿,以幽门区脓肿多见。

3.临床表现

本病起病急骤且凶险,常有寒战、高热,剧烈的上腹部疼痛,也可为全腹痛,取前倾坐位可使腹痛缓解,称为 Deninger 征,为本病的特征性表现。恶心、频繁呕吐也是本病常见的症状,呕吐物中可见坏死脱落的胃黏膜组织;有时可出现呕血及黑便。部分患者有脓性腹水形成,出现中毒性休克。可并发胃穿孔、血栓性门静脉炎及肝脓肿。

体格检查上腹部有明显压痛、反跳痛和肌紧张等腹膜炎的征象。

4.辅助检查

(1)血常规:血白细胞计数一般大于 $10\times10^9/L$,以中性粒细胞为主,伴核左移现象。

(2)尿常规:尿常规镜检可见蛋白及管型。

(3)便常规:大便潜血试验可呈阳性。

(4)呕吐物检查:呕吐物中有坏死黏膜并混有脓性呕吐物。

(5)X 线检查:腹平片示胃扩张,如产气荚膜梭状芽孢杆菌感染者可见胃壁内有气泡形成;伴有穿孔者膈下可见游离气体。钡餐检查相对禁忌。

(6)超声检查:超声检查可见患者胃壁增厚,由产气荚膜梭状芽孢杆菌引起者,胃壁内可见低回声区。

(7)胃镜检查:本病因可诱发穿孔,禁忌行内镜检查。

5.诊断常规

(1)诊断:根据本病有上腹部疼痛、恶心、呕吐、寒战高热等症状,以及上腹部压痛、反跳痛和肌紧张等体征,结合血常规检查和 X 线检查等可做出诊断。

(2)鉴别诊断:急性化脓性胃炎应与急性胰腺炎、急性阑尾炎、急性胆囊炎、胆石症等疾病相鉴别,一般根据临床表现和辅助检查可资鉴别。具体参见"急性单纯性胃炎"。

6.治疗

本病治疗的关键在于早期确诊,给予足量抗生素以控制感染;及时行胃壁脓肿切开引流或胃次全切除术,能明显降低死亡率。

（四）急性腐蚀性

胃炎急性腐蚀性胃炎是由于误服或自服腐蚀剂(强碱如苛性碱,强酸如盐酸、硫酸、硝酸,以及来苏儿、氯化汞、砷、磷等)而引起胃壁的急性损伤或坏死。

1.病因和发病机制

腐蚀剂进入消化道引起损伤的范围和严重性与腐蚀剂的种类、浓度、数量、胃内有无食物及与黏膜接触的时间长短等有关。轻者引起胃黏膜充血、水肿;重者发生坏死、穿孔;后期出现瘢痕、狭窄而使胃腔变形,引起上消化道梗阻。强酸类腐蚀剂所至损伤主要为胃,尤其是胃窦、幽门和小弯;而强碱类腐蚀剂食管损伤较胃严重。强酸可使蛋白质和角质溶解、凝固,组织呈界限明显的灼伤或凝固性坏死伴有焦痂,受损组织收缩变脆,大块坏死组织脱落造成继发性穿孔、腹膜炎或纵隔炎。强碱由于能迅速吸收组织中的水分,与组织蛋白质结合形成胶冻样物质,使脂肪酸皂化,造成严重的组织坏死;因此,强碱的病变范围多大于其接触面积。

2.病理

病变程度与吞服的腐蚀剂剂量、浓度、胃内所含食物量及腐蚀剂与黏膜接触的时间长短等有关。轻者引起胃黏膜充血、水肿,重者发生坏死、穿孔,后期可出现瘢痕和狭窄引起上消化道梗阻。

3.临床表现

临床症状与吞服的腐蚀剂种类有关。吞服后黏膜都有不同程度的损害,多立即出现口腔、咽喉、胸骨后及上腹部的剧烈疼痛,频繁恶心、呕吐,甚至呕血,呕吐物中可能会含有脱落坏死的胃壁组织。严重时因广泛的食管、胃的腐蚀性坏死而致休克,也可出现食管及胃的穿孔,引起胸膜炎和弥漫性腹膜炎。继发感染时可有高热。但也有部分腐蚀剂如来苏儿由于它对表层迷走神经有麻醉作用,并不立即出现症状。此外,各种腐蚀剂吸收后还可引起全身中毒症状。酸类吸收可致严重酸中毒而引起呼吸困难;来苏儿吸收后引起肾小管损害,导致肾衰竭。急性期过后,可出现食管、贲门和幽门狭窄及梗阻的症状。
各种腐蚀剂引起的口腔黏膜灼痂的颜色不同,有助于识别腐蚀剂的类型,硫酸致黑色痂,盐酸致灰棕色痂,硝酸致深黄色痂,醋酸致白色痂,来苏儿致灰白色痂,后转为棕黄色痂,强碱则呈透明的水肿。

4.诊断常规

本病根据病史和临床表现,很容易做出诊断和鉴别诊断。急性期一般不做上消化道钡餐和内镜检查,以免引起食管和胃穿孔。待急性期过后,钡餐检查可见胃窦黏膜纹理粗乱,如果腐蚀深达肌层,由于瘢痕形成,可表现为胃窦狭窄或幽门梗阻。

5.治疗

本病是一种严重的内科急症,必须积极抢救。

(1)一般洗胃属于禁忌,禁食水,以免发生穿孔;尽快静脉补液,纠正水、电解质和酸碱失衡。

(2)去除病因,服强酸者尽快口服牛奶、鸡蛋清或植物油 100~200ml,避免用碳酸氢钠,以免产气过多而导致穿孔;服强碱者给食醋 500ml 加温水 500ml 分次口服,然后再服少量蛋清、牛奶或植物油。

（3）有的学者主张在发病24小时内应用肾上腺皮质激素，以减少胶原、纤维瘢痕组织的形成，如每日氢化可的松200~300mg或地塞米松5~10mg静脉滴注，数日后改为口服醋酸泼尼松，使用皮质激素时应并用抗生素。

（4）对症治疗，包括解痉、止吐，有休克时应给予抗休克治疗。

（5）积极预防各种并发症。

（6）急性期过后，若出现疤痕、狭窄，可行扩张术或手术治疗。

二、慢性胃炎

慢性胃炎是由各种病因引起的胃黏膜慢性炎症。2006年中国慢性胃炎共识意见根据内镜及病理组织学改变将慢性胃炎分为非萎缩性胃炎（浅表性胃炎）及萎缩性胃炎两大基本类型。慢性非萎缩性胃炎是指不伴有胃黏膜萎缩性改变、胃黏膜层见以淋巴细胞和浆细胞为主的慢性炎症细胞浸润的慢性胃炎。根据病变分布，可再分为胃窦炎、胃体炎、全胃炎胃窦为主或全胃炎胃体为主。

（一）慢性非萎缩性胃炎

HP感染为慢性非萎缩性胃炎的主要病因。慢性非萎缩性胃炎的流行情况因不同国家、不同地区HP感染的流行情况而异。HP感染呈世界范围分布，一般HP感染率发展中国家高于发达国家，感染率随年龄增加而升高，男女差异不大。我国属HP高感染率国家，估计人群中HP感染率为40%~70%。流行病学研究资料显示，经济落后、居住环境差及不良卫生习惯与HP感染率呈正相关。由于HP感染几乎无例外地引起胃黏膜炎症，感染后机体一般难以将其清除而成为慢性感染，因此人群中HP感染引起的慢性非萎缩性胃炎患病率与该人群HP的感染率相平行。

1.病因和发病机制

（1）HP感染：HP感染是慢性非萎缩性胃炎最主要的病因，两者的关系符合Koch提出的确定病原体为感染性疾病病因的4项基本要求，即该病原体存在于该病的患者中，病原体的分布与体内病变分布一致，清除病原体后疾病可好转，在动物模型中该病原体可诱发与人相似的疾病。研究表明，80%~95%的慢性活动性胃炎患者胃黏膜中有HP感染，5%~20%的HP阴性率反映了慢性胃炎病因的多样性；HP相关胃炎者，HP胃内分布与炎症分布一致；根除HP可使胃黏膜炎症消退，一般中性粒细胞消退较快，但淋巴细胞、浆细胞消退需要较长时间；志愿者和动物模型中已证实HP感染可引起胃炎。

HP具有鞭毛，能在胃内穿过黏液层移向胃黏膜，其所分泌的黏附素能使其贴紧上皮细胞，其释放尿素酶分解尿素产生NH3，从而保持细菌周围中性环境。HP的这些特点有利于其在胃黏膜表面定植。HP通过上述产氨作用、分泌空泡毒素A（VacA）等物质而引起细胞损害；其细胞毒素相关基因（CagA）蛋白能引起强烈的炎症反应；其菌体胞壁还可作为抗原诱导免疫反应。这些因素的长期存在导致胃黏膜的慢性炎症。

HP相关慢性非萎缩性胃炎有2种突出的类型：胃窦为主全胃炎和胃体为主全胃炎。前者胃酸分泌可增加，因而增加了十二指肠溃疡发生的危险性；后者胃酸分泌常减少，使胃溃疡和胃癌发生的危险性增加。

（2）其他因素：幽门括约肌功能不全时含胆汁和胰液的十二指肠液反流入胃，可削弱胃黏膜屏障功能,使胃黏膜遭到消化液作用,引起炎症、糜烂、出血和上皮化生等病变。其他外源因素如酗酒、服用 NSAIDs 等药物、某些刺激性食物等均可反复损伤胃黏膜。理论上这些因素均可各自或与 HP 感染协同作用而引起或加重胃黏膜慢性炎症,但目前尚缺乏系统研究的证据。

2.临床表现

流行病学研究表明,多数慢性非萎缩性胃炎患者无任何症状,有症状者主要表现为上腹痛或不适、上腹胀、早饱、嗳气、恶心等非特异性消化不良症状。功能性消化不良患者可伴或不伴有慢性胃炎,根除 HP 后慢性胃炎组织学得到显著改善,但并不能消除多数组织学改善者的消化不良症状,提示慢性胃炎与消化不良症状无密切相关。内镜检查、胃黏膜组织学检查结果与慢性胃炎患者症状的相关分析表明,患者的症状缺乏特异性,且症状的有无及严重程度与内镜所见、组织学分级并无肯定的相关性。

3.辅助检查

(1)胃镜及活组织检查:胃镜检查并同时取活组织做组织学病理检查是最可靠的诊断方法。内镜下慢性非萎缩性胃炎可见红斑(点状、片状、条状)、黏膜粗糙不平、出血点/斑、黏膜水肿及渗出等基本表现,尚可见糜烂及胆汁反流。由于内镜所见与活组织检查的病理表现常不一致,因此诊断时应两者结合,在充分活检基础上以活组织病理学诊断为准。为保证诊断的准确性和对慢性胃炎进行分型,活组织检查宜在多部位取材且标本要足够大,根据病变情况和需要,建议取 2~5 块为宜。内镜医生应向病理科提供取材部位、内镜所见和简要病史等资料。

(2)HP 检测:活组织病理学检查时可同时检测 HP,并可在内镜检查时多取一块组织做快速尿素酶检查,以增加诊断的可靠性。根除 HP 治疗后,可在胃镜复查时重复上述检查,亦可采用非侵入性检查手段,如 13C 或 14C 尿素呼气试验、粪便 HP 抗原检测及血清学检查(定性检测血清抗 HPIgG 抗体)。应注意,近期使用抗生素、质子泵抑制剂、铋剂等药物,因有暂对抑制 HP 作用,会使上述检查(血清学检查除外)呈假阴性。

4.诊断常规

鉴于多数慢性胃炎患者无任何症状,有症状也缺乏特异性,且缺乏特异性体征,因此根据症状和体征难以做出慢性胃炎的正确诊断。慢性非萎缩性胃炎的确诊主要依赖于内镜检查和胃黏膜活检组织学检查,尤其是后者的诊断价值更大。

慢性胃炎的诊断应力求明确病因。HP 感染是慢性非萎缩性胃炎的主要致病因素,故应作为慢性胃炎病因诊断的常规检测。

5.治疗

慢性非萎缩性胃炎的治疗目的是缓解消化不良症状和改善胃黏膜炎症。治疗应尽可能针对病因,遵循个体化原则。消化不良症状的处理与功能性消化不良相同。无症状、HP 阴性的非萎缩性胃炎无需特殊治疗。

(1)根除 HP:前已述及,慢性非萎缩性胃炎的主要症状为消化不良,其症状应归属于功能性消化不良范畴。目前国内外均推荐对 HP 阳性的功能性消化不良行根除治疗。因此,有消化不良症状的 HP 阳性慢性非萎缩性胃炎患者均应根除 HP。大量研究结果表明,根除 HP

可使胃黏膜组织学得到改善;对预防消化性溃疡和胃癌等有重要意义。

(2)消化不良症状的治疗:由于临床症状与慢性非萎缩性胃炎之间并不存在明确关系,因此症状治疗事实上属于功能性消化不良的经验性治疗。慢性胃炎伴胆汁反流者可应用促动力药(如多潘立酮)和(或)有结合胆酸作用的胃黏膜保护剂(如铝碳酸镁制剂)。有胃黏膜糜烂和(或)以反酸、上腹痛等症状为主者,可根据病情或症状严重程度,选用抗酸剂、H2受体阻滞剂或质子泵抑制剂。促动力药如多潘立酮、马来酸曲美布丁、莫沙必利、盐酸伊托必利主要用于上腹饱胀、恶心或呕吐等为主要症状者。胃黏膜保护剂如硫糖铝、瑞巴派特、替普瑞酮、吉法酯、依卡倍特适用于有胆汁反流、胃黏膜损害和(或)症状明显者。抗抑郁药或抗焦虑药可用于有明显精神因素的慢性胃炎伴消化不良症状患者。中药治疗可拓宽慢性胃炎的治疗途径。上述药物除具对症治疗作用外,对胃黏膜上皮修复及炎症也可能具有一定作用。

6.预后

由于绝大多数慢性胃炎的发生与HP感染有关,而HP自发清除少见,故慢性胃炎可持续存在,但多数患者无症状。流行病学研究显示,部分HP相关性胃窦炎(<20%)可发生十二指肠溃疡,少部分慢性非萎缩性胃炎可发展为慢性多灶萎缩性胃炎,后者常合并肠上皮化生。HP感染引起的慢性胃炎还偶见发生胃黏膜相关淋巴组织淋巴瘤者。在不同地区人群中的不同个体感染HP的后果如此不同,被认为是细菌、宿主(遗传)和环境因素三者相互作用的结果,但对其具体机制至今尚未完全明了。

(二)慢性萎缩性胃炎

慢性萎缩性胃炎是一种以胃黏膜固有腺体萎缩为病变特征的常见的消化系统疾病,多见于中老年人。临床主要表现为食欲减退、恶心、嗳气、胃灼热,上腹出现持续或间断性胀满或隐痛,少数患者可发生上消化道出血,以及消瘦、贫血等营养不良表现。其发病率随年龄的增大而明显增多。慢性萎缩性胃炎分为自身免疫性(A型)和多灶萎缩性(B型)。胃黏膜活检是最为可靠的诊断方法。在第二届全国慢性胃炎共识中,重申"胃黏膜萎缩"是指胃固有腺体减少,组织学上有2种类型。①化生性萎缩:胃固有腺体被肠化或假幽门腺化生腺体替代。②非化生性萎缩:胃黏膜层固有腺体被纤维组织或纤维肌性组织替代或炎症细胞浸润引起固有腺体数量减少。

慢性萎缩性胃炎是原因不明的慢性胃炎,在我国是一种常见病、多发病,在慢性胃炎中占10%~20%。

1.发病机制

胃内攻击因子与防御修复因子失衡是慢性萎缩性胃炎的发病机制。HP感染是慢性萎缩性胃炎的主要病因,其致病机制与以下因素有关:①HP产生多种酶如尿素酶及其代谢产物氨、过氧化氢酶、蛋白溶解酶、磷脂酶A等,对黏膜有破坏作用。②HP分泌的细胞毒素如含有细胞毒素相关基因(慢性萎缩性胃炎A)和空泡毒素基因(VagA)的菌株,导致胃黏膜细胞的空泡样变性及坏死。③HP抗体可造成自身免疫损伤。

此外,长期饮浓茶、烈酒、咖啡,食用过热、过冷、过于粗糙的食物,可导致胃黏膜的反复损伤;长期大量服用NSAIDs如阿司匹林、吲哚美辛等可抑制胃黏膜前列腺素的合成,破坏黏膜屏障;烟草中的尼古丁不仅影响胃黏膜的血液循环,还可导致幽门括约肌功能紊乱,造成胆汁反流;各种原因的胆汁反流均可破坏黏膜屏障,造成胃黏膜慢性炎症改变;壁细胞抗原和抗体结合形成免疫复合体,在补体参与下破坏壁细胞;胃黏膜营养因子(如胃泌素、表皮生长因子等)缺乏;心力衰竭、动脉硬化、肝硬化合并门静脉高压、糖尿病、甲状腺病、慢性肾上腺皮质功能减退、尿毒症、干燥综合征、胃血流量不足及精神因素等均可导致胃黏膜萎缩。

2.病理生理

1973 年 Strickland 将慢性萎缩性胃炎分为 A、B 两型:A 型是胃体弥漫萎缩,导致胃酸分泌下降,影响维生素 B12 及内因子的吸收,因此常合并恶性贫血,与自身免疫有关;B 型在胃窦部,少数人可发展成胃癌,与 HP、化学损伤(胆汁反流、非皮质激素消炎药、吸烟、酗酒等)有关。我国 80% 以上属 B 类。

3.临床表现

慢性萎缩性胃炎的临床表现不仅缺乏特异性,而且与病变程度并不完全一致。

(1)症状:临床上有些慢性萎缩性胃炎患者可无明显症状,但大多数患者可有上腹部灼痛、胀痛、钝痛或胀满、痞闷(尤以食后为甚)、食欲不振、恶心、嗳气、便秘或腹泻等症状。严重者可有消瘦、贫血、脆甲、舌炎或舌乳头萎缩,少数胃黏膜糜烂者可伴有上消化道出血。其中 A 型萎缩性胃炎并发恶性贫血在我国少见。

(2)体征:本病无特异性体征,上腹部可有轻度压痛。

4.辅助检查

(1)实验室检查

1)胃液分析:测定基础胃液排泌量(BAO)及注射组胺或五肽胃泌素后测定最大胃酸排泌量(MAO)和高峰胃酸排泌量(PAO)以判断胃泌酸功能,有助于萎缩性胃炎的诊断及指导临床治疗。A 型慢性萎缩性胃炎患者多无酸或低酸,B 型慢性萎缩性胃炎者可正常或低酸。

2)胃蛋白酶原测定:胃蛋白酶原由主细胞分泌,慢性萎缩性胃炎时血及尿中的胃蛋白酶原含量减少。

3)血清胃泌素测定:胃窦部黏膜的 G 细胞分泌胃泌素。A 型慢性萎缩性胃炎患者血清胃泌素常明显增高;B 型慢性萎缩性胃炎患者胃窦黏膜萎缩,直接影响 G 细胞分泌胃泌素功能,血清胃泌素低于正常。

4)免疫学检查:壁细胞抗体(PCA)、内因子抗体(IFA)、胃泌素分泌细胞抗体(GCA)测定可作为慢性萎缩性胃炎及其分型的辅助诊断。

5)血清维生素 B12 浓度和维生素 B12 吸收试验:维生素 B12 吸收有赖于内因子,只需少量内因子即可保证维生素 B12 在回肠末端的吸收。正常人空腹血清维生素 B12 的浓度为 300~900ng/L,若<200ng/L 可肯定有维生素 B12 吸收不良。维生素 B12 吸收试验(Schilling 试验)能检测维生素 B12 在回肠末端吸收情况。方法是用 58Co 和 57Co 标记的氰钴素胶囊同时口服,57Co 氰钴素胶囊内加有内因子,口服后收集 24 小时尿液,分别测定 58Co 和 57Co 的排除率。正常时两者的排除率均应>10%;恶性贫血患者因缺乏内因子,尿中 58Co 排除率<10%,而 57Co 排除率则正常。

(2)影像学检查:胃肠 X 线钡餐检查,大多数萎缩性胃炎患者无异常发现。气钡双重造影可显示胃体黏膜皱襞平坦、变细,胃大弯的锯齿状黏膜皱襞变细或消失,胃底部光滑,部分胃窦炎胃黏膜可呈锯齿状或黏膜粗乱等表现。

(3)胃镜及活组织检查:胃镜检查及活检是最可靠的诊断方法。胃镜诊断应包括病变部位、萎缩程度、肠化生及异型增生的程度。肉眼直视观察萎缩性胃炎内镜所见有2种类型,即单纯萎缩和萎缩伴化生成。前者主要表现为黏膜红白相间以白为主、血管显露、皱襞变平甚至消失;后者主要表现为黏膜呈颗粒或小结节状。

(4)幽门螺旋杆菌检查:包括有创检查和无创检查。有创检查主要指通过胃镜检查获得胃黏膜标本的相关检查,包括快速尿素酶试验、病理 HP 检查(HE 或 warthin-statry 或 gi-em-sa 染色)、组织细菌培养、组织 PCR 技术。无创检查指不需要通过胃镜获得标本,包括血清抗体检测、13C 或 14C 尿素呼气试验、粪 HP 抗原检测等方法。

5.诊断常规

(1)诊断:慢性萎缩性胃炎在临床上无特异性表现,故诊断慢性萎缩性胃炎需要临床表现结合相关辅助检查,尤其是胃镜检查及胃黏膜活组织检查。胃镜及黏膜活检是确诊本病的唯一可靠方法。胃镜检查,镜下胃黏膜色泽红白相间,以白为主,或局部灰白色,胃黏膜变薄,黏膜下血管网透见。做胃镜时在胃部典型炎症部位取活体组织,胃黏膜腺体萎缩 1/3 为轻度萎缩性胃炎,萎缩 2/3 为中度萎缩性胃炎,重度为大部分腺体萎缩。

(2)鉴别诊断:主要鉴别的疾病有消化性溃疡、胃癌、功能性消化不良、胆囊炎、胆石症、慢性肝炎、慢性胰腺疾病等。

6.治疗

慢性萎缩性胃炎的治疗原则是消除或削弱攻击因子,增强胃黏膜防御,改善胃动力,防止胆汁反流,改善萎缩和预防胃癌的发生。轻度无症状的萎缩性胃炎患者可不服药;有症状者,予药物对症治疗。中度以上,尤其是重度萎缩伴有重度肠上皮异型增生或化生者,因癌变可能性增大,要高度警惕,积极治疗,密切随访。

(1)一般治疗:慢性萎缩性胃炎患者不论其病因如何,均应戒烟、忌酒,避免使用损害胃黏膜的药物如 NSAIDs 等,以及避免对胃黏膜有刺激性的食物和饮品(如过于酸、甜、咸、辛辣和过热、过冷食物,浓茶、咖啡等),饮食宜规律,少吃油炸、烟熏、腌制食物,不食腐烂变质的食物,多吃新鲜蔬菜和水果,所食食品要新鲜并富于营养,保证有足够的蛋白质、维生素(如 β 胡萝卜素、维生素 C 及叶酸等)及铁质摄入,精神上乐观,生活要规律。

(2)对症治疗

1)根除 HP 治疗:对慢性萎缩性胃炎来说,中至重度萎缩或中至重度肠上皮化生或异型增生或有胃癌家族史者应给予根除 HP 治疗。根除 HP 治疗能使很多患者改善症状,大量研究证实根除 HP 可使胃黏膜活动性炎症消失,且多数研究表明根除 HP 可防止胃黏膜萎缩和肠化的进一步发展,但萎缩、肠化是否能得到逆转尚待更多研究证实。对 HP 感染有效的药物包括铋剂、阿莫西林、克拉霉素、四环素、甲硝唑、替硝唑、呋喃唑酮(痢特灵)等。质子泵抑制剂对 HP 有较强的抑制作用,能加强抗菌药物的杀菌活性。临床常用的一线根除 HP 的治疗方案包括铋剂+2 种抗生素和质子泵抑制剂+2 种抗生素两种,一线治疗失败后可选择铋剂+质子泵抑制剂+2 种抗生素的四联治疗方案。

2)保护胃黏膜:加强胃黏膜屏障,避免黏膜损害,对于萎缩性胃炎的治疗尤为重要,可给予硫糖铝、胶体铋剂、前列腺素 E(喜克溃)、替普瑞酮(施维舒)、吉法酯(惠加强 G)、谷氨酰胺类(麦滋林 S)、瑞巴派特(膜固思达)等药物。长期服用维酶素对黏膜保护可能有一定的积极作用。吉法酯能增加胃黏膜更新,提高细胞再生能力,增强胃黏膜对胃酸的抵抗能力,达到保护胃黏膜的作用。

3)抑制胆汁反流促动力药:如多潘立酮可防止或减少胆汁反流;胃黏膜保护剂,特别是有结合胆酸作用的铝碳酸镁制剂,可增强胃黏膜屏障、结合胆酸,从而减轻或消除胆汁反流所致的胃黏膜损害。考来烯胺(消胆胺)可络合反流至胃内的胆盐,防止胆汁酸破坏胃黏膜屏障,方法为每次 3~4g,每日 3~4 次。

4)改善胃动力:上腹饱胀或恶心、呕吐的发生可能与胃排空迟缓相关,促动力药如多潘立酮、马来酸曲美布丁、莫沙必利、盐酸伊托必利等可改善上述症状。具体应用方法:多潘立酮 10mg,每日 3 次;莫沙比利 5mg,每日 3 次。

5)抑酸或抗酸治疗:对于慢性萎缩性胃炎伴有胃黏膜糜烂或以胃灼热、反酸、上腹饥饿痛等症状为主者,根据病情或症状严重程度,选用抗酸剂、H2 受体阻滞剂或质子泵抑制剂。

6)抗抑郁药或抗焦虑治疗:可用于有明显精神因素的慢性胃炎伴消化不良症状患者,同时应予耐心解释或心理治疗。

7)消化治疗:对于伴有腹胀、纳差等消化不良症而无明显上述胃灼热、反酸、上腹饥饿痛症状者,可选用含有胃酶、胰酶和肠酶等复合酶制剂。

8)改善萎缩和预防胃癌的发生:某些具有生物活性功能的部分抗氧化维生素和硒可降低胃癌发生的危险度。叶酸具有预防胃癌的作用,可能与改善萎缩性胃炎有关。维生素 C、维生素 E、茶多酚、大蒜素亦具有一定的预防胃癌的作用。维生素 A 类衍生物对胃癌可能有一定的预防作用。硒对胃癌的预防有一定作用。

9)其他对症治疗:包括解痉止痛、止吐、改善贫血等。对于贫血,若为缺铁,应补充铁剂。大细胞性贫血者根据维生素 B12 或叶酸缺乏分别给予补充。方法是维生素 B1250~100μg/天,连用 20~30 天;叶酸 5~10mg,每日 3 次,直至症状和贫血完全消失。

(3)中医中药治疗:常用的中成药有温胃舒胶囊、阴虚胃痛冲剂、养胃舒胶囊、虚寒胃痛冲剂、三九胃泰、猴菇菌片、胃乃安胶囊、胃康灵胶囊、养胃冲剂、复方胃乐舒口服液。

(4)手术治疗:中年以上慢性萎缩性胃炎患者,如在治疗或随访过程中出现溃疡、息肉、出血,或即使未见明显病灶,但胃镜活检病理中出现中、重度异型增生者,结合患者临床情况,可以考虑做部分胃切除,从这类患者的胃切除标本中可能检出早期胃癌。

(5)疗效评价:目前尚未有统一的疗效评价标准。建议疗效评判标准:显效,症状消失或基本消失,体征显著好转,黏膜组织学改变由萎缩性转变为浅表性;有效,症状明显减轻,体征改善,黏膜组织学改变减轻或病变范围缩小;无效,治疗前后症状、体征无显著变化,黏膜组织学无变化或加重。

7.预后

慢性萎缩性胃炎绝大多数预后良好,少数可癌变,其癌变率为 1%~3%。目前认为慢性萎缩性胃炎若早期发现、及时积极治疗,病变部位萎缩的腺体是可以恢复的,其可转化为浅表性胃炎或被治愈,改变了以往人们对慢性萎缩性胃炎不可逆转的认识。单纯萎缩性胃炎尤其是轻、中度萎缩性胃炎癌变率低;而重度萎缩性胃炎伴中、重度肠上皮化生及异型增生者,或伴癌胚抗原阳性的患者,癌变率高,应引起高度重视,定期随访,每3~6个月复查胃镜一次,有条件者可查细胞 DNA 含量及肿瘤相关抗原;手术后萎缩性残胃炎者因其长期受胆汁反流的刺激,癌变率亦较高,应积极采取措施,减轻碱性反流液的刺激,预防癌变的发生。

第二节　消化性溃疡

消化性溃疡(PU)通常是指发生在胃和(或)十二指肠的黏膜缺损,其发生与胃酸和(或)胃蛋白酶的消化作用有关。溃疡是一个病理学定义,指黏膜缺损的深度超过黏膜肌层,深入黏膜下层或者更深的层次,如果缺损深度未超过黏膜肌层,且无明显边界者,则称之为糜烂。严格说来,消化道中任何部位由于暴露在胃酸和(或)胃蛋白酶中而导致的溃疡都应归入消化性溃疡的范畴。例如胃食管反流病(GERD)患者可并发食管的消化性溃疡;Meckel 憩室中由于有泌酸性胃型黏膜的覆盖,因而可引发远端回肠的 PU。本章节中所介绍的仅限于发生在胃和(或)十二指肠的 PU。

PU 是一种常见病, 全球约 10%的人口一生中至少罹患过一次该病。PU 的终身总流行率,男性估计为 12%,女性略低,约为 9%。GU 的发生率在男女两性中大致相等,DU 的发生率则男性高于女性。GU 的发病年龄以 40~70 岁居多,可能与服用非甾体消炎药(NSAIDs)增多有关;DU 起病以 25~55 岁最为常见。

一、病因与发病机制

(一)病因

1.胃酸和胃蛋白酶

(1)胃酸在 PU 发病中的作用:PU 的定义源于溃疡的发生与胃酸、胃蛋白酶的自身消化有关。尽管当今幽门螺杆菌在溃疡病发病机制中占重要地位,但传统的"无酸无溃疡"理念至今仍沿用不衰。

(2)胃蛋白酶、胃蛋白酶原与消化性溃疡:胃蛋白酶对胃黏膜具有侵袭作用,酸加胃蛋白酶比单纯酸更容易形成溃疡,由此说明胃蛋白酶在溃疡发生中起重要作用。胃蛋白酶的作用与酸密切相关,其生物活性取决于胃液 pH。因胃蛋白酶原的激活需要酸性环境,且对 H+有依赖性。

(3) 十二指肠溃疡 (DU) 中胃酸高分泌:DU 中的胃酸高分泌是由于:①壁细胞总数(PCM)增多,壁细胞基底膜胆碱能、胃泌素和组胺 H2 受体的活性增加,在 H+-K+-ATP 酶的作用下,使 H+分泌增加,导致胃液中酸度增高,迷走神经的张力也相应增高,胃酸增多而激活胃蛋白酶,从而发生上消化道黏膜的自身消化。②G 细胞分泌胃泌素增加。

(4)胃溃疡(GU)中胃酸正常或低于正常:有关胃溃疡形成的原因有 2 种说法:一种是胃黏膜抵抗力减弱;另一种是胃排空延迟,以至胃内食物淤积。长时间的食物滞留可以引起胃窦机械性膨胀,并持续与胃窦黏膜相接触,导致一过性胃泌素和胃酸的分泌大量增加,损害黏膜而形成溃疡。

2.幽门螺杆菌(HP)

(1)HP 是 PU 的重要病因:HP 是 PU 的主要病因已达成共识,其理由包括:①HP 在 PU

患者中有极高的检出率,GU 中的检出率通常在 70%以上,DU 在 90%~100%,尤其后者绝大多数为 HP 相关性溃疡。②大量临床研究表明,根除 HP 可促进溃疡愈合,显著降低或预防溃疡的复发。单纯抗 HP 感染即可促使溃疡愈合,且疗效与 H2 受体拮抗剂相当。部分难治性溃疡在根除 HP 后溃疡得以愈合。关于 PU 的转归,目前已有新认识,"愈合"和"治愈"是两个不同的医学术语。传统的单纯抑酸治疗只能使溃疡"愈合",达到近期治疗目标,且容易屡治屡发,而根除 HP 后则常能改变溃疡病的自然病程,达到远期"治愈"目标。③PU 与慢性胃炎几乎合并存在,而在 PU 前必先有慢性胃炎。流行病学研究表明,胃炎的分布部位、严重程度、进展情况与胃酸分泌及 DU 的发生有关。HP 感染是慢性胃炎的主要病因已被认可,这表明 HP 感染、慢性胃炎及 PU 之间存在着密切关系。有研究发现,HP 感染人群发生溃疡的危险性为无 HP 感染者的 9 倍以上。④许多研究资料表明,PU 只与某些特异的 HP 菌株相关,如 HP 空泡细胞毒素 A(VacA)和细胞毒素相关基因 A(CagA)等。

(2)HP 感染对胃酸分泌和调节的影响:①HP 感染引起高胃泌素血症:一方面,HP 分泌大量尿素酶水解尿素产生氨,从而使胃上皮表面 pH 升高,干扰了正常胃酸对胃泌素的反馈抑制,促使 G 细胞大量分泌胃泌素;另一方面,HP 感染导致胃黏膜炎症并释放出炎症介质,也促使 G 细胞释放胃泌素。研究显示,HP 阳性的 DU 患者血中胃泌素水平明显高于 HP 阴性的 DU 患者。②HP 感染可致生长抑素及其 mRNA 的表达明显减少:HP 水解尿素产生氨,使 pH 升高,减少了胃酸对分泌生长抑素的 D 细胞的刺激作用,导致 D 细胞功能低下和萎缩。胃窦部炎症产生的细胞因子影响胃窦部神经内分泌功能。HP 感染产生的 N 甲基组胺是一种 H3 受体激动剂,可刺激 D 细胞上的 H3 受体,从而抑制生长抑素释放,使胃泌素分泌增加,根除 HP 后,生长抑素水平可升高甚至恢复正常。

3.遗传因素

(1)溃疡病患者家族的高发病率:DU 患者的子女溃疡发病率较无溃疡病者的子女高 3 倍。GU 患者后代易罹患 GU,DU 患者后代易罹患 DU,提示这两种溃疡病的遗传是互相独立的,是两种不同的基因遗传病。对孪生儿的观察表明,单卵双胎发生溃疡的一致性概率高达 53%;双卵双胎发病的一致性也高达 36%。在一些罕见的遗传综合征如多发性内分泌腺病、系统肥大细胞增多症、Neuhauser 综合征中,PU 都是其主要临床表现之一。高胃蛋白酶原 I(PGI)血症属于常染色体显性遗传病。但近年来由于 HP 感染而发生的家庭聚集现象,使得溃疡病遗传因素的假说有所动摇,但这仅是一种初步研究,尚不足以否定遗传因素的作用。

(2)PU 与血型的关系:O 型血者溃疡发生率高于其他血型。近年发现 HP 的特异定植是由于其黏附因子与胃上皮细胞上特异的受体相结合,在 O 型血者的胃上皮细胞表面,这种特异的黏附受体表达较多。

(3)PU 与 HLA 的关系:HLA-B5、HLA-B12、HLA-BW35 型人群易罹患 DU。

4.精神因素

(1)精神因素对胃分泌的影响:精神因素可使胃酸分泌增加,但其对胃酸分泌的影响存在个体差异。

(2)精神因素对胰腺外分泌及胃排空的影响:急性应激会影响胰腺外分泌功能。有研究报道,应激状态下胰腺外分泌量下降,低于正常值。应激状态还可使胃排空率下降,使胃、十二指肠运动发生改变。

(3)精神因素与PU:PU的发病常与精神因素有关。慢性情绪波动及恐惧刺激与溃疡的发生明显相关。有学者设想心身因素与PU发生的关系:①许多PU患者发病前常处在长期精神冲突、焦虑、情绪紧张等心理状态中。②这些慢性情绪紧张、兴奋状态可引起胃酸分泌增加及胃、十二指肠黏膜抵抗力减弱,使得PU易感性增加。③一旦有加重上述两项因素的事件发生,常于4~7天内促发PU的发生。精神因素对溃疡愈合和复发也有影响。无精神因素、无应激事件者的溃疡愈合率明显高于有应激事件者,且溃疡愈合速度前者明显高于后者。

5.其他因素

PU的病因众多,可以某一因素为主或由多项因素综合作用所致。除上述主要因素外,还有其他一些相关因素的参与。

(1)环境因素:本病具有一定的地理位置差异和明显的季节性差异,但地理、环境、气候在溃疡发生中所起的作用尚无确切定论。

(2)吸烟:吸烟可抑制胰液和碳酸氢盐的分泌从而减弱十二指肠液对胃酸的中和作用,并通过降低幽门括约肌的功能促进十二指肠液的反流;吸烟能增加胃酸、胃蛋白酶的分泌和减少前列腺素E的分泌,从而增加溃疡病的发病率并影响溃疡的愈合。

(3)饮食因素:如酒精、咖啡、浓茶、辛辣调料等,以及不良饮食习惯,如不规则饮食、暴饮暴食等,都可使胃肠黏膜受到物理和化学损伤,导致黏液和黏膜屏障功能的下降,使溃疡的易感性增加。

(4)伴随疾病:如肝硬化、慢性肺部病变、冠心病、胰腺外分泌功能减退者及慢性肾功能不全等,其溃疡病发病率增加。

(二)病理生理

一个健全的黏膜屏障不会有溃疡形成,溃疡的发生必然是黏膜屏障被破坏的结果。提出著名的"无酸即无溃疡"学说的Schwartz于1910年就已发现PU是自体消化的结果,亦即胃液的自体消化力超过胃肠黏膜的防御力。

胃黏膜有抵御各种物理和化学损伤的功能。黏膜屏障有上皮前、上皮及上皮后三道防线保护黏膜的完整性;当这些防御机制都受到损伤时,上皮固有的修复机制还能恢复黏膜的完整性;如果防御和修复机制都受损,就会在基底膜层形成创口,此时经典性创口愈合机制开始发挥作用重塑基底膜,并最终使上皮再生。

因此,只有在创口愈合机制也失效的情况下,才会有PU的发生。近10年来已经认识到,除了极少数患者,上述黏膜防御、黏膜修复及创口愈合机制只有在外源性因素的作用下才会被破坏。而导致PU发生的最常见的两个外源性因素就是服用阿司匹林及其他NSAIDs和HP感染。

(三)发病机制

许多药物可损伤胃、十二指肠黏膜,如解热镇痛药、抗癌药、某些抗生素、肾上腺皮质激素等。NSAIDs可通过2个主要机制损害黏膜:①NSAIDs多系脂溶性药物,能直接穿过黏膜屏障,导致H+反弥散,聚积的大量H+干扰黏膜细胞内的代谢活动,使得细胞膜和溶酶体膜发生破裂,并进而导致细胞死亡和上皮细胞层完整性的破坏。同时,这种局部酸性的环境也不利于上皮细胞层的新生更替,从而导致黏膜屏障功能受损。现临床使用的 NSAIDs 肠溶制剂和前药制剂可减少药物对黏膜的局部损害作用。②抑制前列腺素的合成,削弱黏膜的保护机制。NSAIDs 的系统作用是抑制环氧合酶(COX)。COX 是花生四烯酸合成前列腺素的关键催化酶,有两种异构体,即结构型 COX-1 和诱生型 COX-2。COX-1 在组织细胞中恒量表达,催化生理性前列腺素合成并参与维持细胞数量相对稳定和调节机体生理功能;而 COX-2 主要在病理情况下由炎症刺激等诱导产生,促进炎症部位前列腺素的合成,对胃肠道的细胞屏障也有一定的保护作用。传统的 NSAIDs,如阿司匹林、吲哚美辛等在抑制 COX-2 减轻炎症反应的同时,也抑制了 COX-1,导致胃肠黏膜生理性前列腺素 E 合成不足,使前列腺素 E 促进黏液和碳酸氢盐分泌、促进黏膜血流量、增强细胞保护等黏膜防御和修复功能减弱。同时,由于内源性前列腺素合成受阻,大量花生四烯酸通过脂肪加氯酸途径合成为白三烯,局部诱导了中性粒细胞黏附和血管收缩,使胃肠黏膜微循环障碍;被黏附的中性粒细胞很快被激活并释出氧自由基,直接干扰细胞的代谢和引起细胞分裂,破坏血管内皮细胞,从而进一步加重胃肠黏膜微循环障碍。

目前认为 HP 致 PU 的发病机制为:HP 的毒素引起胃黏膜损害、宿主对 HP 感染的免疫应答介导胃黏膜损伤及 HP 感染致胃酸分泌和调节异常。HP 导致 PU 的机制目前主要有 5 种学说:①漏屋顶学说:把有炎症的胃黏膜比喻为漏雨的屋顶,意思是说无胃酸(雨)就无溃疡。在给予抗胃酸分泌药物后溃疡可愈合,但这只能获得短期的疗效。如果能根除 HP,则溃疡的复发率可降至 5%左右。②胃泌素-胃酸相关学说:HP 可使胃窦部 pH 升高,胃窦部胃泌素反馈性释放增加,继而胃酸分泌增加,这在 DU 的形成中起重要作用。③胃上皮化生学说:HP 定植于十二指肠内的胃化生上皮,引起黏膜损伤,导致 PU 形成。在十二指肠内,HP 仅在胃上皮化生部位附着定植是这一学说的一个有力证据。④介质冲洗学说:HP 感染导致多种炎症介质的释放,这些炎症介质在胃排空时进入十二指肠,从而导致十二指肠黏膜损伤。这一学说解释 HP 主要存在于胃窦,却可导致 PU 的发生。⑤免疫损伤学说:HP 通过免疫损伤机制导致溃疡形成。但是以上任何一种学说都不能充分解释溃疡病发病的全部机制,只能从不同角度阐明机制的某一部分,因此 HP 的致病机制还有待进一步深入研究。

二、临床表现

(一)临床表现

PU 的典型症状可表现为节律性、周期性发作的上腹部烧灼性疼痛,饭后 2~4 小时或夜间空胃时发生,可因抗酸剂及进餐而缓解,数月中常有起伏,特别是季节更迭时易发生,如有以上症状就可以考虑溃疡可能。这种情况即所谓"胃酸性消化不良",因为它是在胃酸未被缓冲时发生的,而中和胃酸或抑制胃酸分泌,则可使之缓解,是主要的酸相关性疾病之一。人们曾经认为,溃疡病患者大多有上腹疼痛,但根据上消化道内镜资料,现已获悉约 70%上腹痛患者并无活动性溃疡证据,而有活动性溃疡的患者中无腹痛症状的多达 40%。此外,患者还可以溃疡并发症(特别是长期服用 NSAIDs 者的出血)为首要表现而无前驱症状。不过上腹痛症状虽不敏感又无特异性,但如有此症状,特别是饭后和夜间烧灼感,并可因进食及抗酸剂而缓解,仍提示存在 PU 的可能。

(二)并发症

(1)上消化道出血:PU 是上消化道出血最常见的病因,15%~20%患者会在溃疡病程中发生出血,患者可出现呕吐咖啡色液体或鲜血,亦可以黑便为主要表现。因服用 NSAIDs 所致上消化道出血的比例还在不断上升,因为此类药物的临床应用逐年增多,而 HP 感染的流行率则在减低。

PU 合并上消化道出血提示预后不良的临床特征主要包括:年龄 65 岁以上、呕血、曾经出现休克症状、需要多次输血的严重出血以及合并存在其他处于临床活动期的病变(如心血管系统、呼吸系统、肝脏疾病及恶性肿瘤等)。

(2)穿孔:溃疡穿孔的发生率为(2~10)/10 万,男性多于女性,为(4~8):1。但是随着目前中老年妇女中 NSAIDs 应用的逐渐增多,男女发生比例也开始随之变化。最常见的起病表现是突发性剧烈腹痛,继之出现腹膜炎体征。典型患者呈急性重病容,呼吸浅促,上腹部压痛明显,腹肌痉挛呈板样腹表现。外周血白细胞迅速增多,血清淀粉酶可轻度增高。如发现腹腔游离气体,诊断即可成立,但应注意以立位胸片或左侧卧位腹片最易发现,优于腹部平片检查。

(3)梗阻:约 2%溃疡患者可并发胃流出道梗阻,其中有 90%是幽门管溃疡合并既往或现有活动期十二指肠球部溃疡引起的。患者可出现频繁呕吐、腹痛及上腹部胃蠕动型。梗阻的原因主要包括溃疡周围的炎症性肿胀、溃疡附近的肌痉挛,以及瘢痕狭窄和纤维化等。炎症水肿引起的幽门梗阻经治疗后可缓解,由瘢痕收缩引起者则需手术治疗。

三、辅助检查

1.内镜与胃肠钡餐造影检查

根据病史和体检只能怀疑溃疡病的诊断,确诊须通过胃镜或钡剂胃肠造影,内镜诊断通常比常规放射检查更为准确。上述两种诊断方法一般只需择其一而行之,但在有些情况下例如放射学检查发现的损害(如 GU),尚需继以内镜活检。DU 绝大部分为良性,故一般无须活检及反复内镜检查以判断其是否愈合。而 GU 可有良、恶性之分,内镜下表现似为良性的病灶中约 4%可为恶性病变,因此 GU 都应多点取材活检。有关 GU 患者经内科治疗 8~12 周后是否仍需内镜复查则尚有争议,但一般均赞成复查胃镜,如溃疡已愈合,则于瘢痕处再取活检,以排除恶性病变的假性愈合。

2.测定血清胃泌素和胃分泌功能

难治性溃疡病和考虑 Zollinger-Ellisorl 综合征(胃泌素瘤)的患者应测定空腹和经胰泌素激发的血清胃泌素水平。一般而言,GU 患者无论基础还是激发胃酸分泌,都比正常人为低,而 DU 者的酸分泌则增高或为正常高水平(>12mmol/小时)。HP 相关性 DU 患者,基础和食物刺激后胃酸分泌以及血清胃泌素水平皆增高,HP 清除后可恢复正常。胃分泌试验由于临床很少利用,已不再用于诊断,除非是高胃泌素血症以及考虑胃泌素瘤或其他病因所致胃酸分泌亢进患者。

3.HP 的诊断试验

由于 HP 能产生大量尿素酶,故可由呼吸试验(14C 或 13C-尿素)、黏膜活检释氨(NH3)以及微生物组织学鉴定或培养等法检测其存在。HP 还能诱导免疫学反应,故亦能由 ELISA 及快速血清学试验进行诊断。尿素呼吸试验是监测 HP 是否根治的最合适方法。但患者在接受检测前应停用一切抑制 HP 的药物(抗生素、铋、质子泵抑制剂等)4 周以上,以免假阴性的结果。

四、治疗

PU 的治疗目的是缓解症状,促使溃疡愈合,取得根治(HP 溃疡)或预防复发(NSAIDs 溃疡)。溃疡患者如无 HP 感染,就不必给予抗生素治疗,因为这样的治疗只能带来风险而不会收到效益,特别是可能破坏机体的正常微生态平衡,导致耐药菌株的增殖。治疗溃疡患者 HP 感染的步骤是检测、治疗和确认根治。现在非介入性检查方法(如血清学及尿素呼吸试验等)已广泛应用,因此治疗前检测甚易进行。

(1)抗酸治疗:无论溃疡病因为何,抗酸治疗是促进溃疡愈合的基本药物。现有的 H2 受体拮抗剂主要包括西咪替丁、雷尼替丁、法莫替丁和尼扎替丁等。其主要差别在作用强弱和功效上:西咪替丁 800mg 相当于雷尼替丁/尼扎替丁 300mg 或法莫替丁 40mg。西咪替丁可使华法林、茶碱和苯妥英钠代谢延长,因其均经相同的肝脏细胞色素 P450 酶代谢,故这些药如与西咪替丁同时服用,剂量应酌情作相应调整。质子泵抑制剂奥美拉唑(20mg/d)、兰索拉唑(30mg/d)、潘妥拉唑(40mg/d)和雷贝拉唑是最有效和最常用的抑酸药,它们均通过抑制 H+-K+-ATP 酶发挥作用,其主要缺点是价格较高。近有慢代谢型的奥美拉唑(40mg/d)问世,其优越性还有待时间来证实。米索前列醇是目前仅有的合成前列腺素,它是一种较弱的抗酸药,200μg 米索前列醇的作用相当于西咪替丁 300mg。本品不是 PU 的一线治疗用药,主要用于 NSAIDs 治疗者的溃疡及其并发症的预防。上述药物的疗程,DU 为 4~6 周,GU 为 6~8 周,约90%以上的溃疡均可愈合。

(2)抗 HP 治疗:HP 是革兰阴性螺杆菌,体外试验对多种抗菌药物敏感。现有多种有效疗法,其中以 3~4 种药物联合治疗疗效最佳。可用于联合治疗的药物包括枸橼酸铋、质子泵抑制剂、四环素、替硝唑、甲硝唑、阿莫西林和克拉霉素等。质子泵抑制剂在体内也有一些抗 HP 作用,可能比 H2 受体拮抗剂效益更佳,因为它们对 pH 的调控作用更强。抑酸治疗与抗生素联合应用的理由是当 pH 减至<7.4 时,很多抗生素的作用将不断增强。抗生素治疗最短疗程持续多久,尚未明确。美国和欧洲的研究证明 14 日疗程的治愈率比 7 日及 10 日疗程皆好。

HP 感染治疗效果的评估必须延迟到任何残余细菌都有机会在胃内重建群体时再为进行。现已肯定,可靠结果应在抗菌治疗结束后 4 周以上取得。13C 或 14C 标记的尿素呼吸试验是评估根除与否的较好方法。质子泵抑制剂抑制 HP 生长,故在检测是否成功前至少须停药 1 周以上。H2 受体拮抗剂对培养、组织学检查及 13C-尿素呼吸试验皆无不利影响,故如病情所需,整个随访期间仍可继续应用。但 H2 受体拮抗剂对 14C-尿素呼吸试验有不利影响,如选用该试验检测治愈与否,必须停。

(3)NSAIDs:服用 NSAIDs 者现有资料提示,继续服用 NSAIDs 会使溃疡愈合推迟。因此在溃疡治疗期间应停用 NSAIDs,并以抗分泌药促使溃疡愈合。既服用 NSAIDs,又已感染 HP 的患者,也应接受 HP 根除治疗。很多高龄患者因骨关节炎而接受较大剂量的 NSAIDs,他们实际要求的只是镇痛。停用 NSAIDs 构成另一方面的治疗难题,此时医生应权衡得失,考虑患者是否确实仍需继续服用 NSAIDs。很多患者改用对乙酰氨基酚或作用更弱的小剂量非处方 NSAIDs 如布洛芬 200mg,疗效一样很好。因类风湿关节炎而需小剂量服用泼尼松(5~10mg/d)的患者,一般对溃疡愈合不致产生明显不利影响。待溃疡愈合后,如疾病仍需 NSAIDs 治疗者可恢复应用,并应合并使用米索前列醇或质子泵抑制剂。

(4)外科治疗:现在以择期手术方式治疗 PU 的患者已极为少见,择期手术的唯一指征是:HP 虽已根除,并已经过多个疗程的药物治疗,但溃疡仍顽固未愈,而且相关临床症状对患者生活质量产生不利影响者。而因发生溃疡并发症而急需症手术的患者则相对较为多见,主要包括穿孔、出血和胃出口梗阻经内科治疗无效者。

第三节　胃食管反流病

胃食管反流病(GERD)是一种因胃和(或)十二指肠内容物反流入食管引起胃灼热、反流、胸痛等症状和(或)组织损害的综合征,包括食管综合征和食管外综合征。食管综合征有典型反流综合征、反流胸痛综合征及伴食管黏膜损伤的综合征,如反流性食管炎(RE)、反流性狭窄、Barrett 食管(BE)及食管腺癌。食管外综合征有反流性咳嗽综合征、反流性喉炎综合征、反流性哮喘综合征及反流性蛀牙综合征,还可能有咽炎、鼻窦炎、特发性肺纤维化及复发性中耳炎。

根据内镜下表现的不同,GERD 可分为非糜烂性反流病(NERD)、RE 及 BE,我国 60%~70%的 GERD 表现为 NERD。

GERD 是一常见病,在世界各地的发病率不同,欧美发病率为 10%~20%,在南美约为10%。亚洲发病率约为 6%。无论在西方还是在亚洲,GERD 的发病率均呈上升趋势。

一、病因和发病机制

与 GERD 发生有关的机制包括:抗反流防御机制的削弱、食管黏膜屏障的完整性破坏及胃十二指肠内容物反流对食管黏膜的刺激等。

(一)抗反流机制的削弱

抗反流机制的削弱是 GERD 的发病基础,包括食管下括约肌(LES)功能失调、食管廓清功能下降、食管组织抵抗力损伤、胃排空延迟等。

1.LES 功能失调

LES 功能失调在 GERD 发病中起重要作用,其中 LES 压力降低、一过性食管下括约肌松弛(TLESR)及裂孔疝是引起 GERD 的三个重要因素。

LES 正常长 3~4cm, 维持 10~30mmHg 的静息压,是重要的抗反流屏障。当 LES 压力<6mmHg 时,即易出现胃食管反流。即使 LES 压力正常,也不一定就没有胃食管反流。近来的研究表明 TLESR 在 GERD 的发病中有重要作用。TLESR 系指非吞咽情况下 LES 发生自发性松弛,可持续 8~10 秒,长于吞咽时 LES 松弛,并常伴胃食管反流。TLESR 是正常人生理性胃食管反流的主要原因,目前认为 TLESR 是小儿胃食管反流的最主要因素,胃扩张(餐后、胃排空异常、空气吞入)是引发 TLESR 的主要刺激因素。裂孔疝破坏了正常抗反流机制的解剖和生理,使 LES 压力降低并缩短了 LES 长度,削弱了膈肌的作用,并使食管蠕动减弱,故食管裂孔疝是胃食管反流重要的病理生理因素。

2.食管廓清功能下降

(1)食管:健康人食管借助正常蠕动可有效清除反流入食管的胃内容物。GERD 患者由于食管原发和继发蠕动减弱,无效食管运动发生率高,有如硬皮病样食管,致食管廓清功能障碍,不能有效廓清反流入食管的胃内容物。

(2)胃:胃轻瘫或胃排空功能减弱,胃内容物大量潴留,胃内压增加,导致胃食管反流。

(二)食管黏膜屏障

食管黏膜屏障是食管黏膜上皮抵抗反流物对其损伤的重要结构,包括食管上皮前(黏液层、静水层和黏膜表面 HCO_3^- 所构成的物理化学屏障)、上皮(紧密排列的多层鳞状上皮及上皮内所含负离子蛋白和 HCO_3^- 可阻挡和中和 H^+)及上皮后(黏膜下毛细血管提供 HCO_3^- 中和 H^+)屏障。当屏障功能受损时,即使是正常反流亦可致食管炎。

(三)胃十二指肠内容物反流

胃食管反流时,含胃酸、胃蛋白酶的胃内容物,甚至十二指肠内容物反流入食管,引起胃灼热、反流、胸痛等症状,甚至导致食管黏膜损伤。难治性 GERD 常伴有严重的胃食管反流。Vaezi 等发现,混合反流可导致较单纯反流更为严重的黏膜损伤,两者可能存在协同作用。

二、病理

RE 的病理改变主要有:食管鳞状上皮增生,黏膜固有层乳头向表面延伸,浅层毛细血管扩张、充血和(或)出血,上皮层内中性粒细胞和淋巴细胞浸润,严重者可有黏膜糜烂或溃疡形成。慢性病变可有肉芽组织形成、纤维化以及 Barrett 食管改变。

三、临床表现

GERD 的主要临床表现包括。

1.食管表现

(1)胃灼热:是指胸骨后的烧灼样感觉,胃灼热是 GERD 最常见的症状。胃灼热的严重程度不一定与病变的轻重程度一致。

(2)反流:反流指胃内容物反流入口中或下咽部的感觉,此症状多在胃灼热、胸痛之前发生。

(3)胸痛:胸痛作为 GERD 的常见症状,日渐受到临床的重视。可酷似心绞痛,对此有时单从临床很难做出鉴别。胸痛的程度与食管炎的轻重程度无平行关系。

(4)吞咽困难:指患者能感觉到食物从口腔到胃的过程发生障碍,吞咽困难可能与咽喉部的发胀感同时存在。引起吞咽困难的原因很多,包括与反流有关的食管痉挛、食管运动功能障碍、食管瘢痕狭窄及食管癌等。

(5)上腹痛:也可以是 GERD 的主要症状。

2.食管外表现

(1)咽喉部表现:如慢性喉炎、慢性声嘶、发音困难、声带肉芽肿、咽喉痛、流涎过多、癔球症、颈部疼痛、牙周炎等。

(2)肺部表现:如支气管炎、慢性咳嗽、慢性哮喘、吸入性肺炎、支气管扩张、肺脓肿、肺不张、咯血及肺纤维化等。

四、辅助检查

1.上消化道内镜

对 GERD 患者,内镜检查可确定是否有 RE 及病变的形态、范围与程度;同时可取活体组织进行病理学检查,明确有无 BE、食管腺癌;还可进行有关的治疗。但内镜检查不能观察反流本身,内镜下的食管炎也不一定都由反流引起。

洛杉矶分级是目前国际上最为广泛应用的内镜 RE 分级方案，根据内镜下食管黏膜破损的范围和形状，将 RE 划分为 A~D 级。

表 2-1　RE 洛杉矶分级标准

分级	内镜特征
A 级	黏膜皱襞表面黏膜破损，但破损直径小于 5mm。
B 级	黏膜皱襞表面黏膜破损大于 5mm，但破损间无融合。
C 级	破损间相互融合，但尚未环绕食管管壁四周。
D 级	破损间相互融合并累及至少食管管壁四周的 75%。

2.其他检查

(1)24 小时食管 pH 监测：是最好的定量监测胃食管反流的方法，已作为 GERD 诊断的金标准。最常使用的指标是 pH<4 总时间(%)。该方法有助于判断反流的有无及其和症状的关系，以及疗效不佳的原因。其敏感性与特异性分别为 79%~90% 和 86%~100%。该检查前 3~5 天停用改变食管压力的药物(胃肠动力剂、抗胆碱能药物、钙通道阻断剂、硝酸盐类药物、肌肉松弛剂等)、抑制胃酸的药物(PPI、H2RA、抑酸药)。

近年无绳食管 pH 胶囊(Bravo 胶囊)的应用使食管 pH 监测更为方便，易于接受，且可行食管多部位(远端、近端及下咽部等)及更长时间(48~72 小时)的监测。

(2)食管测压：可记录 LES 压力、显示频繁的 TLESR 和评价食管体部的功能。单纯用食管压力来诊断胃食管反流并不十分准确，其敏感性约 58%，特异性约 84%。因此，并非所有的 GERD 患者均需做食管压力测定，仅用于不典型的胸痛患者或内科治疗失败考虑用外科手术抗反流者。

(3)食管阻抗监测：通过监测食管腔内阻抗值的变化来确定是液体或气体反流。目前食管腔内阻抗导管均带有 pH 监测通道，可根据 pH 和阻抗变化进一步区分酸反流(pH<4)、弱酸反流(pH 在 4~7)以及弱碱反流(pH>7)，用于 GERD 的诊断，尤其有助于对非酸反流为主的 NERD 患者的诊断、抗反流手术前和术后的评估、难治性 GERD 病因的寻找、不典型反流症状的 GERD 患者的诊断以及确诊功能性胃灼热患者。

(4)食管胆汁反流测定：用胆汁监测仪(Bmtec2000)测定食管内胆红素含量，从而了解有无十二指肠胃食管反流。现有的 24 小时胆汁监测仪可得到胆汁反流次数、长时间反流次数、最长反流时间和吸收值≥0.14 的总时间及其百分比，从而对胃食管反流做出正确的评价。因采用比色法检测，必须限制饮食中的有色物质。

(5)上胃肠道 X 线钡餐：对观察有无反流及食管炎均有一定的帮助，还有助于排除其他疾病和发现有无解剖异常，如膈疝，有时上胃肠道钡餐检查还可发现内镜检查没有发现的轻的食管狭窄，但钡餐检查的阳性率不高。

(6)胃-食管放射性核素闪烁显像：此为服用含放射性核素流食后以 γ 照相机检测放射活性反流的技术。本技术有 90% 的高敏感性，但特异性低，仅为 36%。

(7)GERD 诊断问卷：让疑似 GERD 患者回顾过去 4 周的症状以及症状发作的频率，并将症状由轻到重分为 0~5 级，评估症状程度，总分超过 12 分即可诊断为 GERD。

(8)质子泵抑制剂(PPI)试验:对疑似 GERD 的患者,可服用标准剂量 PPI,每天 2 次,用药时间为 1~2 周。患者服药后 3~7 天,若症状消失或显著好转,本病诊断可成立。其敏感性和特异性均可达 60%以上。但本试验不能鉴别恶性疾病,且可因用 PPI 而掩盖内镜所见。

五、并发症

(1)Barrett 食管:为胃食管连接部位以上的食管鳞状上皮部分被化生的柱状上皮取代,GERD 是 BE 的主要原因。约 3/4 的 BE 患者化生上皮的长度不到 3cm,这类患者食管腺癌的风险明显低于化生范围广泛的患者。BE 患者中食管腺癌的发病率存在明显的性别及种族差异,男性远远多于女性,白种人多于其他人种。BE,尤其伴有特殊肠上皮化生的 BE 发生食管腺癌的危险性大,比一般人群高 30 倍,视为一种癌前病变,值得重视,应密切随访观察。

(2)狭窄:指由 GERD 引起的食管管腔的持续性狭窄。食管狭窄的典型症状为持续性吞咽困难。严重的反流性食管炎可致食管管腔狭窄,但其发生率不到 5%。

六、诊断常规

1.诊断

由于 GERD 临床表现多种多样,症状轻重不一,有的患者可能有典型的反流症状,但内镜及胃食管反流检测无异常;而有的患者以其他器官系统的症状为主要表现,给 GERD 的诊断造成一定的困难。因此,GERD 的诊断应结合患者的症状及实验室检查综合判断。

(1)RE 的诊断:有胃食管反流的症状,内镜可见累及食管远端的食管炎,排除其他原因所致的食管炎。

(2)NERD 的诊断:有胃食管反流的症状,内镜无食管炎改变,但实验室检查有胃食管反流的证据,如:①24 小时食管 pH 监测阳性;②食管阻抗监测、食管胆汁反流测定、静息放射性核素检查或钡餐检查显示胃食管反流;③食管测压示 LES 压力降低或 TLESR,或食管体部蠕动波幅降低。

2.鉴别诊断

(1)胃灼热:胃灼热是 GERD 最常见的症状。但部分胃灼热的患者没有明确的胃食管反流及其引起症状的证据且没有明确的病理性食管动力障碍性疾病的依据,应考虑为功能性胃灼热。功能性胃灼热的病理生理机制尚未阐明,可能与食管高敏感有关,部分功能性胃灼热患者存在心理方面的异常,如焦虑、躯体化障碍等。功能性胃灼热应注意与 NERD 鉴别。近年的研究表明,短时间反流、弱酸反流、非酸反流在 NERD 的发病中起重要作用。因此,常规食管 pH 监测阴性并不能明确排除胃食管反流的存在。

(2)胸痛:胸痛是一个常见的主诉,包括心源性胸痛和非心源性胸痛,两者有时难以鉴别,尤其在有吸烟、肥胖及糖尿病等冠心病危险因素的患者。非心源性胸痛最主要的原因是 GERD,典型的由于胃食管反流引起的胸痛主要为胸骨后烧灼样疼痛,多出现于餐后(也可因情绪或运动而加重,与心绞痛的症状相似),一般无放射痛,部分可向后背放射,平卧时疼痛加重,服用抑酸药可缓解。典型的心绞痛症状常表现为胸骨后疼痛或不适,多为劳累后诱发,持续数分钟,休息或服用硝酸甘油类药物可缓解。临床上确诊冠心病是有一定困难的,通常认为在怀疑心源性胸痛时,应进行冠状动脉造影检查。

七、治疗

胃食管反流病的治疗目标为:充分缓解症状,治愈食管炎,维持症状缓解和胃镜检查的缓解,治疗或预防并发症。

(一)GERD 的非药物治疗

非药物治疗指生活方式的指导,避免一切引起胃食管反流的因素等。如要求患者饮食不宜过饱;忌烟、酒、咖啡、巧克力、酸食和过多脂肪;避免餐后立即平卧。对仰卧位反流,抬高床头 10cm 就可减轻症状。对于立位反流,有时只要患者穿宽松衣服,避免牵拉、上举或弯腰就可减轻。超重者在减肥后症状会有所改善。某些药物能降低 LES 的压力,导致反流或使其加重,如抗胆碱能药物、钙通道阻断剂、硝酸盐类药物、肌肉松弛剂等,对 GERD 患者尽量避免使用这些药物。

(二)GERD 的药物治疗

1.抑酸药

抑酸药是治疗 GERD 的主要药物,主要包括:PPI 和 H2 受体拮抗剂(H2RA),PPI 症状缓解最快, 对食管炎的治愈率最高。虽然 H2RA 疗效低于 PPI, 但在一些病情不是很严重的 GERD 患者中,采用 H2RA 仍是有效的。

2.促动力药

促动力药可用于经过选择的患者, 特别是作为酸抑制治疗的一种辅助药物。对大多数 GERD 患者,目前应用的促动力药不是理想的单一治疗药物。

(1)多巴胺受体拮抗剂:此类药物能促进食管、胃的排空,增加 LES 的张力。此类药物包括甲氧氯普胺(metoclopramide)和多潘立酮(domperidone),常用剂量为 10mg,每天 3~4 次,睡前和餐前服用。前者如剂量过大或长期服用,可导致锥体外系神经症状,故老年患者慎用;后者长期服用亦可致高催乳素血症,产生乳腺增生、泌乳和闭经等不良反应。

(2)非选择性 5-HT4 受体激动激:此类药能促进肠肌丛节后神经释放乙酰胆碱而促进食管、胃的蠕动和排空,从而减轻胃食管反流。目前常用的为莫沙必利(mosapride),常用剂量为 5mg,每天 3~4 次,饭前 15~30 分钟服用。

(3)伊托必利(itopride):此类药可通过阻断多巴胺 D2 受体和抑制胆碱酯酶的双重功能,起到加速胃排空、改善胃张力和敏感性、促进胃肠道动力的作用。该药消化道特异性高,对心脏、中枢神经系统、泌乳素分泌的影响小,在 GERD 治疗方面具有长远的优势。常用剂量为 50mg,每天 3~4 次,饭前 15~30 分钟服用。

(三)GERD 的内镜抗反流治疗

为了避免 GERD 患者长期需要药物治疗及手术治疗风险大的缺点,内镜医师在过去的几年中在内镜治疗 GERD 方面作出了不懈的努力, 通过这种方法改善 LES 的屏障功能,发挥其治疗作用。

(1)胃镜下腔内折叠术:该方法是将一种缝合器安装在胃镜前端,于直视下在齿状线下缝合胃壁组织,形成褶皱,增加贲门口附近紧张度、"延长腹内食管长度"及形成皱褶,以阻挡胃肠内容物的反流。包括黏膜折叠方法或全层折叠方法。

(2)食管下端注射法:指内镜直视下环贲门口或食管下括约肌肌层注射无活性低黏度膨

胀物质,增加 LES 的功能。

（3）内镜下射频治疗:该方法是将射频治疗针经活检孔道送达齿状线附近,刺入食管下端的肌层进行热烧灼,使肌层"纤维化",增加食管下端张力。

内镜治疗 GERD 的安全性及可能性已经多中心研究所证明, 且显示大部分患者可终止药物治疗,但目前仍缺乏严格的大样本多中心对照研究。

（四）GERD 的外科手术治疗

对 GERD 患者行外科手术治疗时,必须掌握严格的适应证,主要包括:①需长期用药维持,且用药后症状仍然严重者;②出现严重并发症,如出血、穿孔、狭窄等,经药物或内镜治疗无效者;③伴有严重的食管外并发症,如反复并发肺炎、反复发作的难以控制的哮喘、咽喉炎,经药物或内镜治疗无效者;④疑有恶变倾向的 BE;⑤严重的胃食管反流而不愿终生服药者;⑥仅对大剂量质子泵抑制剂起效的年轻患者,如有严重并发症（出血、狭窄、BE）。临床应用过的抗反流手术方法较多:目前治疗 GERD 的手术常用 Nissen 胃底折叠术、Belsey 胃底部分折叠术。各种抗反流手术治疗的效果均应通过食管 24 小时 pH 测定、内镜及临床表现进行综合评价。

近十几年来,腹腔镜抗反流手术得到了长足的发展。腹腔镜胃底折叠术是治疗 GERD 疗效确切的方法,是治疗 GERD 的主要选择之一,尤其对予年轻、药物治疗效果不佳、伴有裂孔疝的患者。与常规开放手术相比较,腹腔镜手术具有创伤小、术后疼痛轻和患者恢复快的优点,特别适用于年老体弱、心肺不佳的患者。但最近的研究显示,术后并发症高达 30%,包括吞咽困难、不能打嗝、腹泻及肛门排气等。约 62% 的患者在接受抗反流手术 10 年后仍需服用 PPI 治疗。因此,内科医师在建议 GERD 患者行腹腔镜胃底折叠术前应注意这些并发症,严格选择患者。

（五）并发症的治疗

1.食管狭窄的治疗

早期给予有效的药物治疗是预防 GERD 患者食管狭窄的重要手段。内镜扩张疗法是治疗食管狭窄所致吞咽困难的有效方法。扩张疗法所需食管扩张器有各型探条、气囊、水囊及汞橡胶扩张器等。常将食管直径扩张至 14mm 或 44F。患者行有效的扩张食管治疗后,应用 PPI 或 H2RA 维持治疗,避免食管再次狭窄。手术是治疗食管狭窄的有效手段。常在抗反流术前或术中同时使用食管扩张疗法。

2.BE 的治疗

（1）药物治疗:长期 PPI 治疗不能缩短 BE 的病变长度,但可促进部分患者鳞状上皮再生,降低食管腺癌发生率。选择性 COX-2 抑制剂有助于减少患食管癌,尤其是腺癌的风险。

（2）内镜治疗:目前常采用的内镜治疗方法有各种方式的内镜消融治疗和内镜下黏膜切除术等。适应证为伴有异型增生和黏膜内癌的 BE 患者,超声内镜检查有助于了解病变的深度,有助于治疗方式的选择。

（3）手术治疗:对已证实有癌变的 BE 患者,原则上应手术治疗。手术方法同食管癌切除术,胃肠道重建多用残胃或结肠,少数用空肠。

（4）抗反流手术:包括外科手术和内镜下抗反流手术。虽然能在一定程度上改善 BE 患者的反流症状,但不能影响其自然病程,远期疗效有待证实。

第四节　急性上消化道出血

急性上消化道出血是指屈氏韧带以上的食管、胃、十二指肠和胰管、胆管病变引起的急性出血,胃空肠吻合术后吻合口附近的空肠上段病变所致出血也属这一范围。

一、病因与机制

引起上消化道出血的原因很多,按照发病机制可大致分为六大类:

(1)炎症、溃疡性疾患:急性糜烂性出血性食管炎或胃炎、胃溃疡、十二指肠溃疡。

(2)机械性疾患:食管贲门黏膜撕裂综合征、食管裂孔疝。

(3)血管性疾患:食管胃底静脉曲张、肠系膜血管疾患、血管癌、遗传性出血性毛细血管扩张症及 Dieulafoy 病。

(4)新生物:息肉、平滑肌瘤及癌肿。

(5)全身性疾患:血液病、尿毒症、胶原性疾患、急性感染(如流行性出血热、钩端螺旋体病)、应激性溃疡(外伤、手术、休克、脑血管意外、肺源性心脏病、重症心力衰竭等引起的应激状态)。

(6)邻近器官或组织病变:胆管出血、胰腺疾患累及十二指肠、动脉瘤破入食管、胃或十二指肠、纵隔肿瘤或脓肿破入食管。

二、临床表现

本病以呕血和黑便为主要表现,血容量的减少可以导致周围循环的变化。根据失血量的多少可以分为大量出血(出血量在数小时内达 1000ml 并伴有急性周围循环衰竭)、显性出血(呕血和/或解柏油样黑便,不伴急性周围循环衰竭)和隐性出血(大便隐血试验阳性)。急性上消化道出血的全面诊断包括病因、部位和严重程度的判断。要重视既往病史和症状、体征在病因诊断中的作用。例如消化性溃疡常有反复发作中上腹痛史,用抗酸解痉药物常可以止痛;应激性溃疡常有明确的创伤史;作过胃大部切除术的患者要考虑发生吻合口溃疡出血的可能性;肝硬化门静脉高压症患者常有血吸虫病或肝炎病史,以往吞钡检查可见有食管胃底静脉曲张;恶性肿瘤患者多有乏力、食欲不振、消瘦、贫血等表现;胆道出血患者常有右上腹痛、黄疸、呕血的三联症。应该注意的是有部分患者在发生急性上消化道出血前可以没有任何自觉症状,这时要明确出血部位和原因就需要依靠胃镜、B 超等辅助检查手段。

三、检查

(1)实验室检查:包括血常规、血小板、出凝血时间、肝功能、血尿素氮、肌酐、红细胞压积。白细胞及血小板计数偏低可见于肝硬化同时有脾亢者;全血细胞减少则有血液病可能;如怀疑 DIC 应做有关 DIC 的检查。

(2)紧急胃镜检查:是上消化道出血病因诊断的重要手段。国内外报道,阳性率可达 80%~90%,但这和检查时间早晚以及准备充分与否有关。一般主张在出血后 24~48 小时内进行。超过 48 小时再行内镜检查阳性率明显降低。内镜检查有时能发现用钡餐甚至手术探查也难以发现的病变,如 Mallory–Weiss 综合征、急性胃黏膜病变、毛细血管发育不良等。还可通过内镜进行止血、活检。

(3)X 线钡餐检查:近年来对急性上消化道出血传统的 X 线钡餐造影检查方法已逐渐为纤维内镜所代替。这是因为胃肠造影有局限性。其一,在活动性出血时过早进行造影检查有造成加重出血的危险性;其二,胃肠造影不易显示某些黏膜病变。然而对于十二指肠降部以下及近端空肠的病变,却因普通胃镜不易到达而应采用 X 线钡餐检查。传统认为,钡餐检查应在出血停止 10~14 天后才能进行;但此时已不能显示某些浅表病变,目前主张最好在出血停止、病情稳定数日后进行。

四、诊断

(一)诊断

1.出血病因和部位的诊断

(1)病史与体征:全面了解病史是诊断的基础。急性上消化道大出血时,由于病情严重,时间紧迫,病人不易接受详细询问,因此问病史应重点突出,抓住关键,重点询问胃病史、肝病史、服药史、饮酒史、血液病史、贫血史等。症状的轻重与出血的部位、出血量、出血速度及身体状况有关。部位高、量多、急速的出血为呕血,呈鲜红或暗红色;呕血多伴黑粪,而黑粪不一定伴有呕血,以呕血为主者多为幽门以上部位的出血。体检的重点是血压,脉搏,呼吸,神志,四肢皮肤的温度及湿度,皮肤有无蜘蛛痣、毛细血管扩张、黄疸,肝脾大小,有无腹水、腹部肿块等,约半数病人可依靠病史及体检做出病因诊断。

(2)实验室检查:包括血常规、血小板、出凝血时间、肝功能、血尿素氮、肌酐、红细胞压积。白细胞及血小板计数偏低可见于肝硬化同时有脾亢者;全血细胞减少则有血液病可能;如怀疑 DIC 应做有关 DIC 的检查。

(3)紧急胃镜检查:是上消化道出血病因诊断的重要手段。国内外报道,阳性率可达80%~90%,但这和检查时间早晚以及准备充分与否有关。一般主张在出血后24~48 小时内进行。超过 48 小时再行内镜检查阳性率明显降低。内镜检查有时能发现用钡餐甚至手术探查也难以发现的病变,如 Mallory-Weiss 综合征、急性胃黏膜病变、毛细血管发育不良等。还可通过内镜进行止血、活检。

(4)X 线钡餐检查:近年来对急性上消化道出血传统的 X 线钡餐造影检查方法已逐渐为纤维内镜所代替。这是因为胃肠造影有局限性。其一,在活动性出血时过早进行造影检查有造成加重出血的危险性;其二,胃肠造影不易显示某些黏膜病变。然而对于十二指肠降部以下及近端空肠的病变,却因普通胃镜不易到达而应采用 X 线钡餐检查。传统认为,钡餐检查应在出血停止 10~14 天后才能进行;但此时已不能显示某些浅表病变,目前主张最好在出血停止、病情稳定数日后进行。

(5)选择性动脉造影:对胃镜、钡餐检查未获确诊,可考虑选择性腹腔动脉或肠系膜上动脉造影,但必须有活动性出血,即出血速率在>0.5ml/min 时,才能发现出血病灶,如血管畸形、毛细血管发育不良、血管扩张、血管瘤、动-静脉瘘、肿瘤等。利用造影术还可以向小动脉内滴注药物及血管栓塞物,使出血停止。

(6)放射性核素显像:是一种无创伤检查,静脉注射硫化 99m 锝胶体或经过 99m 锝酸盐标记的红细胞,可探测血流外溢的大体部位。标记的红细胞半衰期长,故可在注射后观察 24

小时,放射性核素显像可显示出血速率为每分钟 0.1ml 的出血。但对出血的部位及性质不能确定。

(7)胃管吸引:可用软细导管插入病人食管,徐徐下送,边注入清水边以低压吸引消化液,观察有无血迹,以确定出血的部位。

(8)吞线试验:吞入一端有小球的白线,半小时后取出,根据血迹距门齿的距离来判断出血部位。亦可采用荧光试验,在吞下荧光带一端后,静脉内注射荧光素,5 分钟后拔出带子在紫外线下观察荧光素染色的部位,计算距门齿的距离来判断出血的部位。对十二指肠远端病变引起的出血有一定的价值。

2.确定出血量及出血程度

在一般情况下上消化道出血>5ml/24 小时, 粪便潜血可呈阳性,>60ml/24 小时可出现黑便,胃内积血量短期内达到 250~300ml 可引起呕血,出血量少时呕吐物为咖啡色,出血量大,可呈暗红色或鲜红色,贲门以上食管出血,即使量不大也可以呕血,且色较鲜红。根据出血的程度,临床分为三级:

(1)轻度:失血量<500ml,即占全身总血量的 10%~15%时,无明显的脉搏加快、血压降低等全身表现,部分病人可出现头晕、心慌。

(2)中度:失血量 800~1000ml,占全身总血量 20%左右时,可出现血压下降,但收缩压仍在 80~90mmHg 以上,脉搏增快,每分钟达 100 次左右,血红蛋白降至 70~100g/L,可出现一时性昏眩、口渴、心烦、少尿及短暂性休克。

(3)重度:失血量>1500ml,占全身总血量的 30%以上时,收缩压下降至 80~90mmHg 以下,或较基础血压下降 25%以上,脉搏每分钟>120 次,血红蛋白<70g/L,可出现神志恍惚、面色苍白、四肢厥冷、冷汗、少尿或无尿等失血性休克的表现。

3.判断出血是否停止

下列情况表示出血未止:①反复呕血或持续黑便。②周围循环衰竭的表现,经补充足量的血容量未见明显改善,或有好转后再度恶化。③经快速补液与输血,中心静脉压波动不稳或稍有稳定后又有下降。④红细胞计数,血红蛋白与红细胞压积持续下降。⑤胃管内抽出新鲜血。

(二)鉴别诊断

(1)与呼吸道疾病引起的咯血鉴别:根据病史、症状、出血的颜色、是咳出还是呕出、血中是否含有痰液等不难做出鉴别。

(2)口腔及鼻咽部的出血:如鼻出血,扁桃体切除术或拔牙后引起的出血。

(3)食物引起的黑便:如动物血液等制品及铁剂、铋剂等药物引起的黑便。

五、治疗

1.补充血容量

输血是补充丢失的血容量的最好治疗方法。当患者大量出血伴发休克时, 收缩压低于12kPa(90mmHg)、脉率 120 次/min 以上,应立即抽血进行血型和交叉配血检验,尽快输血、输液。根据出血程度选用晶体液、胶体液和全血。出血量大并休克者,应补以右旋糖酐、血浆代用品和全血为主。全血一般只用估计出血量的 2/3 左右。右旋糖酐 40 在 24h 内用量不宜超过 1000ml。对老年人输液速度不宜过快,以免引起急性肺水肿或加重出血。

2.止血

止血是抢救急性上消化道出血的关键。

(1)控制胃酸:减少氢离子弥散,降低胃蛋白酶活力,防止胃黏膜自身消化,间接促进凝血,对溃疡病和急性胃黏膜病变效果较好。常用西咪替丁 1.0g/d,或雷尼替丁、法莫替丁、尼扎替丁、喜克溃、奥美拉唑。氢氧化铝凝胶或镁乳制剂亦可应用,但前者可致大便干结。

(2)口服或鼻饲止血药:适用于各种原因的急性上消化道出血。常用去甲肾上腺素液加 4℃生理盐水稀释成 8mg/dl 口服或鼻饲。卡巴克络(安络血)20~40mg/d,肌肉注射或口服。

(3)应用缩血管药物:主要适用于门脉高压致食管胃底静脉曲张破裂出血,常用垂体后叶素 20~40u 溶于葡萄糖氯化钠 500ml 中静脉滴注,可重复应用。

(4)胃降温止血:适用于非门脉高压症,尤其是急性胃黏膜病变并出血,常用 3~5℃的 0.9%氯化钠液 500ml 从胃管注入胃腔,随即吸出,反复 4~6 次。

(5)纤维内镜下止血:有 3 种方法:①向出血灶局部喷洒 5%孟氏液 30~50ml、凝血酶或仪一氰基丙烯酸等医用组织黏合剂;②向曲张的食管静脉内或周围注射 5%鱼肝油酸钠或 10%乙醇液等硬化剂;③高频电灼、电凝或激光止血。

(6)动脉灌注药物或栓塞止血:经选择性血管造影向动脉内灌注药物或栓塞物,使局部血管闭塞止血。这是近年来国内外正在积极开发的新治疗措施,并取得一定的止血效果。

(7)外科手术止血:经内科急救治疗仍不能止血者,应尽早进行手术治疗。手术指征如下:出血后迅速出现休克或反复呕吐;在 6~8h 内输血 600ml 以上血压、脉搏仍不稳定者;反复呕血或年龄在 50 岁以上伴有动脉硬化者;慢性十二指肠后壁或胃小弯溃疡出血可能来自较大动脉而不易止血者;用上述止血方法治疗 24~48h 仍继续大出血者。

3.病因治疗

(1)门脉高压致上消化道出血者,常有肝功能损害和脾功能亢进,应给予凝血药物,如维生素 K10~20mg/d 肌肉注射或加入葡萄糖液静脉滴注,止血敏 250~500mg/d 静脉注射。

(2)严重心肺疾病致上消化道出血者,常有腹部脏器淤血,应治疗原发病和改善心肺功能。胆、胰或全身感染致上消化道出血者,应选用有效抗生素。

4.冰盐水洗胃

对溃疡或急性胃黏膜损害出血效果较好。100ml/d 冰盐水加去甲肾上腺素 8mg,用洗胃机以同等速度灌注、回吸、反复灌洗。也可手工操作。

六、急性上消化道出血的治疗进展

急性上消化道出血指屈氏韧带以上的消化器官病变导致的急性出血,胃空肠吻合术后的空肠上段出血也属这一范畴。该病是临床最常见的一种内科急症,发病率为 50~100/10 万,病死率为 8%~13.7%。呕血和便血是其主要临床表现,或者胃镜下见胃内血性液体。由于现代临床诊疗技术的进步,本病的病死率已经控制在 10%以下,较前明显下降。但是本病的病情十分凶险,因此在治疗上必须按一定的程序及步骤来严格处理,在临床上除了运用内科药物保守治疗方法的抢救措施外,还可根据疾病和患者的实际情况,适当联合采用外科手术、消化内镜下止血、三腔二囊管压迫止血法等治疗手段。

1.药物治疗

(1)食管胃底静脉曲张出血:约60%肝硬化门脉高压导致的上消化道出血原因是食管胃底静脉曲张破裂。目前,药物治疗仍作为处理食管胃底静脉曲张出血的一线选择,因其有方便易行、迅速完成、不良反应少、价格低廉等优点。临床上应尽早给予血管活性药物及垂体后叶素,通过降低门脉血流量,降低门脉压而止血。①血管加压素及其衍生物:其通过收缩患者内脏血管,以减少内脏血流量来降低肝门静脉的压力而达到止血目的。止血率为40%~90%。虽然不良反应较多,如血压升高、心绞痛等,但其目前仍是治疗食管静脉曲张出血的首选药。②血管收缩剂:通过收缩血管减少血流,以收缩食管肌层,因而能缓解食管胃底静脉曲张出血的发生及恶化。李小云等报道血管收缩剂在食管胃底静脉曲张出血的治疗中,可以减少门静脉血流量达35%~50%,降低门静脉压力达23%~36%,从而能够达到64%~90%的止血率。③生长抑素:能够选择性降低内脏有效循环血流量,导致门静脉压力的降低,作为胃肠道激素,其优点除了能改善微循环以促进损伤组织黏膜的修复,利于永久性的止血外,还对全身血压无明显影响。闵万苍等报道对食管胃底静脉曲张出血患者进行了血管收缩剂以及生长抑素的临床分组治疗,结果表明两种药物在此类患者止血率方面较为相近。但在并发症方面,发现生长抑素引发的并发症显著少于血管收缩剂。④钙通道阻滞剂:其通过阻止钙离子由细胞膜进入细胞,减少血管收缩,降低门静脉阻力而止血。近年来,有许婉芬对汉防己甲素及硝苯啶两种药物进行研究,发现两种药物均能减少肝硬化患者门静脉、脾静脉、肠系膜上动脉的血流量,还能降低门静脉压力以及食管曲张静脉压力。⑤α-肾上腺素能受体阻滞剂:其不但能阻断血管平滑肌α1受体,而且能直接舒张血管平滑肌,通过扩张门脉血管来降低血管阻力。有文献报道通过运用α-肾上腺素能受体阻滞剂来治疗食管胃底静脉曲张出血患者,其有效率达85.1%。而且患者均未出现明显的副作用。⑥硝基类血管扩张剂:硝基类血管扩张剂目前已经被证实能有效减少肝内侧枝血管的阻力,起到降低门脉压以及肝静脉锲压的作用。临床上为提高食管胃底静脉曲张出血的治疗有效率,并降低药物的副作用,常联合应用硝基类血管扩张剂常与垂体后叶素。⑦其他:如去甲肾上腺素、凝血酶、H2受体阻滞剂等均可用于食管胃底静脉曲张出血的患者。

(2)非静脉曲张性上消化道出血:消化性溃疡、上消化道肿瘤、应激性溃疡等是临床最为常见非静脉曲张性上消化道出血的病因。对于无明显禁忌证的患者而言,都应在24h内行内镜下止血治疗。①促胃动力药:胃镜检查前使用促胃动力药物利于排空胃内积血,使胃镜下图像更清晰,提高诊断的准确性,也能显著降低胃镜重查率,且对住院日数及手术率无明显影响。②质子泵抑制剂:该这类药物抑酸作用强,起效快,持久时间长,并且无药物耐受性。常推荐大剂量使用,能显著降低再出血率及减少手术可能。而且内镜检查前运用质子泵抑制剂,除了能显著降低镜下高危情况外,还可降低内镜下治疗的风险。③H2受体阻滞剂:抑酸效果非常有限,很难保证胃内pH达到中性水平。因此一般不推荐常规使用,只运用于低危患者。④血管活性药物和生长抑素类药物:两者均可通过收缩内脏血管,而减少内脏血流量,同时能抑制胃酸的分泌,又能保护胃黏膜,对于肝硬化上消化道出血及非静脉曲张性上消化道出血均可运用,有较好的疗效。⑤凝血因子:凝血酶原复合物为目前主要使用的凝血因子。还可以补充新鲜冻干血浆。

2.内镜直视下止血

内镜下止血治疗因其直接、快速,有其显著优势,目前使用的主要方法为:①高频电凝止血:使用300Hz高频电流持续电凝2s,再行电凝术5次后,止血成功率可高达95%。其劣势是有1.8%的穿孔率,且不能对较大血管使用。②电灼止血:为单级电凝靠近但不接触出血组织,经电火花加热蛋白使其凝固来止血,用于表浅黏膜。③激光光凝止血:在出血灶经使用激光照射后,病灶组织吸收光子并将其转化为热能,使出血管闭塞而达到止血目的。其完全止血率达85%。缺点是不能用于直径大于1mm的血管。有报道运用此法治疗后有发生穿孔、溃疡甚至迟发性大出血的病例。④微波凝固止血法:一般用30~50w微波产生器,照射5~30S。可凝固直径3~5min的组织,在2~4周内完成修复。⑤热探头止血法:由空心铝筒组成热探头,一个陶制轴心周围缠绕有加热线圈,与铝筒互相电绝缘,再在探头尖端装热电偶,用以测量瞬时的温度,通过自控系统调节,从而达到所需的温度。探头将出血管压住后,供给探头足够的热能,即能将出血的位置及周围止血。主要用于治疗溃疡大出血。⑥皮圈套扎法:该方法为治疗食管静脉曲张出血安全有效的措施。随着技术的成熟,其使用范围也在扩大,目前是内镜下治疗非静脉曲张性上消化道出血的新方法。本法主要用于迪厄拉富瓦病(Dieulafoy病变)。⑦药物喷洒法:该法主要是经内镜中的塑料导管在距病灶1~2cm的位置喷洒止血剂,如有血块遮挡出血管,则经冲洗后再行止血。目前临床常用的止血药物有去甲肾上腺素、孟氏液、凝血酶及其复合物等。⑧局部注射药物法:通过经内镜注射针注射硬化剂或止血药物于病灶内来治疗本病。⑨内镜注射套扎联合疗法:主要运用于动脉灶性出血,其治疗胃息肉切除后残蒂动脉出血的疗效也较为肯定。⑩金属止血夹止血法:在内镜直视下使用金属止血夹夹住出血管进行止血,其夹子与操作部解体后仍能钳住出血管,数日后夹子会随着伤口的血凝块形成、愈合而自行脱落,并随粪便排出体外。其主要针对直径小于3mm的血管和局灶性出血。因此,其对小动脉的出血治疗效果比其他方法更好。

3.选择性血管造影介入疗法

选择性血管造影介入疗法是近年来逐渐使用的消化道出血诊断及治疗方法。经TIPS和DIPS建立肝内门腔静脉分流道的患者,止血率最高可达到92%,而其余介入治疗消化道出血的有效率最高也可达到98%,在应用血管造影介入疗法进行病因诊断时,可根据实际情况行介入疗法,并可作胃十二指肠动脉、脾动脉或胃左动脉的血管造影,如果发现造影剂外溢情况,即可经导管注射止血药物、垂体后叶素等,通过收缩小动脉和毛细血管进行止血。另可通过选择性动脉栓塞来对于上消化道恶性肿瘤出血而不能马上进行外科手术的患者进行止血。

4.三腔二囊管压迫止血

虽然运用三腔二囊管压迫止血的成功率达85%~92%。但其缺点依然很明显,如再出血率高达50%以上。不良反应及并发症很多,包括患者胸痛难忍,食管黏膜坏死、穿孔、吸入性肺炎,气道阻塞引起患者窒息等等。

5.外科手术治疗

很多急性上消化道出血的患者经过内科的积极治疗后都可以改善或控制病情,若超过24~28h病情仍未能改善或控制的,则应采取外科手术治疗。手术的最终耳的是控制并制止出血,而后根据实际病情对出血部位进行外科手术治疗。如仍有继续出血且未能明确诊断的患者,可行剖腹探查术并针对处理。

第五节 肠易激综合征

肠易激综合征(IBS)是常见的一种功能性肠道疾病。IBS 是一组包括腹痛、腹胀、腹部不适、排便习惯及大便性状异常的综合征,长期持续存在或反复间歇发作,而又缺乏形态学和生化学异常改变的依据。其特征是肠道功能的易激性。过去曾被称为黏液性肠炎、结肠痉挛、结肠过敏、过敏性结肠炎、易激结肠等,现均已废弃。

IBS 临床上十分常见,欧美报道患病率为 10%~20%,我国北京和广州分别为 7.3% 和5.6%。患者以中青年居多,女性约为男性的 2 倍。本病虽呈良性经过,但由于发病率高,严重影响患者的生活质量和工作,增加患者及社会的医疗负担,因此近年来在世界范围内受到广泛重视。

一、病因和发病机制

IBS 的病因尚不明确,目前认为发病因素主要涉及以下几个方面。

(1)精神因素:心理应激对胃肠运动有显著影响。大量研究表明,不少 IBS 患者有心理障碍或精神异常表现,腹部症状的出现和加重之前常有遭遇各种应激事件的经历。精神创伤史、紧张、焦虑多来自职业和家庭的影响,可通过自主神经系统引起结肠运动和内分泌功能失调,晚近发现中枢与胃肠神经系统相互作用,称为脑肠互动。

(2)食物不耐受:某些食物如奶制品、海鲜、植物蛋白等,通常为 IBS 患者症状促发或加重的因素,可能是患者对其耐受性差或过敏,引起肠肌痉挛、分泌骤增而致腹痛、腹泻。另外,有些食物极易产气或影响胃肠动力,从而导致 IBS 症状。

(3)胃肠动力学异常:对 IBS 患者进行结肠肌电活动和压力曲线监测提示节段性和集团性运动增加,胃结肠反射亢进,小肠传递时间增快,形成结肠运动的高反应性。

(4)内脏感觉过敏:研究发现 IBS 患者对置于其食管和胃肠腔内各处的气囊扩张及随之引起的肠管收缩极为敏感,较易感到腹痛,即痛阈降低,甚至对正常状态下的肠蠕动亦较常人更易感觉到。这可能是由于黏膜及黏膜下的传入神经末梢兴奋阈值降低,或中枢对外周传入信息的感知异常。研究还发现,5-HT 代谢的异常可能是这种感觉异常的生化基础。

(5)免疫内分泌异常:近年有研究发现,曾有肠道感染病史者日后发生 IBS 的危险因素明显高于无肠道感染病史者,称为感染后 IBS,其原因可能与肠黏膜免疫失调、肠道微生态紊乱、精神应激、内分泌因素等的综合调节有关,还有待进一步研究。

总之,IBS 发病因素及机制纷繁复杂,各种因素之间可能相互联系、相互作用,其中肠道运动的高反应性、内脏感知的高敏感性以及脑-肠互动的交通调节可能是发病机制的关键环节。因此,对具体病例应仔细询问患者发病的原因、诱因、过程、发作与缓解的因素,以及职业、家庭、个性特征、情绪等,进行具体分析才能找到确切的发病因素以利有的放矢地进行治疗。

二、临床表现

IBS 的症状并无特异性,所有症状均可见于器质性胃肠病,只是相对有一些特点。

1.病史特征

起病通常缓慢,间歇性发作,有缓解期。症状个体差异较大,但对某具体患者则多为固定不变的发病规律和形式。

2.症状

(1)腹痛:为 IBS 的主要症状,多伴排便异常并于便后缓解。部分患者易在进食后出现。可发生于腹部任何部位,局限性或弥漫性,但多见于下腹部。疼痛性质多种多样,程度轻重不等,但不会进行性加重,不在睡眠中发作。

(2)腹泻:亦为 IBS 的主要症状,其特点为:①粪便量少,每日总量极少超过正常范围(一般≤200g/d)。②约 1/4 的患者可因进食诱发。③禁食 72 小时后腹泻多消失。④夜间不出现,此点有别于器质性疾病所导致的腹泻。⑤不少患者腹泻与便秘交替出现。

(3)便秘:早期多为间断性发作,后期可为持续性,甚至长期依赖泻药。患者感排便困难、便不尽感,大便次数减少,粪便干结,可带较多黏液。

(4)腹胀:白天加重,夜间睡眠后减轻,腹围不增加。

(5)其他症状:近半数患者有胃灼热、早饱、恶心、呕吐等上消化道症状;部分患者还有疲乏、头痛、胸痛、心悸、呼吸不畅、尿频、尿急、性功能障碍等胃肠外表现,此类症状较器质性肠病显著多见。

(6)症状出现或加重:常与精神因素或遭遇应激状态有关 部分患者尚有不同程度的心理精神异常表现,如抑郁、焦虑、紧张、多疑、敌意等。

3.体征

通常无阳性体征。部分患者有多汗、血压高、心率快等自主神经失调表现。有时可于腹部触及乙状结肠曲或有压痛的肠袢。行肠镜检查时,极易感到腹痛,对注入气体反应敏感,肠道极易痉挛而影响操作。

三、诊断常规

1.诊断标准

首先通过详细询问病史及体格检查,根据罗马Ⅲ诊断标准做出初步诊断,较明确者可试行诊断性治疗,临床随诊。不提倡一开始就做撒网式的详查。

罗马Ⅲ诊断标准:

(1)反复发作的腹痛或不适至少 6 个月:最近 3 个月内每个月至少有 3 天出现症状,合并以下 2 条或多条:①排便后症状缓解。②发作时伴有排便频率改变。③发作时伴有大便性状改变。

(2)以下症状不是诊断所必备:但属常见症状,这些症状越多,越支持 IBS 的诊断:①排便频率异常(每天排便>3 次或每周<3 次)。②粪便性状异常(块状/硬便或稀水样便)。③粪便排出过程异常(费力、急迫感、排便不尽感)。④黏液便。⑤胃肠胀气或腹部膨胀感。

(3)缺乏:可解释症状的形态学改变和生化异常。

2.报警症状

对于存在报警症状的患者,勿轻易诊断 IBS,应谨慎除外器质性疾病。报警症状包括:便血、体重下降、持续性腹泻、持续性或顽固性腹胀、贫血、发热、发病年龄在 50 岁以上、有胃肠肿瘤家族史、新近发病者。

3.相关检查

对于诊断可疑、症状顽固或治疗无效者,应做进一步检查,主要包括:①血常规、大便常规及隐血、生化检查。②内镜检查,如结肠镜、胃镜、胶囊内镜。③影像学检查,如腹部超声、CT、腹部平片、小肠造影、钡剂灌肠。④粪便培养、脂肪定量。⑤甲状腺功能检查。⑥胰腺功能检查。⑦胃肠通过时间测定。⑧肛门、直肠压力测定。⑨乳糖氢呼气试验。⑩肠腔放置气囊扩张试验、排粪造影等。

4.鉴别诊断

IBS 的诊断关键在于除外器质性疾病,包括肠道肿瘤、肠道感染、炎症性肠病、结肠憩室、乳糖不耐受、慢性胰腺炎、消化吸收不良等。

5.分型

根据患者的主要症状,IBS 分为三个主要类型。

(1)腹泻型:以腹泻为主要症状,腹痛可轻可重。

(2)便秘型:以便秘及下腹痛为主。

(3)腹泻便秘交替型:腹泻、便秘交替的时间可长可短。分型的意义在于临床上根据其主要的症状确定对症治疗的方法和预防措施。

四、治疗

根据患者发病特征,在分析其发生原因的基础上,采取个体化的分型治疗方案和循序渐进的综合治疗措施。另外,建立良好的医患关系,认真倾听患者的诉说,必要的解释和承诺,使患者消除顾虑,树立信心,取得信任与合作。只有在此基础上选用适当的药物进行个体化的治疗,才可能取得理想的效果。对腹泻型 IBS 患者,可选用解痉剂、止泻剂,辅以饮食治疗,强调温和、易消化食物;对便秘型 IBS 患者,可选用肠动力药、大便容量扩增剂、轻泻剂,配合高纤维饮食、增加饮水、体力活动,培养定时排便习惯;对腹泻便秘交替型,按主要临床症状选用以上两型主要措施。

(一)饮食治疗

详细了解患者的饮食习惯及其与症状之间的关系,避免敏感食物,减少产气食物,并根据胃肠动力变化特点改变膳食结构。增加膳食纤维,每日不少于 25g。高纤维食物,如麦麸、蔬菜、水果、魔芋等,可刺激结肠运动,对改善便秘有明显效果。高脂食物抑制胃排空、增加胃食管反流、加强餐后结肠运动。苹果汁、葡萄汁可能引起腹泻。奶制品、大豆、洋葱等属于产气食物,可能加重腹胀、腹痛。

(二)药物治疗

种类繁多,且层出不穷。适当地选用或合用几种药物可能效果更佳。对腹泻型 IBS 患者,可选用解痉剂、止泻剂,辅以饮食治疗,强调温和、易消化食物;对便秘型 IBS 患者,可选用胃肠动力药、导泻药。

1.解痉剂

(1)抗胆碱能药物:常用阿托品、溴-丙胺太林、颠茄、莨菪等,双环维林 10~20mg,每日 3 次。

(2)钙通道阻滞剂:如硝苯地平、维拉帕米,可减弱结肠动力、抑制胃结肠反射,对腹痛、腹泻有一定效果。匹维溴铵为选择性作用于胃肠道平滑肌的钙通道阻滞剂,可有效缓解腹痛、腹泻,副作用较少,用法为 50mg,每日 3 次。

(3)其他:薄荷油是一种天然药物,可松弛胃肠平滑肌,并消除胃肠胀气。

2.胃肠动力药

(1)莫沙比利:是一种全胃肠促动力药,选择性作用于胃肠肌间神经丛,刺激 5-HT4 受体,从而增加乙酰胆碱的释放。用法为 5mg,每日 3 次。

(2)伊托必利:具有多巴胺 D2 受体阻滞和乙酰胆碱酯酶抑制的双重作用,通过刺激内源性乙酰胆碱释放并抑制其水解而增强胃和肠运动,无锥体外系及心脏不良反应。用法为 50mg,每日 3 次。

(3)曲美布汀:对胃肠运动具有兴奋和抑制双向调节作用,一方面,通过抑制细胞膜钾离子通道产生去极化,从而提高平滑肌的兴奋性;另一方面,通过阻断细胞膜钙离子通道,抑制钙内流,从而抑制细胞兴奋,使胃肠道平滑肌松弛。此外,曲美布汀对平滑肌神经受体也具有双向调节作用,在低运动状态下作用于肾上腺受体,抑制肾上腺素释放,增加运动节律;在运动亢进时,作用于胆碱能受体及阿片受体,从而抑制平滑肌运动。用法为 100mg,每日 3 次。

3.导泻药

通常避免使用,因为副作用较多,且容易导致由便秘转为腹泻。对严重便秘,饮食治疗效果不佳时,可使用导泻药。包括大便容量扩增剂、渗透性泻剂、刺激性泻剂等。

4.止泻药

(1)地芬诺酯:2.5~5mg,每日 3 次,国内多与阿托品联用,复方地芬诺酯 1~2 片,每日酌情使用。

(2)洛哌丁胺:2~4mg,每日 4 次,可抑制肠蠕动而止泻。

(3)铝乳、蒙脱石:有助于保护肠黏膜,增加其吸附作用而止泻,前者 20~30ml,每日 2~3 次,后者 3g,每日 3 次。

5.消除胃肠胀气剂

二甲硅油、药用炭,具有消气去泡作用,缓解患者腹胀。

6.抗焦虑、抗抑郁药

三环类、四环类药物及选择性 5-羟色胺再摄取抑制剂类抗抑郁药,不仅可改善患者的精神状态,而且肠道症状明显减轻,其作用机制可能与其降低内脏敏感性有关。常用的有阿米替林 12.5mg,每日 2 次,丙米嗪 12.5~25mg,每日 2 次,盐酸氟西汀 20mg,每日 1 次,疗程 8~12 周,逐渐减量至停药。

7.心理行为治疗

包括心理治疗、催眠术、生物反馈疗法等。

第六节　溃疡性结肠炎

溃疡性结肠炎(UC)是一种慢性非特异性的结肠炎症性疾病。病变主要累及结肠的黏膜层及黏膜下层。临床表现以腹泻、黏液脓血便、腹痛和里急后重为主，病情轻重不一，呈反复发作的慢性过程。

该病是世界范围的疾病，但以西方国家更多见，亚洲及非洲相对少见。不过，近年我国本病的发病率呈上升趋势。该病可见于任何年龄，但以 20~30 岁最多见，男性稍多于女性。

一、病因及发病机制

该病病因及发病机制至今仍不清楚，可能与下列因素有关：

(1)环境因素：该病在西方发达国家发病率较高，而亚洲和非洲等不发达地区发病率相对较低；在我国，随着经济的发展，生活水平的提高，该病也呈逐年上升趋势，这一现象提示环境因素的变化在 UC 发病中起着重要作用。其可能的解释是：生活水平的提高及环境条件的改善，使机体暴露于各种致病原的机会减少，致使婴幼儿期肠道免疫系统未受到足够的致病原刺激，以至于成年后针对各种致病原不能产生有效的免疫应答。此外，使用非甾体抗炎药物，口服避孕药等均可促进 UC 的发生；相反，母乳喂养、幼年期寄生虫感染、吸烟和阑尾切除等均能不同程度降低 UC 的发病率。这些均提示环境因素与 UC 的发生发展有关。

(2)遗传因素：本病发病呈明显的种族差异和家庭聚集性。白种人发病率高，黑人、拉丁美洲人及亚洲人发病率相对较低，而犹太人发生 UC 的危险性最高。在家庭聚集性方面，文献报道 29% 的 UC 患者有阳性家族史，且患者一级亲属发病率显著高于普通人群。单卵双胎共患 UC 的一致性也支持遗传因素的发病作用。近年来遗传标记物的研究，如抗中性粒细胞胞质抗体(p-ANCA)在 UC 中检出率高达 80% 以上，更进一步说明该病具有遗传倾向。不过该病不属于典型的孟德尔遗传病，而更可能是多基因遗传病。近年对炎症性肠病易感基因位点定位研究证实：位于 16 号染色体上的 CARD15/NOD2 基因与克罗恩病的发病有关，而与 UC 的发病关系不大，提示遗传因素对炎症性肠病的影响，在克罗恩病中较 UC 中更为明显。

(3)感染因素：微生物感染在 UC 发病中的作用长期受到人们的关注，但至今并未发现与 UC 发病直接相关的特异性病原微生物的存在。不过，近年动物实验发现大多数实验动物在肠道无菌的条件下不会发生结肠炎，提示肠道细菌是 UC 发病的重要因素。临床上使用抗生素治疗 UC 有一定疗效也提示病原微生物感染可能是 UC 的病因之一。

(4)免疫因素：肠道黏膜免疫反应的异常目前被公认为在 UC 发病中起着十分重要的作用，包括炎症介质、细胞因子及免疫调节等多方面。其中，各种细胞因子参与的免疫反应和炎症过程是目前关于其发病机制的研究热点。人们将细胞因子分为促炎细胞因子(如 IL-1、IL-6、TNF-α 等)和抗炎细胞因子(如 IL-4、IL-10 等)。这些细胞因子相互作用形成细胞因子网络参与肠黏膜的免疫反应和炎症过程。其中某些关键因子，如 IL-1、TNF-α 的促炎作用已初步阐明。近年采用抗 TNF-α 单克隆抗体(infliximab)治疗炎症性肠病取得良好疗效更进一步证明细胞因子在 UC 发病中起着重要作用。参与 UC 发病的炎症介质主要包括前列腺素、一氧化氮、组胺等，在肠黏膜损伤时通过环氧化酶和脂氧化酶途径产生，与细胞因子相互影响形成更为复杂的网络，这是导致 UC 肠黏膜多种病理改变的基础。在免疫调节方面，T 细胞亚群的数量和类型的改变也起着重要的作用，Th1/Th2 比例的失衡可能是导致上述促炎因子的增加和抗炎因子下降的关键因素，初步研究已证实 UC 的发生与 Th2 免疫反应的异常密切相关。

二、病理

病变可累及全结肠,但多始于直肠和乙状结肠,渐向近端呈连续性、弥漫性发展及分布。

(1)大体病理:活动期 UC 的特点是:①连续性弥漫性的慢性炎症,病变部位黏膜充血、水肿、出血,呈颗粒样改变;②溃疡形成,多为浅溃疡;③假息肉形成,并可形成黏膜桥。缓解期 UC 的特点为:黏膜明显萎缩变薄,色苍白,黏膜皱襞减少,甚至完全消失。

(2)组织病理学:活动期 UC 炎症主要位于黏膜层及黏膜下层,较少深达肌层,所以较少发生结肠穿孔、瘘管或腹腔脓肿等。最早的病变见于肠腺基底部的隐窝,有大量炎症细胞浸润,包括淋巴细胞、浆细胞、单核细胞等,形成隐窝脓肿。当数个隐窝脓肿融合破溃时,便形成糜烂及溃疡。在结肠炎症反复发作的慢性过程中,肠黏膜不断破坏和修复,导致肉芽增生及上皮再生,瘢痕形成,后期常形成假息肉。慢性期黏膜多萎缩,黏膜下层瘢痕化,结肠缩短或肠腔狭窄。少数患者可发生结肠癌变。

三、临床表现

(一)症状和体征

多数起病缓慢,少数急性起病,病情轻重不等,病程呈慢性经过,表现为发作期与缓解期交替。

1.消化系统症状

(1)腹泻:见于大多数患者,为最主要的症状。腹泻程度轻重不一,轻者每天排便 3~4 次,重者可达 10~30 次。粪质多呈糊状,含有血、脓和黏液,少数呈血水样便。当直肠受累时,可出现里急后重感。少数患者仅有便秘,或出现便秘、腹泻交替。

(2)腹痛:常有腹痛,一般为轻度至中度,多局限于左下腹或下腹部,亦可涉及全腹,为阵发性绞痛,有疼痛-便意-便后缓解的规律。

(3)其他症状:可有腹胀、厌食、嗳气、恶心和呕吐等。

2.全身症状

中重型患者活动期常有低热或中度发热,重度患者可出现水、电解质平衡紊乱,贫血、低蛋白血症、体重下降等表现。

3.体征

轻中型患者或缓解期患者大多无阳性体征,部分患者可有左下腹轻压痛,重型或暴发型患者可有腹部膨隆、腹肌紧张、压痛及反跳痛。此时若同时出现发热、脱水、心动过速及呕吐等应考虑中毒性巨结肠、肠穿孔等并发症。部分患者直肠指检可有触痛及指套带血。

4.肠外表现

UC 患者可出现肠外表现,常见的有骨关节病变、结节性红斑、皮肤病变、各种眼病、口腔复发性溃疡、原发性硬化性胆管炎、周围血管病变等。有时肠外表现比肠道症状先出现,常导致误诊。国外 UC 的肠外表现的发生率高于国内。

(二)临床分型与分期

1.临床类型

(1)初发型:指无既往史的首次发作。

(2)慢性复发型:发作期与缓解期交替出现,此型临床上最多见。

(3)慢性持续型:症状持续存在,可有症状加重的急性发作。

(4)暴发型:少见,急性起病,病情重,血便每日 10 次以上,全身中毒症状明显,可伴中毒性巨结肠、肠穿孔、脓毒血症等。

上述各型可互相转化。

2.严重程度

(1)轻度:腹泻每日 4 次以下,便血轻或无,无发热,脉搏加快或贫血,血沉正常。

(2)中度:介于轻度与重度之间。

(3)重度:腹泻每日 6 次以上,伴明显黏液血便,有发热(体温>37.5℃),脉速(>90 次/分),血红蛋白下降(<100g/L),血沉>30mm/h。

3.病情分期

分为活动期及缓解期。

4.病变范围

分为直肠、乙状结肠、左半结肠(脾曲以远)、广泛结肠(脾曲以近)、全结肠。

(三)并发症

(1)中毒性巨结肠:见于暴发型或重度 UC 患者。病变多累及横结肠或全结肠,常因低钾、钡剂灌肠、使用抗胆碱能药物或阿片类制剂等因素而诱发。病情极为凶险,毒血症明显,常有脱水和电解质平衡紊乱,受累结肠大量充气致腹部膨隆,肠鸣音减弱或消失,常出现溃疡肠穿孔及急性腹膜炎。本并发症预后极差。

(2)结肠癌变:与 UC 病变的范围和时间长短有关,且恶性程度较高,预后较差。随着病程的延长,癌变率增加,其癌变率病程 20 年者为 7%,病程 35 年者高达 30%。

(3)其他并发症:有结肠息肉、肠腔狭窄和肠梗阻、结肠出血等。

四、辅助检查

(1)血液检查:中重度 UC 常有贫血。活动期常有白细胞计数增高,血沉加快和 C 反应蛋白增高,血红蛋白下降多见于严重或病情持续病例。

(2)粪便检查:肉眼检查常见血、脓和黏液,显微镜下可见红细胞和白细胞。

(3)免疫学检查:文献报道,西方人血清抗中性粒细胞胞质抗体(p-ANCA)诊断 UC 的阳性率约为 50%~70%,是诊断 UC 较特异的指标。不过对中国人的诊断价值尚需进一步证实。

(4)结肠镜检查:结肠镜检查可直接观察肠黏膜变化,取活检组织行病理检查并能确定病变范围,是诊断与鉴别诊断的最重要手段。但对急性期重度患者应暂缓检查,以防穿孔。活动期可见黏膜粗糙呈颗粒状、弥漫性充血、水肿、血管纹理模糊、易脆出血、糜烂或多发性浅溃疡,常覆有黄白色或血性分泌物。慢性病例可见假息肉及桥状黏膜、结肠袋变钝或消失、肠壁增厚,甚至肠腔狭窄。

(5)X 线检查:在不宜或不能行结肠镜检查时,可考虑行 X 线钡剂灌肠检查。不过对重度或暴发型病例不宜做钡剂灌肠检查,以免加重病情或诱发中毒性巨结肠。X 线钡剂灌肠检查可见结肠黏膜紊乱,溃疡所致的管壁边缘毛刺状或锯齿状阴影,结肠袋形消失,肠壁变硬呈水管状,管腔狭窄,肠管缩短。低张气钡双重结肠造影则可更清晰地显示病变细节,有利于诊断。

五、诊断常规

1.诊断

由于该病无特异性的改变,各种病因均可引起与该病相似的肠道炎症改变,故该病的诊断思路是:必须首先排除可能的有关疾病,如细菌性痢疾、阿米巴痢疾、慢性血吸虫病、肠结核等感染性结肠炎以及结肠克罗恩病、缺血性肠病、放射性肠炎等,在此基础上才能做出本病的诊断。目前国内多采用 2007 年中华医学会消化病分会制定的 UC 诊断标准,具体如下:

(1)临床表现:有持续或反复发作的腹泻、黏液脓血便伴腹痛、里急后重和不同程度的全身症状,病程多在 4~6 周以上。可有关节、皮肤、眼、口和肝胆等肠外表现。

(2)结肠镜检查:病变多从直肠开始,呈连续性、弥漫性分布,表现为:①黏膜血管纹理模糊、紊乱或消失、充血、水肿、易脆、出血和脓性分泌物附着,亦常见黏膜粗糙,呈细颗粒状。②病变明显处可见弥漫性、多发性糜烂或溃疡。③缓解期患者可见结肠袋囊变浅、变钝或消失以及假息肉和桥形黏膜等。

(3)钡剂灌肠检查:①黏膜粗乱和(或)颗粒样改变。②肠管边缘呈锯齿状或毛刺样,肠壁有多发性小充盈缺损。③肠管短缩,袋囊消失呈铅管样。

(4)黏膜组织学检查:活动期和缓解期的表现不同。活动期:①固有膜内有弥漫性、慢性炎症细胞和中性粒细胞、嗜酸性粒细胞浸润。②隐窝有急性炎症细胞浸润,尤其是上皮细胞间有中性粒细胞浸润和隐窝炎,甚至形成隐窝脓肿,可有脓肿溃入固有膜。③隐窝上皮增生,杯状细胞减少。④可见黏膜表层糜烂、溃疡形成和肉芽组织增生。缓解期:①中性粒细胞消失,慢性炎症细胞减少。②隐窝大小、形态不规则,排列紊乱。③腺上皮与黏膜肌层间隙增宽。④Paneth 细胞化生。

可按下列标准诊断:①具有上述典型临床表现者为临床疑诊,安排进一步检查。②同时具备以上条件 1 和 2 或 3 项中任何一项,可拟诊为本病。③如再加上 4 项中病理检查的特征性表现,可以确诊。④初发病例、临床表现和结肠镜改变均不典型者,暂不诊断为 UC,需随访3~6 个月,观察发作情况。⑤结肠镜检查发现的轻度慢性直、乙状结肠炎不能等同于 UC,应观察病情变化,认真寻找病因。

2.鉴别诊断

(1)急性感染性结肠炎:包括各种细菌感染,如痢疾杆菌、沙门菌、直肠杆菌、耶尔森菌、空肠弯曲菌等感染引起的结肠炎症。急性发作时发热、腹痛较明显,外周血白细胞增加,粪便检查可分离出致病菌,抗生素治疗有效,通常在 4 周内消散。

(2)阿米巴肠炎:病变主要侵犯右半结肠,也可累及左半结肠,结肠溃疡较深,边缘潜行,溃疡间黏膜多属正常。粪便或结肠镜取溃疡渗出物检查可找到溶组织阿米巴滋养体或包囊。血清抗阿米巴抗体阳性。抗阿米巴治疗有效。

(3)血吸虫病:有疫水接触史,常有肝脾肿大,粪便检查可见血吸虫卵,孵化毛蚴阳性。急性期直肠镜检查可见黏膜黄褐色颗粒,活检黏膜压片或组织病理学检查可见血吸虫卵。免疫学检查亦有助鉴别。

(4)克罗恩病:溃疡性结肠炎与克罗恩病的鉴别诊断见克罗恩病一节。

(5)结直肠癌:多见于中年以后,直肠指检常可触及肿块,结肠镜和 X 线钡剂灌肠检查对鉴别诊断有价值,活检可确诊。须注意 UC 也可引起结肠癌变。

(6)肠易激综合征:粪便可有黏液,但无脓血,镜检正常,结肠镜检查无器质性病变的证据。

(7)其他:出血坏死性肠炎、缺血性结肠炎、放射性肠炎、过敏性紫癜、胶原性结肠炎、白塞病、结肠息肉病、结肠憩室炎以及人类免疫缺陷病毒(HIV)感染合并的结肠炎应与本病鉴别。此外,应特别注意因下消化道症状行结肠镜检查发现的轻度直肠、乙状结肠炎,需认真检查病因,密切观察病情变化,不能轻易做出 UC 的诊断。

六、治疗

活动期的治疗目的是尽快控制炎症,缓解症状;缓解期应继续维持治疗,预防复发。

(1)营养治疗:饮食应以柔软、易消化、富营养少渣、足够热量、富含维生素为原则。牛乳和乳制品慎用,因部分患者发病可能与牛乳过敏或不耐受有关。对病情严重者应禁食,并予以完全肠外营养治疗。

(2)心理治疗:部分患者常有焦虑、抑郁等心理问题,积极的心理治疗是必要的。

(3)对症治疗:对腹痛、腹泻患者给予抗胆碱能药物止痛或地芬诺酯止泻时应特别慎重,因有诱发中毒性巨结肠的危险。对重度或暴发型病例,应及时纠正水、电解质平衡紊乱。贫血患者可考虑输血治疗。低蛋白血症患者可补充人血白蛋白。对于合并感染的患者,应给予抗生素治疗。

(4)药物治疗:氨基水杨酸类制剂、糖皮质激素和免疫抑制剂是常用于 IBD 治疗的三大类药物对病变位于直肠或乙状结肠者,可采用 SASP、5-ASA 及激素保留灌肠或栓剂治疗。在进行 UC 治疗之前,必须认真排除各种"有因可查"的结肠炎,对 UC 做出正确的诊断是治疗的前提。根据病变部位、疾病的严重性及活动度,按照分级、分期、分段的原则选择治疗方案。

(5)手术治疗:手术治疗的指征为:①大出血。②肠穿孔。③肠梗阻。④明确或高度怀疑癌变。⑤并发中毒性巨结肠经内科治疗无效。⑥长期内科治疗无效,对糖皮质激素抵抗或依赖的顽固性病例。手术方式常采用全结肠切除加回肠造瘘术。

(6)缓解期的治疗:除初发病例,轻度直肠、乙状结肠 UC 患者症状完全缓解后可停药观察外,所有 UC 患者完全缓解后均应继续维持治疗。维持治疗时间目前尚无定论,可能是 3~5 年或终身用药。糖皮质激素无维持治疗的效果,在症状缓解后应逐渐减量,过渡到氨基水杨酸制剂维持治疗。SASP 和 5-ASA 的维持剂量一般为控制发作剂量的一半,并同时口服叶酸。免疫抑制剂用于 SASP 或 5-ASA 不能维持或糖皮质激素依赖的患者。

第七节　肝硬化

肝硬化是各种原因所致的肝脏慢性、进行性、弥漫性改变。肝硬化初时仅是一种组织病理学的概念,主要的组织病理学特点是一种病因或数种病因反复、长期损伤肝细胞,导致肝细胞变性和坏死;广泛的肝细胞变性坏死后,肝细胞再生和肝内纤维组织弥漫性增生,形成再生结节,正常肝小叶结构和血管形成遭到破坏,形成假小叶;常伴有肝内循环紊乱。然而,我们现在提及的肝硬化的概念,已经上升为临床病理学的概念,一种建立在肝硬化组织病理学特点基础上,以肝功能损害和门脉高压为主要临床表现,常伴有多系统受累的一种临床综合征,晚期可合并消化道出血、肝性脑病、感染、肝癌等多种并发症。肝硬化是我国常见疾病和主要死亡病因之一,我国肝硬化占内科总住院人数的 4.3%~14.3%,发病高峰年龄在 35~48 岁,男女比例约为 3.6:1~8:1。由于肝硬化早期经过积极防治,可以逆转或不再进展,但晚期将严重影响患者生活质量,甚至危及生命,因此肝硬化的早期防治非常重要。

根据肝功能代偿情况,临床一般分为代偿期和失代偿期

(1)代偿期肝硬化:患者无不适或仅有轻微的乏力,食欲减退,肝区不适等非特异症状,患者营养状态一般,慢性肝病体征不明显,肝脏正常或轻度肿大,质地结实或稍硬,脾轻度到中度增大,脾亢轻或无脾亢,肝功能检查正常或轻度异常,Child-Pugh 分级 A 级。

(2)失代偿期肝硬化:常有明显肝功能减退和门脉高压症的临床表现,慢性肝病面容,常有腹水,食管胃底静脉曲张,肝脏常不同程度萎缩,脾大伴脾亢,可出现一种或多种肝硬化并发症,肝脏合成功能明显减退(低蛋白血症,凝血功能异常等),Child-Pugh 分级 B、C 级。

一、病因及发病机制

在我国肝硬化常见病因大多数为病毒性肝炎后肝硬化,少部分为酒精性肝硬化和血吸虫性肝硬化。

1.病毒性肝炎

占我国肝硬化病因的 40%~65%,主要由乙、丙、丁型肝炎病毒引起,其中最常见的是乙型肝炎。其发病机制与肝炎病毒引起的免疫异常有关,主要是经过慢性肝炎阶段,而逐渐演变为肝硬化。肝炎肝硬化多数表现为大结节性肝硬化,少数病例,如病程缓慢迁延,炎性坏死病变较轻且较均匀,亦可表现为小结节性肝硬化。从病毒性肝炎发展至肝硬化的病程,可短至数月,长至数十年。部分急性重症病毒性肝炎患者由于肝脏大块坏死,出现坏死后肝硬化,组织病理学表现为大结节性肝硬化。

2.酒精

长期、慢性酗酒(每日摄入乙醇 80g,10 年以上),乙醇及其代谢产物的毒性作用,可引起慢性酒精性肝炎,若不及时戒酒,继而可能发展到肝硬化,此类病因约占我国肝硬化的 7%左右,但近些年来,随着人们物质生活水平的提高,我国对酒的消耗量正逐年升高,酒精性肝硬化发病率也有逐年上升的趋势。长期、慢性大量酗酒可引起肝细胞发生坏死,最终引起纤维化。相邻肝小叶的纤维化条索相互连接,导致肝小叶的正常结构被分割破坏,发展成假小叶及肝细胞结节状再生,形成酒精性肝硬化。

3.寄生虫

最常见的病因多由于感染血吸虫或华支睾吸虫等引起。血吸虫寄生在肠系膜静脉分支,其虫卵随血流进入肝脏后主要沉积于汇管区,虫卵及其毒性产物的刺激,引起大量结缔组织增生,导致肝脏纤维化和门脉高压。肝表面有较大的结节,其他部分肝细胞无明显变性及再生,故临床上肝功能改变较轻微,而门脉高压出现较早,过去称之为血吸虫病性肝硬化。华支睾吸虫主要寄生于胆管系统,尤其是肝内胆管系统,虫体或虫卵等刺激引起胆管慢性炎症、胆管壁增厚、狭窄,胆汁淤积,胆管及肝实质纤维化,最终发展为肝硬化。由于左肝管与胆总管的连接较直,幼虫易于上行,故左肝病变常较重。临床上常表现为门脉高压症。

4.工业毒物和药物

长期反复接触某些化学毒物,如砷、磷、四氯化碳等;长期服用某些药物,如甲基多巴、四

环素、异烟肼、甲氨蝶呤等均可引起肝细胞坏死、胆汁淤积或肝内炎症反应,从而引起慢性肝炎,最后演变为肝硬化。

5.代谢性疾病

由于遗传性和代谢性疾病,导致某些物质因代谢障碍而沉积于肝脏,引起肝细胞变性坏死、结缔组织增生而形成肝硬化。常见有:铁代谢紊乱(如血色素病)、铜代谢紊乱(肝豆状核变性)、α1-抗胰蛋白酶缺乏症、糖原累积病、半乳糖血症、酪氨酸代谢紊乱症等。肝脏常增大,结节不明显,肝细胞主要表现为变性,而坏死往往不明显。

6.循环障碍

常见的病因是肝静脉回流受阻性疾病,如布-查综合征、缩窄性心包炎、慢性右心功能衰竭等,由于肝静脉回流受阻,导致肝脏长期淤血,以致肝细胞缺氧坏死,肝小叶中央区肝细胞陷于萎缩、坏死,纤维结缔组织增生,最后引起肝硬化。如淤血持续存在,进而形成纤维条索分割肝小叶而形成肝硬化,肝脏常增大,结节不明显。

7.胆汁性肝硬化

肝内胆汁淤积或肝外胆管阻塞持续存在时,胆汁刺激或导致肝细胞缺血、坏死、纤维组织增生而形成肝硬化。

8.营养障碍

各种原因引起营养不良,导致蛋白质、维生素和抗脂肪肝物质缺乏,均可能引起肝细胞变性、坏死,结缔组织增生和形成肝硬化。如蛋白质缺乏,导致肝内与中性脂肪合成的磷脂减少,引起肝细胞脂肪堆积、变性、发生脂肪肝,最后形成肝硬化。

9.自身免疫性疾病

如自身免疫性肝炎和其他自身免疫性疾病累及肝脏均可引起肝硬化。

10.隐源性

为根据目前的资料尚无法确定其病因的肝硬化。

此外,近年来发现,多种肝硬化的病因同时存在时,发展为肝硬化的可能性明显上升。

二、临床表现

肝硬化大多数起病较缓慢,早期症状轻微或(和)缺乏特异性,常易被忽视,患者常难于提供确切的起病日期。

早期肝硬化在临床上往往无任何特异性的症状和体征,但有部分患者可有乏力、易疲倦、体力减退等非特异性症状。中晚期肝硬化患者的主要临床表现为三大方面:肝功能损害的症状、门脉高压症和肝硬化的并发症。

1.肝功能损害的症状

肝硬化患者由于肝脏强大而复杂的功能受损,中晚期肝硬化患者可出现肝功能不全的症状,最常见的是全身症状和消化道症状,如乏力、纳差、厌油腻、恶心、呕吐、腹胀不适等;终末期患者常出现全身皮肤或黏膜不同程度的出血、不同程度的贫血,黄疸以及内分泌紊乱(男性乳房发育、性功能不全、月经紊乱,第二性征改变的症状)等症状。

2.门脉高压症

脾肿大:一般为轻到中度肿大,此时多无症状,偶为巨脾,可出现左上腹不适及隐痛,常伴有脾功能亢进症,临床上表现为贫血(脸色苍白,乏力等)、容易发生细菌感染(白细胞减少症或缺乏症),偶见皮肤、黏膜出血(血小板减少);侧支循环建立与开放,主要有:①食管下段与胃底静脉曲张;②腹部脐周围皮下静脉曲张;③上痔静脉与中下痔静脉吻合形成痔核;④其他:肝至膈的脐旁静脉、脾肾韧带和网膜中的静脉、腰静脉或后腹壁静脉等。其中以食管胃底静脉曲张临床意义最大;腹水及水肿的形成:患者常诉腹胀、腹部不适,大量腹水时出现腹部膨隆、行走困难、呼吸困难、端坐呼吸和脐疝;部分患者诉有下肢水肿,但鲜有全身水肿者。

3.肝硬化并发症

部分患者以肝硬化并发症为首发症状来就诊。

(1)上消化道大出血:主要是曲张的食管中下段或(和)胃底静脉破裂出血,引起大量的呕血、排大量的暗红色或柏油样大便,常伴有脸色苍白、口干、尿少、头晕、心悸、胸闷、低血压、休克等外周血循环不足的症状,消化道出血常有食物的机械刺激或损伤、胃内容物反流的化学腐蚀以及恶心、呕吐、呃逆、便秘、咳嗽或大量腹水时腹压的增加等诱因。但应注意,约有 1/3 肝硬化患者出现消化道出血可能是其他原因,如门脉高压性胃病、消化性溃疡和应激性溃疡合并出血。

(2)感染:肝硬化时可并发各种细菌(包括结核菌)感染,包括呼吸道、消化道、泌尿道、腹腔等部位感染。临床上最常见的是自发性腹膜炎,此时患者在较短的时间内常出现中至大量腹水的症状,或经积极的治疗,腹水消退不理想,部分患者可出现发热、腹胀或腹部不适。

(3)肝性脑病:常见于终末期肝硬化患者,轻微型肝性脑病患者常无临床症状,轻症或早期患者常出现性情或性格改变,行为异常;病情继续发展可出现意识错乱、睡眠障碍、行为异常,如计算力、理解力、时间和空间定向力下降、躁动不安、谵妄、痉挛,后期可出现嗜睡、昏迷,甚至死亡。

(4)原发性肝癌:任何原因导致的肝硬化均可合并肝癌,但最常见的是乙型和丙型肝炎病毒相关性肝硬化与肝癌关系更为密切,因此不少学者称肝硬化是肝癌的重要癌前病变。早期肝癌常无症状,常在定期检查或体检时被查出;晚期肝癌可出现肝区不适或不同程度的疼痛,疼痛剧烈时可能出现肝癌缺血坏死或肝癌癌体内出血。巨块型肝癌,尤其是肝癌位于肝脏表面者,易出现肝癌破裂,导致肝区剧痛和腹腔内出血、低血压和失血性休克等。

(5)肝肾综合征:又称功能性肾衰竭,常见于终末期肝硬化患者,临床表现主要为自发性少尿或无尿,可伴有乏力、水肿和腹水加重以及纳差、恶心、呕吐的消化道症状,部分患者可能出现或诱发脑水肿、心功能不全。

(6)肝肺综合征:也常见于终末期肝硬化患者,主要的临床表现是呼吸困难、胸闷、发绀等不适,部分患者吸氧可短暂改善症状。

(7)静脉血栓形成:尤其是门静脉血栓形成,约有 10%~15% 的肝硬化患者可并发门静脉血栓形成,其原因主要与门静脉梗阻造成门静脉血流缓慢,以及门静脉内膜炎、硬化有关。如肝硬化患者突然出现剧烈腹痛、腹胀、呕吐、便血、休克等表现,则应考虑门静脉血栓形成。

三、辅助检查

怀疑肝硬化患者进一步行相关实验室和辅助检查的目的,主要是进一步确诊,同时了解肝功能代偿情况,有无并发症,肝硬化的病因等。

1.血常规

一般血象无明显的改变,部分患者可出现贫血。出现感染时,可伴有外周血白细胞的升高和核左移。肝硬化合并脾功能亢进症患者可出现外周血象有一系或多系不同程度的下降,最常见的是白细胞和(或)血小板下降。

2.尿常规

大多数代偿期患者尿常规无异常,部分失代偿期患者出现黄疸时尿常规可出现胆红素,常伴有尿胆原增加。

3.反映肝功能血清生化学指标

代偿期患者肝功能正常或仅有轻度异常,失代偿期患者大多有不同程度肝脏功能受损,其主要表现在以下几方面。

(1)肝细胞损伤或坏死的血清生化学改变:血清氨基转移酶是临床上检测肝细胞损伤或坏死常用的血清酶学,包括丙氨酸氨基转移酶(ALT)和天门冬氨酸氨基转移酶(AST)。肝硬化患者血清 AST 和 ALT 一般正常或轻到中度升高,而且常以 AST 升高为主,ALT/AST<1;但肝脏炎症明显,细胞损伤坏死明显时,可出现中度以上的以 ALT 升高为主的血清转氨酶升高,ALT/AST>1。

(2)肝胆系统的病变:血清碱性磷酸酶(AKP)和 γ-谷氨酰转移酶(GGT)是临床上检测肝胆管系统疾病或淤胆常用血清生化学指标。多数肝硬化患者血清 AKP 和 GGT 正常或轻度升高,若肝硬化出现肝内淤胆或某些原因导致的肝硬化(如原发性胆汁性肝硬化,硬化性胆管炎)的患者,血清 AKP 和 GGT 中度以上的升高。

(3)血清胆红素代谢障碍:多数肝硬化患者血清胆红素水平正常或轻度升高,若肝硬化出现肝内淤胆、肝细胞大量破坏、终末期肝硬化或某些原因导致的肝硬化(如原发性胆汁性肝硬化,硬化性胆管炎)的患者,可出现血清总胆红素水平、间接胆红素以及直接胆红素水平均有中度以上的升高,间接胆红素和直接胆红素的比例相近或以直接胆红素升高为主。

(4)蛋白质代谢紊乱:肝硬化蛋白代谢紊乱是反映肝脏储备功能下降非常重要的指标之一。失代偿期肝硬化患者出现蛋白代谢紊乱,血清总蛋白正常、下降或增高,但血清前白蛋白和白蛋白不同程度下降,球蛋白常增高,A/G 比例倒置。血白蛋白电泳显示血清白蛋白下降,γ-球蛋白升高,血清白蛋白下降程度与肝脏代偿储备功能呈正比,但严重营养不良、大量蛋白尿、消化道大出血后、严重感染和败血症以及肝硬化肠道功能紊乱导致的肠道蛋白丢失症等均会加重低白蛋白血症。球蛋白升高可在一定程度上反映肝脏免疫病理反应的存在。

(5)脂类和糖类代谢障碍:终末期肝硬化或肝硬化合并肝细胞严重坏死时,可出现血清胆固醇(酯)下降,血糖的波动(如易出现空腹低血糖和餐后高血糖)。肝硬化患者出现胆固醇酯升高应考虑原发性高脂血症、胆管梗阻等。

(6)凝血功能的异常:血浆中除组织因子及由内皮细胞合成的 vW 因子外,其他凝血因子和某些凝血抑制因子(如抗凝血酶Ⅲ)均在肝脏中合成。失代偿期肝硬化患者常出现凝血功能紊乱,最常出现凝血酶原时间、活化部分凝血活酶时间和凝血酶凝固时间均有不同程度延长,血浆凝血因子水平、抗凝血酶Ⅲ水平降低和出血倾向,而且经注射维生素 K 也不能纠正。由于凝血因子半衰期短,因此能更早期、更快捷反映肝脏功能受损。

(7)其他:肝硬化失代偿期患者肝脏储备功能试验,如氨基比林、靛氰绿(ICG)、利多卡因清除试验等,可有不同程度的下降。

4.免疫功能检查

肝硬化,尤其是失代偿期肝硬化患者常可出现细胞免疫功能和体液免疫功能紊乱,主要表现在 T 淋巴细胞数量下降和免疫球蛋白(IgG 和 IgA)水平升高。

5.肝硬化出现并发症时血清生化学改变

(1)血氨水平升高:失代偿期肝硬化患者血氨水平正常或轻度升高,终末期肝硬化患者或合并肝细胞严重坏死、消化道大出血、门体分流和尿毒症等时可出现血氨明显升高,此时临床上常有肝性脑病的表现。

(2)甲胎蛋白(AFP)升高:肝硬化患者 AFP 正常或轻度升高(<200μg/L),若肝硬化患者出现 AFP 明显升高(>200μg/L)或进行性升高,应高度怀疑合并肝癌。

(3)电解质和酸碱平衡紊乱:肝硬化患者常出现低钠血症、低钾、低氯血症和代谢性碱中毒;合并肝肾综合征患者可出现高钾和代谢性酸中毒。

(4)其他:如终末期肝硬化患者出现呼吸困难,应检查血气,如出现低氧血症,应怀疑肝肺综合征的存在。

6.病因学方面的血清学检查

若病因为病毒性肝炎患者,血清相应的病毒学标记物,如肝炎病毒(主要是乙型、丙型和乙型加丁型肝炎病毒)的抗原和抗体、病毒 DNA 或 RNA 阳性;若为自身免疫性相关肝脏疾病,可出现相关的自身免疫性抗体,如抗核抗体(ANA)、抗平滑肌抗体(抗 SMA)、抗线粒体抗体(AMA),抗肝肾抗体(抗-LK)等;若为遗传代谢性疾病,可出现相应的血清学指标的改变,如肝脏豆状核变性(Wilson 氏病)可出现血清铜和铜蓝蛋白下降、血色病可出现铁代谢异常等。

7.腹水检查

包括常规、生化、细菌学和细胞学检查。肝硬化患者腹水一般为漏出液;若腹水透明度下降,白细胞数增多(>500×10⁶/L),其中以多型核细胞(PMN)计数高于 250×106/L(比例大于 50%),应怀疑自发性腹膜炎,此时需行床边腹穿,用血培养瓶作腹水细菌学(必要时包括厌氧菌等)培养和药敏试验;若腹水透明度下降,白细胞数增多,其中以淋巴细胞增高为主,应怀疑合并结核性腹膜炎;若出现血性腹水,应首先考虑恶变,尤其是肝癌合并腹膜转移,其次是结核性腹膜炎、静脉血栓形成、肝功能衰竭合并全身出血倾向等。

8.影像学检查

(1)食管 X 线钡餐检查:肝硬化患者常出现食管胃底静脉曲张,行食管 X 线钡餐检查显示食管吞钡显示虫蚀样或蚯蚓状充盈缺损,纵行黏膜皱襞增宽,胃底可见菊花样充盈缺损。

(2)CT 或 MRI 检查:肝硬化早期或某些原因肝硬化患者(如循环障碍性肝硬化、遗传代谢性肝硬化等)肝脏增大,大多数晚期患者肝脏萎缩,右肝明显,肝裂增宽,左叶可代偿性增大,左右肝比例失调,肝脏回声增粗,肝脏边缘波浪状或不规则,部分患者可伴有脾大、腹水,食管胃底部可见黏膜下静脉曲张。CT 结合造影剂检查有助于发现合并肝癌者,肝内可见局部低密度灶,边缘清楚或模糊,单个或多个,注射 CT 造影剂后可见病灶动脉期不规则增强。MRI 在诊断肝癌方面的价值与螺旋 CT 相仿。

(3)超声检查:超声显像可显示肝脏大小、外形改变和脾大,超声还可显示门脉高压,门静脉主干内径大于13mm,脾静脉内径大于8mm,彩色超声还可检测门静脉的血流量、血流速度和血流方向等。超声结合超声造影有助于提高早期肝癌的诊断阳性率和准确性。

9.胃镜检查

胃镜可更准确、更早期发现食管胃底静脉曲张的部位、程度、形态、有无红色征,局部有无血栓等,有助于食管胃底静脉曲张的分级和判断有无近期出血的危险因素;合并上消化道出血时,有助于早期诊断(出血的原因、部位)和治疗(内镜下曲张静脉套扎术或局部注射硬化剂或组织胶)。

10.肝穿刺活组织检查

肝脏组织病理学见有假小叶形成,可确诊,是诊断肝硬化的金标准。但大多数肝硬化患者无需行肝穿刺活组织学检查,仅适用于:怀疑早期肝硬化,但依据其他资料尚不足以诊断者;肝硬化病因未明,肝穿刺活组织检查有助于明确病因者;肝硬化合并性质未明的肝内占位性病变者;慢性肝脏疾病,肝组织病理学改变对治疗措施的选择有参考价值者;其他,如某些肝脏疾病治疗后随诊等。

五、诊断常规

肝硬化的诊断依据包括两方面：支持肝硬化诊断的依据和排除其他可能出现相似临床表现或实验室辅助检查结果的疾病,即鉴别诊断。

除非有肝脏活组织病理学显示假小叶形成的诊断肝硬化金标准,否则大多数肝硬化患者均须与其他可能出现相似临床表现或实验室辅助检查结果的疾病进行鉴别。

(一)肝硬化的诊断思路

(1)首先明确肝硬化诊断是否成立。

(2)是否为早期肝硬化。

(3)进一步了解肝功能代偿情况:代偿期还是失代偿期,或 Child-Pugh 分级情况。

(4)是否存在肝脏组织明显的炎症反应和肝实质细胞进行性破坏。

(5)是否有肝脏明显萎缩。

(6)是否有肝硬化并发症。

(7)进一步明确肝硬化的病因。

(二)既往病史

既往病史对本病的诊断具有较大的参考价值,宜细心追寻。既往病史应注意有无肝病史,如病毒性肝炎(尤其是乙肝和丙肝)等;有无酗酒史、肝损药物使用史、疫水接触史;是否有心脏病史或其他疾病;有无肝病家族史等。

(三)体格检查

包括三方面:肝功不全、门脉高压及肝硬化并发症相关的体征。

(1)一般情况:乏力,精神萎靡、肝病面容(面色黝黑);若出现神志或意识改变,宜警惕并发肝性脑病,肝硬化患者,尤其是失代偿期患者,必要时应进一步了解患者有无性格行为异常,其时间、空间定向力和计算能力有无异常,以便发现早期肝性脑病;发热常提示感染;合并消化道大出血可能出现贫血、低血压,脉率增快,休克等。

(2)皮肤黏膜:可出现不同程度的黄疸、贫血、出血和水肿等;在患者的面部、颈、上胸、肩背部和上肢常可发现蜘蛛痣、毛细血管扩张;在手掌大、小鱼际肌和指端腹侧部位常可见红斑(即肝掌);部分患者可出现男性乳房发育、毛发脱落、色素沉着等;肝豆状核变性患者眼部可发现 K-F 环。

(3)心肺:应注意有无右心功能不全或缩窄性心包炎的体征,如颈静脉充盈或怒张、心率增快、心音改变、心脏扩大或(和)心脏杂音,心包叩击音等;合并肺部感染或肝肺综合征时,可相应出现发绀、呼吸困难和肺部音等。

(4)腹部体征:少数合并自发性腹膜炎患者可出现腹部轻度压痛,一般反跳痛不明显;大多数肝硬化患者肝脏不增大,甚至缩小,发现肝脏增大可见于肝硬化合并肝癌和某些原因肝硬化(如遗传代谢性肝硬化、循环障碍性肝硬化和少数早期肝硬化等),部分肝癌患者可出现肝区叩击痛;轻到中度脾大,腹水征(如腹部膨隆或蛙状腹,移动性浊音阳性),此时应注意与肝硬化合并肠麻痹或肠胀气鉴别;以脐为中心的腹壁静脉曲张(水母头状静脉曲张),此时宜进一步与上下腔静脉回流障碍所致的腹壁静脉曲张鉴别。肠鸣音一般正常,也可能由于肠道菌群失调、消化功能不良,电解质紊乱和腹膜炎等出现肠鸣音的亢进或减弱。

(5)其他:合并肝性脑病患者可出现神经系统体征:如扑翼样震颤、肌张力增强、锥体束征阳性等。

(四)鉴别诊断

1.与表现为肝脏肿大的疾病鉴别

肝硬化早期或某些病因的肝硬化,如遗传代谢性肝硬化、循环障碍性肝硬化和某些寄生虫(华支睾吸虫病或血吸虫病)性肝硬化可出现肝脏增大,须与其他引起肝脏肿大的疾病相鉴别,如慢性肝炎,肝脏寄生虫病(血吸虫病,华支睾吸虫病和肝包虫病等),遗传代谢性肝脏疾病、心包或心脏疾病导致肝脏淤血肿大等很多疾病是导致肝硬化的病因,与早期肝硬化常常难于鉴别;肝癌常继发于肝硬化,某些恶性血液病常常浸润肝脏引起肝脏肿大等均须与单纯肝硬化鉴别。其鉴别要点主要是仔细寻找有无肝硬化门脉高压症的表现,尤其应注意有无如食管胃底静脉曲张,腹壁静脉曲张,脾大伴脾亢等,另外,若上述慢性肝脏疾病出现漏出液性腹水,特别是血清白蛋白-腹水白蛋白浓度梯度(SAAG)(同一天)不低于 11g/L,应高度怀疑门脉高压性腹水,此时强烈支持肝硬化的诊断。对于仅依靠临床表现和其他实验室辅助检查仍难于诊断的患者,宜考虑行肝脏穿刺活组织检查。

2.对于以腹胀或腹部膨隆主要表现的患者

首先以确定是否为腹水,应排除胃肠胀气或腹部包块:蛙状腹和移动性浊音存在支持腹水的诊断,腹部超声或(和)腹穿抽液可确诊是否有腹水的存在;腹部鼓音及肠鸣音亢进或减弱、消失提示胃肠胀气或梗阻,X 线腹部平片有助于明确诊断;腹部局部隆起,触及实性包块,叩诊实音,结合腹部超声或 CT、MRI 等检查,可证实腹部肿块的存在。

对于以腹水为主要表现的患者,宜排除其他原因所致的腹水:肝硬化腹水的性质为漏出液,合并感染(自发性腹膜炎或结核性腹膜炎)时,腹水性质常介于漏出液和渗出液之间,但细胞数,尤其是多个核细胞数常增多;合并腹膜转移癌时,常有血性腹水,若既往有肝脏病病史、检查发现门脉高压症以及肝功能损害的临床现和实验室检查依据,支持肝硬化的诊断。

肝硬化腹水形成机制非常复杂，但门脉高压症是导致肝硬化腹水非常重要的机制之一，因此，发现和明确门脉高压症的存在，对于肝硬化腹水的诊断有重要的参考价值，近年来研究发现，血清白蛋白-腹水清蛋白浓度梯度(SAAG)(同一天)不低于11g/L对于诊断门脉高压性腹水有非常重要的鉴别价值，即使是门脉高压性腹水合并其他情况，如自发性腹膜炎等时其SAAG仍然不低于11g/L，在排除区域性门脉高压等情况下，应高度考虑肝硬化的诊断。

3.与食管胃底静脉曲张相鉴别

区域性门脉高压症，常见于急性重症胰腺炎后或十二指肠或结肠(脾区)慢性穿孔导致局部炎症累及脾静脉和肠系膜静脉的回流，可引起食管胃引流静脉回流障碍，导致食管胃(底、体)部静脉曲张，甚至破裂出血，但患者既往有急性重症胰腺炎或消化性溃疡穿孔等病史而无肝脏病病史，临床上和实验室检查显示肝功能良好，影像学无肝硬化征象，彩色多普勒、CT和MRI等有助于诊断。右心功能不全、狭窄性心包炎、布-查综合征早期即可引起肝大和门脉高压，出现食管胃底静脉曲张，此时应尽早发现和诊断，并尽早治疗，可改善预后，避免晚期发展到循环障碍性肝硬化。

4.与肝硬化并发症相鉴别

(1)上消化道出血：上消化道大出血是肝硬化常见并发症之一，部分患者以上消化道大出血为首诊症状就诊，此时应与其他原因导致的上消化道大出血相鉴别，出血量大而且急，出血后出现腹胀、腹水增多或肝性脑病，均支持肝硬化的诊断，紧急胃镜有助于明确出血的部位和原因，胃镜证实食管胃底静脉曲张破裂出血，结合既往有肝硬化常见病因，体检发现慢性肝病体征，实验室检查发现有肝功能不全，影像学提示肝硬化征象，可明确诊断。

(2)肝性脑病：部分患者可出现精神神经症状，如意识障碍、行为异常，甚至昏迷，应与精神病、低血糖、尿毒症、糖尿病酮症酸中毒等鉴别，既往有肝病病史，体检有慢性肝病体征，以及扑翼样震颤，肝臭，双侧锥体外系征阳性，肝功能损害和血氨升高，脑电图检查出现异常慢波，血糖，血肌酐和尿素氮正常或轻度异常等均强烈支持肝硬化合并肝性脑病的诊断。尤其应该注意的是，长期酗酒的患者，出现精神神经症状，有时难以鉴别酒精性肝硬化合并肝性脑病和酒精性脑损伤，鉴别要点主要是：扑翼样震颤，肝臭，双侧锥体外系征阳性，肝功能损害和血氨升高，脑电图检查异常慢波，降血氨治疗后病情好转支持肝硬化合并肝性脑病的诊断，而影像学显示脑萎缩支持酒精性脑病的诊断。

(3)肝肾综合征：肝肾综合征常见于终末期肝硬化，常表现为水肿，少尿或无尿，血肌酐和尿素氮升高，甚至出现酸中毒等，其主要诊断标准包括：①有严重慢性进展性或急性重症肝脏疾病，尤其合并有门脉高压症；②血肌酐超过1.5mg/dl或24小时肌酐清除率低于40ml/min；③停用利尿剂和补充血容量(如输给等张盐水1.5升)肾功能未见改善；④无休克、消化道大出血、利尿过度、肾毒性药物使用史或感染等；⑤尿蛋白低于0.5g/24h和超声等检查排除肾脏疾病和肾后梗阻等原因。应与急慢性肾小球疾病、急性肾小管坏死引起的肾衰竭鉴别，既往肝病病史和肝功能衰竭的临床表现及实验室检查结果，尿常规正常，尿浓缩稀释功能正常支持肝肾综合征的诊断，而慢性肾脏病病史，急性肾缺血或肾毒性药物的使用史，尿常规显示有蛋白尿、异常红细胞、肾小管上皮细胞和多种细胞管型，尿浓缩稀释功能异常，肝功能正常或轻度异常等支持肾脏疾病的诊断。

(4)肝肺综合征:肝肺综合征(HPS)的诊断标准包括:①有慢性肝病或严重肝病存在,有或无严重的肝功能不全;②无原发性心肺疾病;③无吸氧的情况下,出现低氧血症 PaO2<9.3kPa(70mmHg)或肺泡-动脉氧差梯度高于 2.7kPa(20mmHg);④肺外静脉有效放射性核素标记物或二维超声心动图发现肺内血管异常扩张。

六、治疗

(一)治疗原则

对于肝硬化的治疗,关键在于尽可能早期诊断,尽早治疗。对于早期或代偿期肝硬化的治疗原则:积极防治或去除病因,挽救或保存残存的肝脏实质细胞,延缓或阻止肝脏炎症和肝硬化进程,尽可能改善肝脏功能,积极防治肝硬化相关的并发症;对于终末期肝硬化,在对症治疗和积极防治肝硬化并发症的基础上,尽快行肝脏移植。

对于肝硬化的治疗,在实施具体的治疗措施之前,应先考虑以下几个问题:诊断是否明确和完整;病情是否需要进一步的干预,即干预的意义和目标,换句话说,患者治疗的指征是否合适;目前对于该疾病有哪些治疗措施;这些治疗的疗效是否有足够循证医学的证据证明有效;这些治疗措施是否有超出患者所能接受的毒副作用。最后根据患者的病情,充分考虑患者接受某项治疗措施的收益/风险比值,结合患者的实情,订出相应的治疗措施。

(二)一般治疗

(1)休息:代偿期患者适当休息,避免过强的体力活动和工作;失代偿期患者宜控制体力活动,甚至卧床休息;对于早期肝硬化,肝脏组织无明显的炎症反应,肝功能正常,尤其是某些病因的肝硬化,如酒精性肝硬化等,往往仅需要注意休息及定期随访病情变化,而不一定需要过度积极的药物干预。

(2)饮食:代偿期或无肝功能衰竭的患者,可以给予高能量、高蛋白、高维生素而易消化的饮食,适当减少饮食中的脂类成分;肝功能衰竭或合并肝性脑病前兆、既往有过肝性脑病的患者,宜适当控制饮食中的蛋白质;合并腹水的患者,宜控制盐的摄入(腹水较多时,理想情况是每天 Na+摄入量控制在 2g/d 或 88mmol/L)。

(3)支持治疗:失代偿期患者可能由于消化道症状明显导致营养不良、低蛋白血症、电解质紊乱、维生素缺乏及凝血酶原时间延长等,必要时可静脉补给以碳水化合物为主的营养成分,同时补给多种维生素,消化酶及维持电解质平衡,低蛋白血症明显者,适当补给人血白蛋白、复方氨基酸等,但过多的血浆白蛋白可能加重门脉高压症或抑制肝脏合成白蛋白,所以一般不建议补给过多的人血白蛋白;凝血功能明显异常者,酌情补给凝血酶原复合物、多种凝血因子或新鲜血浆及鲜血等,但由于患者常常存在多种凝血因子的缺乏,仅补给部分凝血因子,效果常不理想。值得注意的是,失代偿期肝硬化患者,常合并低钠血症,但绝大多数轻中度低钠血症患者并无临床症状,一般也不会造成严重的临床后果,即使是重度低钠血症,也应慎用补给高渗盐水或短期内大幅提高血钠浓度。

(4)对因治疗:某些病因肝硬化,如乙肝肝硬化、血色病、肝豆状核变性等,积极对因治疗可能有助于改善预后。

(三)对症治疗

1.腹水的治疗

根据腹水的多少及对治疗的反应,可分为三种情况:肝硬化合并中少量腹水,肝硬化合并大量腹水,肝硬化合并顽固性腹水或利尿剂治疗无效或不耐受。

(1)中少量腹水:①严格控制钠盐的摄入,对于合并中少量腹水的肝硬化患者,一天的钠盐的摄入量一般控制在为 2g (88mmol/L) 以内为宜(一般人每天尿液中排出的钠盐约为 78mmol/L,从汗液等非显性途径排出钠盐约为 10mmol/L)。但相当一部分患者往往更愿意选择加用利尿剂以换取放宽对饮食中钠盐的限制。除非合并严重的低钠血症,一般不需严格限制水的摄入,但对于血钠低至多少才需限制水的摄入,目前仍有争议,一般认为血钠低于 120~125mmol/L 时,宜限制水的摄入;②利尿剂的使用:利尿剂常用于肝硬化合并腹水的治疗,目前的研究发现,呋塞米与螺内酯合用较为合理,可增强疗效的同时可有效避免相关的副反应,呋塞米 40mg/d,螺内酯 100mg/d 起,3~5 天可根据病情酌情增量,但两者的比例维持不变,最大量可用至呋塞米 160mg/d,螺内酯 400mg/d,可每天 1~2 次用药,用药首选口服,静脉使用可能使肾小球有效灌注率下降。使用利尿剂期间应定期检查血浆电解质,以避免电解质紊乱,同时定期检查 24 小时尿钠和尿钾,若 24 小时尿钠排出量大于等于 78mmol/L 以上,尿钠/尿钾>1,提示利尿剂有效;③若合并有明显的低蛋白血症,可酌情输注适量的人血白蛋白,以每周少量、多次输注为佳;④中少量腹水仅需诊断性腹腔穿刺,不需多次治疗性腹穿放腹水;⑤若条件许可,可行肝移植术。

(2)肝硬化合并大量腹水:①对于限制饮食中钠盐和液体的摄入,以及利尿剂的使用与中少量腹水的处理原则相同;②对于治疗性腹腔穿刺放腹水的治疗较为积极,由于大量的腹水,患者症状较为明显,治疗性放腹水有助于短期内改善患者的症状。有研究发现,除非有明显的低蛋白血症、电解质紊乱或肝性脑病前兆,单次放腹水的量可达 6~8L 或以上,若单次放腹水不超过 5L,无需补给血浆胶体或白蛋白,若单次放腹水超过 5L,可按每放腹水 1L 补给白蛋白 8~10g,并不会导致明显的不良反应或合并症,放腹水后应同时口服利尿药(见前述);③补充人血白蛋白或胶体,提高血浆胶体渗透压,可静脉输注白蛋白结合输注白蛋白后静脉推注呋塞米 40mg;④肝移植术,肝硬化合并大量腹水患者 2 年生存率大约仅为 50%,因此肝移植术应成为候选治疗措施。

(3)肝硬化合并顽固性腹水或利尿剂治疗无效或不耐受:肝硬化伴腹水患者出现以下情况考虑顽固性腹水:严格限制钠水摄入(Na+<88mmol/L)和最大量利尿剂(呋塞米 160mg/d 和螺内酯 400mg/d)使用的情况下仍不能有效控制,或治疗性放腹水后短时间内腹水明显增多,排除合并肿瘤、感染等。若肝硬化伴腹水患者出现以下情况考虑利尿剂治疗无效或不耐受:出现使用最大量利尿剂的情况下,腹水和体重无相应的下降,同时 24 小时尿钠排出量少于 78mmol,或出现利尿的相关并发症,如肝性脑病,电解质紊乱(血钠<120mmol/L,血钾>6.0mmol/L)及血肌酐升高(>2.0mg/dl)。肝硬化合并顽固性腹水、利尿剂治疗无效或不耐受的治疗措施:肝移植术已成为首选的治疗措施;在等候肝移植之前,继续严格限制钠水摄入,定期治疗性腹穿放腹水,同时静脉补充白蛋白,另外还可考虑采用其他措施:如经颈静脉肝内门腔静脉内支架分流术(TIPSS)、腹腔-颈静脉分流术,腹水浓缩回输等。

2.脾功能亢进

目前肝硬化合并脾功能亢进行脾切除的指征尚有争议,一般认为出现以下情况应考虑行脾切除:对于食管胃底静脉曲张破裂出血,经其他内科治疗措施或内镜下治疗后效果不佳,反复出血者;或合并脾功能亢进的患者,以及脾脏明显肿大出现压迫症状者,可考虑脾切除。

(四)防治肝硬化并发症

1.防治食管胃底静脉曲张破裂出血

包括预防初次出血、急性出血期的处理和预防再次出血的措施:急性出血期的处理,除常规给予监护、禁食,胃肠外营养和支持治疗(包括输血、血浆或凝血酶原复合物等)外,还应给予常规预防性使用抗生素和止血措施。

2.防治食管胃底静脉曲张破裂出血的药物治疗

(1)药物治疗的目的:①治疗急性出血;②预防初次出血;③预防治疗后的再次出血;④择期内镜下治疗的术前、术中和术后的辅助治疗。

(2)常用的药物:①收缩血管的药物:包括血管加压素及其衍生物,如垂体后叶素和特利加压素等;生长抑素及其衍生物,如奥曲肽及十四肽生长抑素;以及非选择性β受体阻滞剂,如普萘洛尔(心得安)和纳多洛尔等;②血管扩张剂:包括硝酸酯类,如硝酸甘油、硝酸异山梨醇酯(消心痛)和单硝酸异山梨醇酯;α1受体阻滞剂,如酚妥拉明等;钙离子通道阻滞剂,如硝苯地平等;其他血管扩张剂;③抑酸剂:质子泵抑制剂和H2受体阻滞药;④其他:如利尿剂和止血剂等。

(3)常用的药物止血治疗方案:

1)急性出血期的治疗

方案一:静脉给予血管加压素(垂体后叶素)与硝酸甘油联用,血管加压素可先给予10U静脉推注,然后采用静脉点滴血管加压素0.2~0.4U/min,最大剂量不超过0.6U/min,同时另管滴注硝酸甘油,剂量根据血压调整;

方案二:静脉滴注生长抑素或其衍生物:奥曲肽,常用量为首剂100μg静脉缓注,继以25~50μg/h持续静脉滴注;或十四肽生长抑素,常用量为首剂250μg静脉缓注,继以250~500μg/h持续静脉滴注,由于其半衰期短,首剂静注与后继静滴时间间隔不能超过3分钟,否则应重新给予首剂注射;

方案三:特利加压素,首剂2.0mg(用生理盐水稀释)静脉缓慢注射(超过1分钟),维持剂量为每4小时静脉缓慢注射1.0~2.0mg延续24~48小时,直至出血控制,使用中注意观察血压及心率。

以上三种方案可选其一,均建议出血停止后仍维持治疗1~3天,以防止再出血。同时可联合应用抑酸剂,首选静脉推注质子泵抑制剂,如静脉推注奥美拉唑40~80mg或潘托洛克80mg,每12小时一次。

2)预防初次出血和治疗后再次出血:预防再次出血的药物一般在急性出血控制后3~15天开始使用,常用的方案有:口服非选择性β受体阻滞剂(如普萘洛尔和纳多洛尔),从小剂量开始,如心得安10mg,1天3次,每隔3~5天调整剂量,直到静息状态下心率比基础心率下降25%,或心率少于60次/min,注意避免心率低于55次/min或出现严重低血压、肝性脑病等;硝酸酯类,如口服单硝酸异山梨醇酯10~20mg/次,1天2次;或选用联合方案,如非选择性β受体阻滞剂(如普萘洛尔和纳多洛尔)联合硝酸酯类,其他包括:α1受体阻滞剂,钙离子通道阻滞剂,其他血管扩张剂和抑酸剂等,治疗维持1年以上。

3)择期内镜下治疗的术前、术中和术后的辅助治疗:术前 15~30min 前可应用生长抑素及其衍生物、血管加压素及其衍生物以及术前 3~5 天使用非选择性 β 受体阻滞剂(用法见前述);术后降低门脉压力的治疗方案参见预防初次出血和治疗后再次出血方案。

3.防治食管胃底静脉曲张破裂出血的内镜下治疗

包括内镜下注射硬化剂和套扎术。

(1)食管胃底静脉曲张注射硬化剂或组织胶治疗:食管静脉曲张破裂出血的内镜下常可注射硬化剂和组织胶,而胃底静脉曲张破裂出血更常应用组织胶。

适应证:①急性食管胃底静脉曲张破裂出血;②既往有食管胃底静脉曲张破裂出血史;③外科手术治疗后食管胃底静脉曲张复发者;④不适合手术治疗者。

禁忌证:①肝性脑病不低于 2 期;②伴有严重的肝肾综合征、大量腹水、重度黄疸。但出血抢救时可视情况灵活掌握。

术前准备:①对大量出血者可先行采用生长抑素或其衍生物、血管加压素或其衍生物以及三腔二囊管压迫止血,并建立静脉通道,酌情输血、补液等支持疗法以改善患者的一般情况和生命体征;②其他同一般的胃镜检查。

治疗方案:①静脉内注射硬化剂或组织胶:在出血处的附近静脉内注射;对未找到活动性出血者,可在齿状线上方 2cm 左右处的曲张静脉内注射。每点注射硬化剂 3~10ml 或与术前配制好的 0.5ml 组织黏合剂和 0.8ml 碘油混合液(后者需快速推注)为宜,每次 1~4 点,硬化剂的总量不超过 40ml,每点组织黏合剂剂量不超过 1ml。应用组织黏合剂时,注射前导管内应预先注入 1ml 碘化油,使碘化油在导管内表面形成一层油性薄膜,预防组织黏合剂堵塞导管。注射完后内镜观察,确保无活动性出血后退镜;②静脉旁加静脉内注射:在曲张静脉周围黏膜下注射,每点注射剂量 0.5~1ml,使静脉周围黏膜形成隆起,压迫静脉达到辅助止血目的,继之静脉内注射,剂量同上;③组织黏合剂三明治夹心法:导管内先注入低黏碘油或生理盐水 1ml,继之注入组织黏合剂 0.5~1ml,再注入低黏碘油或生理盐水 1ml,拔针后快速注入低黏碘油或生理盐水冲洗掉导管内残存的组织黏合剂。

疗程:第 1 次硬化剂治疗失败后,再行第 2 次、第 3 次硬化剂治疗,直至曲张静脉消失或基本消失。每次硬化剂治疗间隔 7~10 天,疗程结束后 1 月复查胃镜,每隔 3 个月复查第 2 次、第 3 次胃镜,再隔 6 个月复查第 4 次胃镜。

术后处理:①术后禁食 8 小时,以后可进流质,并注意休息,严密观察有无异位栓塞、出血、穿孔、发热及败血症等并发症;②适量应用抗生素预防感染;③酌情应用降门脉高压药物,如生长抑素或其衍生物、血管紧张素或其衍生物;④应用抑酸药。

(2)食管胃底静脉曲张套扎术治疗:

适应证:一般不用于胃底静脉曲张静脉破裂出血外,余适应证同硬化剂治疗的适应适应证。

禁忌证:①食管静脉曲张破裂出血伴有明显胃底静脉曲张者;②伴有肝肾综合征、大量腹水、重度黄疸以及最近多次硬化剂治疗后或曲张静脉细小者。

术前术后准备:术前准备同注射硬化剂治疗,套扎术更多用于静脉曲张的择期手术,术后禁食 24 小时,以后予流质、半流质饮食;套扎术前、术后用药同硬化剂注射治疗术。

治疗方案及疗程:临床上常多次应用胃镜下曲张静脉套扎术,两次套扎术之间间隔一般以 2 周或以上为宜;也常应用套扎术结合硬化剂注射序贯治疗方案,一般行 2 次套扎术治疗后对残留细小曲张静脉行硬化剂注射治疗。

并发症:①术后 1 周左右可因局部溃疡造成大出血;②术中出血、皮圈脱落,曲张静脉套勒割裂出血等。

(3)三腔二囊管的压迫治疗:三腔二囊管的使用,经鼻腔或口插入三腔二囊管,进入胃腔后先抽出胃内积血,然后注气入胃囊,向外加压牵引,如未能止血,再注气入食管囊,压迫食管曲张静脉,食管囊和胃囊注气后的压力要求在 4.67~5.33kPa(35~40mmHg),初压可维持12~24 小时,以后每 4~6 小时放气一次,视出血活动程度,每次放气 5~30min,然后再注气,以防止黏膜受压过久发生缺血性坏死。另外,要注意每 1~2 小时用水冲洗胃腔管,以免血凝块堵塞孔洞,影响胃腔管的使用。止血 24 小时后,放气观察 1~2 天才拔管。拔管前先喝些花生油,以减少气囊与食管壁的摩擦。三腔二囊管压迫食管胃底静脉曲张破裂出血的短期止血效果较好,但再出血率较高,患者较痛苦,基层医院仍有应用价值。

常见并发症有以下几项:①气囊向上移位,堵塞咽喉引起窒息死亡。为防止意外,应加强监护,床头置一把剪刀,随时在出现紧急情况时剪断皮管放气;②吸入性肺炎;③食管黏膜受压过久发生坏死,食管穿孔。

(4)介入治疗:①脾动脉栓塞术,通过部分性阻塞脾动脉减少脾动脉血流,降低门脉压力,来达到止血目的,同时保留了脾脏免疫功能,因此更适用于伴有脾功能亢进的患者。其栓塞面积最好达到 70%左右,其步骤是:股动脉穿刺后插管后行选择性脾动脉造影,确定脾动脉的走行及分支数目,并初步估计应栓塞面积;将浸泡广谱抗生素药液的明胶海绵颗粒经导管注入脾动脉,注入量根据脾动脉分支血流减慢程度而定,达到有效栓塞面积。目前这种治疗措施的长期疗效还有待进一步探讨。②经肝食管胃底曲张静脉栓塞术,方法是首先通过经皮肝脏穿刺途径,将导管植入门静脉并选择插入胃冠状静脉及胃短静脉。然后由导管注入栓塞剂。这种介入治疗方法发展并不很快,原因是术后并发症较多且比较严重。③经颈静脉肝内门腔静脉内支架分流术(TIPSS),禁忌证包括:心力衰竭;多囊肝,严重的肺动脉高压;严重的全身感染;胆管梗阻;凝血功能障碍;肝脏肿瘤;血小板低于 20×109/L;肝静脉或门静脉血栓形成等。原理是:经颈静脉–下腔静脉、肝静脉进入,在肝内肝静脉和门静脉之间建立一条人工分流道,并借助植入的内支架的支撑作用来保持分流道的通畅,从而使部分门脉血液分流进入体循环,达到降低门脉压力,防治食管胃底静脉曲张破裂出血的目的。TIPSS 在控制急性消化道出血方面有明显效果,尤其是对外科术后及对于食管硬化治疗后再出血而不能手术或硬化治疗者。手术后门脉压力较治疗前降低了 50%。此治疗方法的优点为创伤性小,但其长期疗效仍有待更多的临床研究证实。TIPSS 治疗后 1 年内患者再出血的发生率为 10%~15%;TIPSS 主要并发症:内支架狭窄,感染、腹腔出血,肝脏损害和肝梗死,心脏负担增加和肝性脑病等。

(5)手术治疗:包括单纯脾切除,脾切除加断流术或分流术。

适应证:①初次出血的青壮年患者,肝功能属 Child-Pugh 分级 A 级或 B 级,食管胃底静脉曲张部位广泛,程度严重,特别是有胃底静脉曲张者,手术治疗可为首选;②经反复多次内镜下治疗后仍有出血的患者,肝功能属 Child-Pugh 分级 A 级或 B 级,应考虑手术治疗;③伴有明显的脾肿大及脾功能亢进症,肝功能属 Child-Pugh 分级 A 级或 B 级;④食管胃底静脉曲张破裂出血经药物和内镜下止血失败者;⑤合并有早期肝癌,肝功能属 Child-Pugh 分级 A 级;⑥其他,因有其他情况需行手术者。

禁忌证:①高龄患者;②肝功能属 Child-Pugh 分级 C 级,或 B 级伴有肝脏明显萎缩者;③合并大量腹水者;④合并有其他严重的心、肺、肾等重要脏器功能不全者;⑤合并有其他严重的全身性疾病不能耐受手术者。

4.防治肝性脑病

目前尚无特效疗法,出现肝性脑病患者应尽早行肝脏移植术,对于无条件行肝移植术或等候肝移植术期间的患者,治疗应采取综合措施以改善患者的病情。

(1)消除诱因:某些因素可诱发或加重肝性脑病。肝硬化时,药物在体内半衰期延长,廓清减少,脑病患者大脑的敏感性增加,多数不能耐受麻醉、止痛、安眠、镇静等类药物,如使用不当,可出现昏睡,直至昏迷。当患者狂躁不安或有抽搐时,禁用吗啡及其衍生物、副醛、水合氯醛、哌替啶及速效巴比妥类,可减量使用(常量的 1/2 或 1/3)安定、东莨菪碱,并减少给药次数。氯苯那敏等抗组胺药有时可作安定药代用。必须及时控制感染和上消化道出血,避免快速和大量的排钾利尿和放腹水。注意纠正水、电解质和酸碱平衡失调。

(2)减少肠内毒物的生成和吸收:①饮食,开始数日内禁食蛋白质。每日供给热量502~670 千焦和足量维生素,以碳水化合物为主要食物,昏迷不能进食者可经鼻胃管供食。脂肪可延缓胃的排空宜少用。鼻饲液最好用 25%的蔗糖或葡萄糖溶液,每毫升产热 4.2 千焦,每日可进 3~6g 必需氨基酸。胃不能排空时应停止鼻饲,改用深静脉插管滴注 25%葡萄糖溶液维持营养。在大量输注葡萄糖的过程中,必须警惕低钾血症、心力衰竭和脑水肿。神志清楚后,可逐步增加蛋白质至 40~60g/d。来源不同的蛋白质诱发或加重昏迷有所不同,一般认为肉类蛋白致脑病的作用最大,牛乳蛋白次之,植物蛋白最小,故纠正患者的负氮平衡,以用植物蛋白为最好。植物蛋白含蛋氨酸、芳香族氨基酸较少,含支链氨基酸较多,且能增加粪氮排泄。此外,植物蛋白含非吸收性纤维,被肠菌酵解产酸有利于氨的排除,且有利通便,故适用于肝性脑病患者。②灌肠或导泻,清除肠内积食、积血或其他含氮物质,可用生理盐水或弱酸性溶液(例如稀醋酸溶液)灌肠,或口服或鼻饲 25%硫酸镁 30~60ml 导泻。对急性门体分流性脑病昏迷患者用乳果糖 500ml 加水 500ml 灌肠有一定的效果。③抑制细菌生长口服新霉素 2~4g/d 或选服巴龙霉素、卡那霉素、氨苄青霉素均有良效。长期服新霉素的患者中少数出现听力或肾功能减损,故服用新霉素不宜超过 1 个月。口服甲硝唑 0.2g,每日 4 次,疗效和新霉素相等,适用于肾功能不良者。乳果糖口服后在结肠中被细菌分解为乳酸和醋酸,使肠腔呈酸性,从而减少氨的形成和吸收。对忌用新霉素或需长期治疗的患者,乳果糖或乳山梨醇为首选药物。

乳果糖有糖浆剂和粉剂,日剂量 30~100ml 或 30~100g 分 3 次口服,从小剂量开始,以调节到每日排粪 2~3 次,粪 pH5~6 为宜。不良反应为饱胀、腹绞痛、恶心、呕吐等。乳山梨醇是和乳果糖类似的双糖,可制成片剂或糖浆剂,易保存,代谢方式和疗效与乳果糖相同,日剂量 30g,分 3 次口服。近年发现乳糖在乳糖酶缺乏的人群的结肠中,经细菌发酵产酸后也降低粪便 pH,减少氨含量,用以治疗肝性脑病,效果和乳果糖一样,但价格较便宜。

(3)促进有毒物质的代谢消除,纠正氨基酸代谢的紊乱:①精氨酸 10~20g 加入葡萄糖液中每日静滴一次,此药可促进尿素合成,药呈酸性,适用于血 pH 偏高的患者。降氨药对慢性反复发作的门体分流性脑病的疗效较好,对重症肝炎所致的急性肝性昏迷无效。苯甲酸钠可与肠内残余氨质,如甘氨酸或谷氨酰胺结合,形成马尿酸,经肾脏排出,因而降低血氨。治疗急性门体分流性脑病的效果与乳果糖相当。剂量为每日 2 次,每次口服 5g。苯乙酸与肠内谷氨酰胺结合,形成无毒的马尿酸经肾排泄,也能降低血氨浓度。鸟氨酸-α-酮戊二酸和鸟氨酸门冬氨酸均有显著的降氨作用。目前关于降氨类药物的临床疗效有一定的争议。近年来应用门冬氨酸鸟氨酸治疗肝性脑病有一定的疗效。门冬氨酸鸟氨酸能直接参与肝细胞的代谢,并能激活肝脏解毒功能中的两个关键酶,因而能够协助清除对人体有害的自由基,增强肝脏的排毒功能,迅速降低过高的血氨,促进肝细胞自身的修复和再生,从而有效地改善肝功能,恢复机体的能量平衡,用法用量:肝性脑病早期和肝性脑病第 1 天,可视病情轻重,最多使用不超过 20 支/d,静脉滴注(下列治疗方案可供参考:第 1 天的第 1 个 6 小时内用 8 支,第 2 个 6 小时内分 3 次给药,每次用 4 支静脉滴注),可加入任何常用注射液中,如 0.9%的生理盐水、5%、10%的葡萄糖水等静脉滴注,由于静脉耐受力的原因,在 500ml 注射液中加入的量最好不要超过 6 支。不良反应:大剂量静注(>40g/L)会有轻、中度的消化道反应,当减少用量或减慢滴速(<10g/L)时,以上反应会明显减轻。注意事项:严重的肾衰竭患者禁用(当血清肌酸盐浓度超过 3mg/100ml 时,可视为肾衰竭)。在大量使用时,注意监测血及尿中的尿素指标。②支链氨基酸口服或静脉输注以支链氨基酸为主的氨基酸混合液,在理论上可纠正氨基酸代谢的不平衡,抑制大脑中假神经递质的形成,但对门体分流性脑病的疗效尚有争议。支链氨基酸比一般食用蛋白质的致昏迷作用较小,如患者不能耐受蛋白食物,摄入足量富含支链氨基酸的混合液对恢复患者的正氮平衡是有效和安全的。③GABA/BZ 复合受体拮抗药,GABA受体的拮抗剂已有荷包牡丹碱,弱安定类药受体的拮抗剂为氟马西尼。氟马西尼应用的剂量,有报道认为用氟马西尼 15mg 静脉滴入 3 小时以上,45%的暴发性肝衰竭脑病、78%的肝硬化患者的症状和躯体诱发电位(SEP)有明显改善,但停药数小时后症状复发。另一组报道氟马西尼剂量为静脉注射 0.2mg,如 3 分钟后脑电图无改善,剂量增加到 0.4mg,随后 0.8mg、1~2mg,最多 1 例总剂量 9.6mg,14 例患者中 71%有改善。

(4)肝移植:肝硬化合并肝性脑病,往往是疾病的终末期,此时应考虑行肝移植。

(5)其他对症治疗:①纠正水、电解质和酸碱平衡失调每日入液总量以不超过 2500ml 为宜。肝硬化腹水患者的入液量应加控制(一般约为尿量加 1000ml),以免血液稀释、血钠过低而加重昏迷。及时纠正缺钾和碱中毒,缺钾者补充氯化钾;碱中毒者可用精氨酸盐溶液静脉滴注。②保护脑细胞功能用冰帽降低颅内温度,以减少能量消耗,保护脑细胞功能。③保持呼吸道通畅深昏迷者,应作气管切开给氧。④防治脑水肿静脉滴注高渗葡萄糖、甘露醇等脱水剂以防治脑水肿。⑤防止出血与休克有出血倾向者,可静脉滴注维生素 K,或输鲜血,以纠正休克、缺氧和肾前性尿毒症。⑥腹膜或肾脏透析如氮质血症是肝性脑病的原因,腹膜或血液透析可能有用。

(五)自发性腹膜炎(SBP)

1.抗生素治疗

肝硬化患者腹水多核细胞计数超过 250/ml,SBP 诊断成立,此时应予以抗生素经验性治疗。

　　抗生素的选择应考虑以下因素：应覆盖常见的致病菌，其在腹水中能达到最低抑菌浓度，且无肾毒性。

　　(1)头孢菌素治疗：SBP 最常用的头孢菌素是头孢噻肟。1985 年之前，治疗 SBP 的常用方案是氨苄西林加妥布霉素，这种方案常引起肾毒性和二重感染。Fekisart 等通过一项随机对照研究证实，头孢噻肟治疗 SBP 优于氨苄西林加妥布霉素，而且没有肾毒性和二重感染的危险。最近的研究显示，头孢噻肟 2g，1 天 2 次，连用 5 天，腹水中即可达到有效药物浓度，治疗有效。此外，以预防性口服喹诺酮类抗生素患者发生 SBP 时，应用头孢噻肟治疗也有效。头孢噻肟的抗菌谱包括革兰阳性球菌及对喹诺酮类耐药的革兰阴性杆菌。

　　其他头孢菌素，如头孢三嗪、头孢他啶、头孢去甲噻肟疗效与头孢噻肟差异无显著性。

　　(2)羟氨苄青霉素加克拉维甲酸联合应用：羟氨苄青霉素和克拉维甲酸 1.2g 每天 2 次，对 85%的 SBP 患者有效。最近的研究显示，其疗效等同于头孢噻肟。此治疗方案的一个显著优点是费用低。

　　(3)喹诺酮类药物：一项随机对照研究显示，口服氧氟沙星 0.4g，每 12 小时一次，与静脉应用头孢噻肟 2g，每 6 小时 1 次，相比较，感染缓解率、治疗时间、生存率差异均无显著性。国际腹水俱乐部建议无并发症的 SBP 患者及既往未应用喹诺酮类药物预防性治疗的患者，可应用此类药物治疗。最近，一项随机对照研究显示，静脉应用环丙沙星 2 天后改为口服 5 天，与静脉给药 7 天疗效相同。此外，对 β-内酰胺类抗生素过敏的 SBP 患者可选用喹诺酮类药物。鉴于氨基糖苷类药物肾毒性发生率较高，已经不作为治疗 SBP 的首选经验性用药。

　　2.白蛋白治疗

　　约 1/3 的 SBP 患者发生肾功能损害，其原因可能为 SBP 使肝硬化患者已受损的肝功能进一步恶化，肾素血管紧张素醛固酮活性增加，肾脏血管收缩，有效灌注减少所致。预防方法为静脉应用白蛋白扩容。白蛋白用量：SBP 确诊后的前 6 小时即应予以白蛋白 1.5g/kg，第 3 天给予 1g/kg。一项多中心的随机对照研究显示，单纯应用头孢噻肟治疗的 SBP 患者，33%出现肾功损害，而联合应用白蛋白治疗者，肾功能损害发生率仅为 10%，住院病死率分别为 28%和 10%。同时，该研究证实联合应用白蛋白及抗生素治疗者，血浆肾素活性低于正常水平；而单用抗生素者，血浆肾素活性增加。对于进展期肝病或有肾功损害者，应用白蛋白效果较好。但是，对于白蛋白的药理作用、能否减少其用量以及能否以较为便宜的扩容剂代替其作用，还需要进一步研究。治疗反应评价：SBP 缓解者，其全身情况迅速改善；如果患者全身情况无明显改善，抗生素治疗 48 小时后，应重复腹腔穿刺检查。腹水多核白细胞下降超过 25%提示抗生素选择恰当。如果腹水多核白细胞计数不减少，应按照经验或根据腹水培养及药敏结果更换抗生素，而且应警惕继发性细菌性腹膜炎。考虑安排肝移植 SBP 发作后存活的患者，其预后仍很差。第 1 次 SBP 发作后的 1 年及 2 年存活率分别为 30%~50%和 25%~30%。

　　3.肝移植

　　肝移植可显著改善肝硬化合并 SBP 患者的存活率。肝移植患者 1 年存活率达 85%~90%，5 年存活率达 75%~80%。因此，肝硬化患者如果合适应尽快行肝移植手术，即 SBP 应当成为决定肝移植的时机和优先权的因素之一。

4.预防 SBP 复发

SBP 发作后存活的患者 1 年内复发率为 40%~70%。长期服用诺氟沙星,可以将 SBP 的 1 年复发率由 68%降至 20%。因此, 国际腹水俱乐部建议长期口服诺氟沙星 400mg,1 天 1 次,直至患者腹水消退或肝移植或患者死亡,以预防 SBP 复发。

预防 SBP 的发生:腹水总蛋白是预测 SBP 发生的一项独立的指标。Runyon 通过前瞻性研究住院的肝硬化患者发现腹水蛋白低于 10g/L 者 SBP 发生率为 15%,腹水蛋白高于 10g/L 者 SBP 发生率仅为 2%。随访 3 年后发现,腹水蛋白高于 10g/L 者 SBP 发生率可忽略不计。因此,此类患者无须预防 SBP 的发生。美国肝病研究协会建议对于腹水蛋白低于 10g/L 者,住院期间应予以抗生素预防性治疗。

肝硬化的患者发生上消化道出血后数天内有并发包括 SBP 在内的各种细菌感染的危险。因此,肝硬化合并上消化道出血的患者无论有无腹水均应予以抗生素预防感染。国际腹水俱乐部建议口服诺氟沙星 400mg,每天 2 次,至少 7 天;英国胃肠道学会则建议口服环丙沙星 500mg,每天 2 次,少于 7 天。近来研究显示,严重的脾功能亢进(PLT<75000/mm3,WBC<2000/mm3)也是 SBP 的独立的危险因素。对于严重的脾功能亢进者,应预防性给予抗生素预防 SBP 的发生。

(六)防治肝肾综合征

肝移植术是治疗肝硬化合并肝肾综合征患者生命的首选和唯一可能提高生存率的治疗措施,但围术期死亡率仍较高,等候肝移植期间,可根据病情,酌情应用血液透析,纠正水、电解质和酸碱失衡,其他包括静脉输注白蛋白和应用血管活性物质(生长抑素或其衍生物,多巴胺和特利加压素等),TIPSS 等。更重要的是预防肝肾综合征的发生和发展,其预防措施包括:积极改善肝脏功能、早期预防和消除加重肝脏损害的因素、避免应用肾损害的药物,积极寻找并去除相关的诱因,如感染、消化道大出血、电解质紊乱、不适当的放腹水和过度利尿等。

(七)肝肺综合征

尽快肝移植术是治疗肝硬化合并肝肺综合征患者生命的首选治疗措施, 围术期死亡率高,围术期的治疗措施:吸氧和配合使用呼吸机,应在正压通气的基础上尽早使用呼气末正压(PEEP)开放小气道,使其处于开放状态,逆转肺功能余气量的降低,从而达到治疗低氧血症的目的。PEEP 的使用应从 0.5kPa 开始,每 30 分钟观察氧合(PaO_2/FiO_2)的改善情况,如无改善, 每次 PEEP 增益 0.196~0.284kPa,继续观察直至获得理想的 PEEP 值 [至少 PaO_2/FiO_2 应大于 39.9kPa(300mmHg)]。酌情应用血液透析,纠正水、电解质和酸碱失衡,其他包括静脉输注白蛋白和应用血管活性物质(生长抑素或其衍生物,多巴胺和特利加压素等)。伴有肝肺综合征的肝移植患者,更容易发生肺功能损害,因此,在无肝期和新肝期,适当应用血管收缩药,可避免肝移植后的容量过负荷,避免术后的肺功能损害。

第八节　胰腺炎

胰腺炎是胰腺因胰蛋白酶的自身消化作用而引起的疾病。胰腺有水肿、充血,或出血、坏死。临床上出现腹痛、腹胀、恶心、呕吐、发热等症状。化验血和尿中淀粉酶含量升高等。胰腺炎分急性胰腺炎(AP)和慢性胰腺炎(CP)。

一、慢性胰腺炎

慢性胰腺炎是各种病因引起胰腺组织和功能不可逆改变的慢性炎症性疾病。基本病理特征包括胰腺实质慢性炎症损害和间质纤维化、胰腺实质钙化、胰管扩张及胰管结石等改变。临床主要表现为反复发作的上腹部疼痛和胰腺内外分泌功能不全。国内发病率有逐年增高的趋势,但尚缺乏确切的流行病学资料。

(一) 分类与分期

1.慢性胰腺炎分类(表 2-2)

表 2-2　各类型慢性胰腺炎的分类与致病因素

类型	致病因素
慢性钙化性胰腺炎	酒精性、遗传性、高脂血症性、高钙血症性、特发性、药物性等
慢性阻塞性胰腺炎	狭窄性十二指肠乳头炎、胰腺分裂症、损伤等
慢性炎症性胰腺炎	血管性、糖尿病等
自身免疫性胰腺炎	硬化性胆管炎、原发性胆汁性肝硬化、干燥综合征等

注:该分类方法以组织学为基础;慢性炎症性胰腺炎临床罕见,特征是胰腺实质减少和单核细胞浸润。定义和致病因素不明确,影像学上很难与胰腺癌区分,CA19-9 通常不高,临床多见与糖尿病和血管因素有关;自身免疫性胰腺炎的病理改变除胰腺纤维化,淋巴细胞、浆细胞浸润外,常见胰腺实质纤维性增生和导管上皮增生;胰管扩张、钙化及结石少见,激素治疗有效

2.慢性胰腺炎分期

根据临床表现、形态学改变和胰腺内外分泌功能受损程度分为四期。

(1)早期:出现腹痛、血清或尿淀粉酶升高等临床症状,CT、超声检查多无特征性改变,EUS、ERCP 或组织学检查可有轻微改变。

(2)进展期:主要表现为反复腹痛或急性胰腺炎发作,胰腺实质或导管出现特征性改变,胰腺内外分泌功能无显著异常,病程可持续数年。

(3)并发症期:临床症状加重,胰腺及导管形态明显异常,胰腺实质明显纤维化或炎性增生改变,可出现假性囊肿、胆道梗阻、十二指肠梗阻、胰源性门静脉高压、胰源性胸腹水等并发症。胰腺内外分泌功能异常,但无显著临床表现。

(4)终末期:腹痛发作频率和严重程度可降低,甚至疼痛症状消失;胰腺内外分泌功能显著异常,临床出现腹泻、脂肪泻、体重下降和糖尿病。

(二)致病因素

慢性胰腺炎致病因素较多,酗酒是主要因素,其他病因包括胆道疾病、高脂血症、高钙血症、胰腺先天性异常、胰腺外伤或手术、急性胰腺炎导致胰管狭窄、自身免疫性疾病等;遗传性胰腺炎中阳离子胰蛋白酶原(PRSSl)基因突变多见,散发性胰腺炎中 SPINKl 基因和 CFrR 基因为常见突变基因;吸烟能显著增加慢性胰腺炎发病的危险性。其他致病因素不明确者称为特发性慢性胰腺炎。

(三)临床表现

腹痛是主要临床症状,典型表现为发作性上腹部疼痛,常因高脂饮食或饮酒诱发。随着

胰腺外分泌功能不断下降,疼痛程度会减轻,甚至消失。外分泌功能不全早期无特殊症状,后期可出现脂肪泻、消瘦及营养不良表现。内分泌功能不全早期可出现糖耐量异常,后期表现为糖尿病症状。合并胆道梗阻、十二指肠梗阻、胰腺假性囊肿、胰源性门静脉高压及胰源性胸腹水等并发症有相应的临床表现。

(四)辅助检查

1.影像学检查

(1)X 线:胰腺区域可见钙化灶或结石影。

(2)超声与超声内镜(EUS):超声检查通常作为慢性胰腺炎的初筛检查,可显示胰腺形态改变,胰管狭窄、扩张、结石或钙化及囊肿等征象,但灵敏度和特异度较差。EUS 除显示形态特征外,还可以辅助穿刺活检组织学诊断。

(3)计算机断层成像(CT):是慢性胰腺炎诊断首选检查方法。对中晚期病变诊断准确性较高,对早期病变诊断价值有限。可见胰腺实质增大或萎缩、胰腺钙化、结石形成、主胰管扩张及假性囊肿形成等征象。

(4)磁共振成像(MRI)和磁共振胰胆管造影(MRCP):MRI 诊断价值与 CT 相似。MRCP 可以清晰地显示胰管病变的部位、程度和范围。胰泌素增强 MRCP 能间接反映胰腺的外分泌功能,有助于慢性胰腺炎的早期诊断。

(5)内镜逆行胰胆管造影(ERCP):主要显示胰管形态,以往是诊断慢性胰腺炎的重要依据。但作为有创性检查,目前多被 MRCP 和 EUS 替代,仅在诊断困难或需要治疗操作时选用。

(6)胰管镜:直接观察胰管内病变,同时能收集胰液、细胞刷片及组织活检等检查,对慢性胰腺炎早期诊断及胰腺癌鉴别诊断有意义,有条件的单位可开展。

2.胰腺功能检查

(1)胰腺外分泌功能检查:分为直接外分泌功能试验和间接外分泌功能试验,包括胰泌素试验、Lundh 试验、血/尿苯甲酸—酪氨酸—对氨基苯甲酸(BT-PABA)试验、粪便弹力蛋白酶 I 测定及 13C-甘油三酯呼吸实验等。灵敏度和特异度较低,仅在胰腺功能严重受损时才有阳性结果,临床应用和诊断价值有限,不常规开展。

(2)胰腺内分泌功能检查:继发于慢性胰腺炎的糖尿病现归类为ⅢC 型,诊断标准为糖化血红蛋白(HbAlc)t>6.5%,空腹血糖≥7mmol/L,其他指标包括血清胰岛素及 c 肽等。这些指标通常在胰腺内分泌功能损失 90%以上时才出现变化,灵敏度低。

3.其他实验室检查

急性发作时血清淀粉酶、脂肪酶可升高;胰源性胸腹水中淀粉酶明显升高。血清 CAl9-9 可以增高,通常升幅较小,如明显升高应警惕合并胰腺癌可能。其他指标如 IgG4、血钙、血脂、甲状旁腺素的检测有助于慢性胰腺炎的病因诊断。

4.胰腺活检

组织活检是慢性胰腺炎诊断的确定性标准,但其操作和临床开展受技术条件限制,不推荐常规使用。主要用于临床上与胰腺癌鉴别诊断时。检查方法包括 CT 或超声引导下经皮胰腺穿刺活检;EUS 引导下胰腺活检,包括细针穿刺抽吸(EUS-FNA)及活检(EUS-FNB),较经皮穿刺安全,但取材组织量较少;手术或腹腔镜下胰腺活检,其中胰头部病变建议经十二指肠组织芯穿刺活检。

(五)诊断

慢性胰腺炎的诊断主要依据临床表现和影像学检查结果，胰腺内外分泌功能检测可以作为诊断的补充。病理学诊断是慢性胰腺炎诊断的确定性标准。

诊断条件包括：①一种及一种以上影像学检查结果显示慢性胰腺炎特征性形态改变；②组织病理学检查结果显示慢性胰腺炎特征性改变；③患者有典型上腹部疼痛，或其他疾病不能解释的腹痛，伴或不伴体重减轻；④血清或尿胰酶水平异常；⑤胰腺外分泌功能异常(表1)。①或②任何一项典型表现，或者①或②疑似表现加③、④和⑤中任何两项可以确诊。①或②任何一项疑似表现考虑为可疑患者，需要进一步临床观察和评估(诊断流程)。

(六)治疗

1.治疗原则

去除病因,控制症状,纠正改善胰腺内外分泌功能不全及防治并发症。

2.非手术治疗

(1)一般治疗:戒烟戒酒,调整饮食结构、避免高脂饮食,可补充脂溶性维生素及微量元素,营养不良可给予肠内或肠外营养支持。

(2)胰腺外分泌功能不全治疗:患者出现脂肪泻、体重下降及营养不良表现时,需要补充外源性胰酶制剂改善消化吸收功能障碍。首选含高活性脂肪酶的微粒胰酶胶囊,建议进餐时服用,正餐给予3万~4万单位含脂肪酶的胰酶,辅餐给予1万~2万单位含脂肪酶的胰酶。效果不佳可增加剂量或联合服用质子泵抑制剂。

(3)胰腺内分泌功能不全治疗:根据糖尿病进展程度及并发症情况,一般首选二甲双胍控制血糖,必要时加用促胰岛素分泌药物;对于症状性高血糖、口服降糖药物疗效不佳者选择胰岛素治疗。慢性胰腺炎合并糖尿病患者对胰岛素敏感,需特别注意预防低血糖发作。

(4)疼痛治疗:非镇痛药物包括胰酶制剂、抗氧化剂等对缓解疼痛可有一定效果;疼痛治疗主要依靠选择合适的镇痛药物,初始宜选择非甾体类抗炎药物,效果不佳可选择弱阿片类药物,仍不能缓解甚至加重时选用强阿片类镇痛药物。内镜治疗或CT、内镜超声引导下腹腔神经丛阻滞可以短期缓解疼痛;如存在胰头肿块、胰管梗阻等因素,应选择手术治疗。

(5)其他治疗:自身免疫性胰腺炎是一种特殊类型的慢性胰腺炎,首选糖皮质激素治疗,初始剂量通常为30~40mg/d,2~4周后减至2.5~5mg/d,维持6~12个月。治疗期间通过监测血清IgC4及影像学复查评估疗效。

3.内镜治疗

主要适用于Oddi括约肌狭窄、胆总管下段狭窄、胰管狭窄、胰管结石及胰腺假性囊肿等。治疗方法包括Oddi括约肌切开成型(EST)、鼻胆管和鼻胰管引流、胰管胆管支架植入、假性囊肿引流及EST联合体外震波碎石(ESWL)等,其远期效果较手术治疗差。

4.外科治疗

手术指征:(1)保守治疗不能缓解的顽固性疼痛;(2)胰管狭窄、胰管结石伴胰管梗阻;(3)并发胆道梗阻、十二指肠梗阻、胰源性门静脉高压、胰源性胸腹水及假性囊肿等;(4)不能排除恶性病变。

术式选择：手术治疗能否改善胰腺功能、延缓胰腺炎症进展及对手术时机的选择，目前尚缺乏充分的证据支持。应遵循个体化治疗原则，根据病因、胰腺及胰周脏器病变特点(炎性肿块、胰管扩张或结石、胆管或十二指肠梗阻)和术者经验等因素，主要针对各种外科并发症，选择制定合适的手术方案。

(七)随访

慢性胰腺炎确诊并经治疗后，部分患者病情可相对稳定，如病变持续进展可导致胰腺内、外分泌功能不全以及恶变等情况，建议定期随访。随访内容应包括病史询问、体格检查、影像学检查(超声、CT 等)和相关实验室检查(包括 HbAlC、胰酶及肿瘤标志物等)。

二、急性胰腺炎

急性胰腺炎(AP)是指多种病因引起的胰酶激活，继以胰腺局部炎症反应为主要特征，病情较重者可发生全身炎症反应综合征(SIRS)并可伴有器官功能障碍的疾病。

(一)病理分型、严重度分级及病程分期

1.病理分型

(1)间质水肿型胰腺炎：大多数 AP 患者由于炎性水肿引起弥漫性/局限性胰腺肿大，CT 表现为胰腺实质均匀强化，但胰周脂肪间隙模糊，可伴有胰周积液。

(2)坏死型胰腺炎：部分 AP 患者伴有胰腺实质和/或胰周组织坏死。胰腺灌注损伤和胰周坏死的演变需要数天，早期增强 CT 有可能低估胰腺及胰周坏死的程度，起病 1 周之后的增强 CT 更有价值。

2.严重程度分级

(1)轻症急性胰腺炎(MAP)：占 AP 的多数，不伴有器官功能衰竭及局部或全身并发症，通常在 1~2 周内恢复，病死率极低。

(2)中重症急性胰腺炎(MSAP)：伴有一过性(<48h)的器官功能障碍。早期死亡率低，后期如坏死组织合并感染，死亡率增高。

(3)重症急性胰腺炎(SAP)：约占 AP 的 5%~10%，伴有持续(>48h)的器官功能衰竭。SAP 早期病死率高，如后期合并感染则病死率更高。器官功能衰竭的诊断标准依据改良 Marshall 评分系统，任何器官评分≥2 分可定义存在器官功能衰竭(表 2-3)。

3.病程分期

(1)早期(急性期)：发病至 2 周，此期以 SIRS 和器官功能衰竭为主要表现，此期构成第一个死亡高峰，治疗的重点是加强重症监护、稳定内环境及器官功能保护治疗。

(2)中期(演进期)：发病 2 周至 4 周，以胰周液体积聚或坏死后液体积聚为主要变现。此期坏死灶多为无菌性，也可能合并感染。此期治疗的重点是感染的综合防治。

(3)后期(感染期)：发病 4 周以后，可发生胰腺及胰周坏死组织合并感染、全身细菌感染、深部真菌感染等，继而可引起感染性出血、消化道瘘等并发症。此期构成重症患者的第二个死亡高峰，治疗的重点是感染的控制及并发症的外科处理。

(二)临床表现

AP 的主要症状多为急性发作的持续性上腹部剧烈疼痛，常向背部放射，常伴有腹胀及恶心呕吐。临床体征轻症者仅表现为轻压痛，重症者可出现腹膜刺激征、腹水，偶见腰肋部皮

表2-3 改良 Marshall 评分系统

器官系统	评分				
	0	1	2	3	4
呼吸(PaO_2/FiO_2)	>400	01~400	201~300	01~200	≤101
肾脏 a					
血肌酐,μmol/L)	≤134	134~169	70~310	311~439	>439
(血肌酐,ms/d1)	≤1.4	1.4~1.8	1.9~3.6	3.6~4.9	>4.9
心血管(收缩压,mmHg)b	>90	<90,输液有应答	<90,输液无应答	<90,pH<7.3	<90,pH<7.2
非机械通气的患者,FiO_2可按以下估算:					
吸氧(L/min)			FiO_2(%)		
室内空气			21		
2			25		
4			30		
6~8			40		
9~10			50		

注:a 既往有慢性肾功能衰竭患者的评分依据基线肾功能进一步恶化的程度而定,对于基线血肌酐 134μmoL/L 或 1.4mg/dl 者尚无正式的修订方案;b 未使用正性肌力药物;1mmHg=0.133kPa

下淤斑征(Grey-Turner 征)和脐周皮下淤斑征(Cullen 征)。腹部因液体积聚或假性囊肿形成可触及肿块。可以并发一个或多个脏器功能障碍,也可伴有严重的代谢功能紊乱。

增强 CT 为诊断 AP 有效检查方法,Balthazar CT 评级(表2-4)、改良的 CT 严重指数评分(modified CTseverity index,MCTSI)(表2-5)常用于炎症反应及坏死程度的判断。B 超及腹腔穿刺对 AP 诊断有一定帮助。

表2-4 Balthazar CT 评级

CT 分级	Balthazar CT 表现
A 级	胰腺正常
B 级	胰腺局部或弥漫性肿大,但胰周正常
C 级	胰腺局部或弥漫性肿大,胰周脂肪结缔组织炎症性改变
D 级	胰腺局部或弥漫性肿大,胰周脂肪结缔组织炎症性改变,胰腺实质内或胰周单发性积液
E 级	广泛的胰腺内、外积液,包括胰腺和脂肪坏死,胰腺脓肿

表2-5 MCTSI 评分

特征	评分
胰腺炎症反应	
正常胰腺	0
胰腺和(或)胰周炎性改变	2
单发或多个积液区或胰周脂肪坏死	4
胰腺坏死	
无胰腺坏死	0
坏死范围≤30%	2
坏死范围>30%	4
胰外并发症,包括胸腔积液、腹水、血管或胃肠道受累等	2

注:MCTSI 评分为炎症反应与坏死评分之和

(三)诊断

临床上符合以下 3 项特征中的 2 项,即可诊断:(1)与 AP 相符合的腹痛;(2)血清淀粉酶和(或)脂肪酶活性至少高于正常上限值 3 倍;(3)腹部影像学检查符合 AP 影像学改变。

(四)全身及局部并发症

1.全身并发症

AP 病程进展过程中可引发全身性并发症,包括 SIRS、脓毒症、多器官功能障碍综合征(MODS)、多器官功能衰竭(MOF)及腹腔间隔室综合征(ACS)等。

2.局部并发症

(1)急性胰周液体积聚(APFC):发生于病程早期,表现为胰周或胰腺远隔间隙液体积聚,并缺乏完整包膜,可以单发或多发。

(2)急性坏死物积聚(ANC):发生于病程早期,表现为混合有液体和坏死组织的积聚,坏死物包括胰腺实质或胰周组织的坏死。

(3)包裹性坏死(WON):是一种包含胰腺和(或)胰周坏死组织且具有界限清晰炎性包膜的囊实性结构,多发生于 AP 起病 4 周后。

(4)胰腺假性囊肿:有完整非上皮性包膜包裹的液体积聚,起病后 4 周,假性囊肿的包膜逐渐形成。以上每种局部并发症存在无菌性及感染性两种情况。其中 ANC 和 WON 继发感染称为感染性坏死。

(五)治疗

1.病因治疗

(1)胆源性急性胰腺炎:胆石症是目前国内急性胰腺炎的主要致病因素,凡有胆道结石梗阻者需要及时解除梗阻,治疗方式包括经内镜或手术治疗。有胆囊结石的轻症急性胰腺炎患者,应在病情控制后尽早行胆囊切除术;而坏死性胰腺炎患者可在后期行坏死组织清除术时一并处理或病情控制后择期处理。

(2)高脂血症性急性胰腺炎:急性胰腺炎并静脉乳糜状血或血甘油三酯>11.3mmol/L 可明确诊断,需要短时间降低甘油三酯水平,尽量降至 5.65mmol/L 以下。这类患者要限用脂肪乳剂,避免应用可能升高血脂的药物。治疗上可以采用小剂量低分子肝素和胰岛素,或血脂吸附和血浆置换快速降脂。

(3)其他病因:高血钙性胰腺炎多与甲状旁腺功能亢进有关,需要行降钙治疗。胰腺解剖和生理异常、药物、胰腺肿瘤等原因引起者予以对应处理。

2.非手术治疗

(1)一般治疗:包括禁食、胃肠减压,药物治疗包括解痉、止痛、抑酸和胰酶抑制治疗,如生长抑素及其类似物或蛋白酶抑制剂等。

(2)液体复苏及重症监护治疗:液体复苏、维持水电解质平衡和加强监护治疗是早期治疗的重点,由于 SIRS 引起毛细血管渗漏综合征(CLS),导致血液成分大量渗出,造成血容量丢失与血液浓缩。复苏液首选乳酸林格液,对于需要快速复苏的患者可适量选用代血浆制剂。扩容治疗需避免液体复苏不足或过度,可通过动态监测中心静脉压或肺毛细血管楔压、心率、血压、尿量、红细胞比容及混合静脉血氧饱和度等作为指导。

(3)器官功能的维护治疗:①针对呼吸衰竭的治疗:给予鼻导管或面罩吸氧,维持氧饱和度在95%以上,动态监测血气分析结果,必要时应用机械通气。②针对急性肾功能衰竭的治疗:早期预防急性肾功能衰竭主要是容量复苏等支持治疗,稳定血流动力学;治疗急性肾功衰主要是连续肾脏替代疗法(CRRT)。③其他器官功能的支持:如出现肝功能异常时可予以保肝药物,急性胃黏膜损伤需应用质子泵抑制剂或 H,受体拮抗剂。

(4)营养支持:肠功能恢复前,可酌情选用肠外营养;一旦肠功能恢复,就要尽早进行肠内营养。采用鼻腔肠管或鼻胃管输注法,注意营养制剂的配方、温度、浓度和输注速度,并依据耐受情况进行调整。

(5)抗生素应用:AP 患者不推荐静脉使用抗生素以预防感染。针对部分易感人群(如胆道梗阻、高龄、免疫低下等)可能发生的肠源性细菌移位,可选择喹诺酮类、头孢菌素、碳青霉烯类及甲硝唑等行预防感染治疗。

(6)中药治疗:可以使用中医中药治疗促进胃肠功能恢复及胰腺炎症的吸收,包括理气攻下的中药内服、外敷或灌肠等。

3.腹腔间隔室综合征的治疗

MSAP 或 SAP 患者常合并腹腔间隔室综合征(ACS),当腹内压(IAP)>20mmHg 时常伴有新发器官功能衰竭,因而成为 MSAP 或 SAP 死亡的重要原因之一。IAP 压测定的简便、实用方法是经导尿管膀胱测压法,患者平卧,以耻骨联合作为 0 点,排空膀胱后,通过导尿管向膀胱内滴入 50ml 生理盐水,测得平衡时水柱的高度即为 IAP。ACS 的治疗原则是及时采用有效的措施缓解腹内压,包括胃肠道减压及导泻、镇痛镇静、使用肌松剂及床边血滤减轻组织水肿,B 超或 CT 引导下腹腔内与腹膜后引流减轻腹腔压力。不建议 AP 早期将 ACS 作为开腹手术的指征。

4.手术治疗

外科治疗主要针对胰腺局部并发症继发感染或产生压迫症状,如消化道梗阻、胆道梗阻等,以及胰瘘、消化道瘘、假性动脉瘤破裂出血等其他并发症。胰腺及胰周无菌性坏死积液无症状者无需手术治疗。

(1)胰腺/胰周感染性坏死的手术指征及时机:临床上出现脓毒血症,CT 检查出现气泡征,细针穿刺抽吸物涂片或培养找到细菌或真菌者,可诊断为感染性坏死,需考虑手术治疗。手术治疗应遵循延期原则,一旦判断坏死感染可立即行针对性抗生素治疗,严密观察抗感染的疗效,稳定者可延缓手术。B 超或 cT 导向下经皮穿刺引流(PCD)引流胰腺/胰周感染的脓液,缓解中毒症状,可作为手术前的过渡治疗。研究表明,早期手术治疗显著增加手术次数、术后并发症发生率及病死率。

(2)胰腺/胰周感染性坏死的手术方式:胰腺感染性坏死的手术方式可分为 PCD、内镜、微创手术和开放手术。微创手术主要包括小切口手术、视频辅助手术(腹腔镜、肾镜等)。开放手术包括经腹或经腹膜后途径的胰腺坏死组织清除并置管引流。对于有胆道结石患者,可考虑加做胆囊切除或胆总管切开取石,建议术中放置空肠营养管。胰腺感染性坏死病情复杂多样,各种手术方式须遵循个体化原则单独或联合应用。

(3)局部并发症的治疗原则:APFC 和 ANC:无症状者,无需手术治疗。症状明显,出现胃肠道压迫症状,影响肠内营养或进食者,或继发感染者,可在 B 超或 CT 引导下行 PCD 治疗,感染或压迫症状不缓解需进一步手术处理。WON:无菌性 WON,原则上不手术治疗,随访观察。发生感染时,可行 PCD 或手术治疗。胰腺假性囊肿:继发感染者治疗与 WON 相同,无症状,不作处理,随访观察;若体积增大出现压迫症状则需外科治疗。外科治疗方法以内引流手术为主,内引流手术可在腹腔镜下手术或开腹手术。

(4)其他并发症的治疗:胰瘘多由胰腺炎症、坏死、感染导致胰管破裂引起。胰瘘的治疗包括通畅引流和抑制胰腺分泌以及内镜和外科手术治疗。腹腔大出血时,条件具备的首选血管造影检查明确出血部位,如为动脉性(假性动脉瘤)出血则行栓塞术。未明确出血部位或栓塞失败者可考虑积极手术止血或填塞止血。同时做好凝血机制的监测和纠正。消化道瘘可来源于 AP 本身,但也可能与手术操作有关,以结肠瘘最为常见。治疗与肠瘘治疗原则相同,包括通畅引流及造口转流手术。

第三章　心血管系统

第一节 高血压

高血压是最常见的慢性病,是重要的心脑血管疾病危险因素,长期高血压可损伤重要脏器,如心、脑、肾的结构和功能,最终导致这些器官的功能衰竭。目前,我国高血压的患病率呈逐年升高趋势,高血压是我国人群脑卒中和冠心病发病及死亡的主要危险因素,所以,控制高血压可显著降低心脑血管病的发病及死亡风险。

一、定期测量血压

高血压的检出是提高人群高血压知晓率、治疗率和控制率("三率")的首要步骤,而我国目前的高血压防治现状,"三率"仍然较低。大多数高血压病人通常无自觉症状,长期的血压升高未得到控制可使病人发生心、脑、肾等器官损害,导致脑卒中、冠心病等事件,甚至死亡,可以说它是一种"慢性无声的杀手",所以,提高高血压的检出率至关重要,及时检出高血压,并给予早期的预防和治疗,才能最大程度地保护心、脑、肾等靶器官,降低心脑血管事件的发生率。

血压值是诊断与评估治疗水平、预后的主要依据,规范化的血压测量极其重要。对于普通健康成年人每 2 年至少测量 1 次血压,最好每年测量 1 次,对年龄≥35 岁的病人实行首诊血压测量制度。

对高血压易患人群,包括年龄≥55 岁,超重[体质量指数(BMI)24.0~27.9 千克/平方米]、肥胖(BMI≥28 千克/平方米)及腹型肥胖(男性腰围≥90 厘米,女性腰围≥85 厘米)人群,血压处在高值水平[收缩压 130~139 毫米汞柱和(或)舒张压 85~89 毫米汞柱]的人群,长期高盐饮食者,长期吸烟者,长期过量饮酒[白酒≥100 毫升(2 两/d)]者,以及有高血压家族史者,要求每半年测量 1 次血压。

二、综合评估

对高血压病人综合评估,根据其心血管总危险度决定治疗时机和措施。

1.高血压的诊断

中国高血压基层管理指南中对高血压的诊断标准指在未使用抗高血压药物的情况下,非同日 3 次测量血压,收缩压≥140 毫米汞柱和(或)舒张压≥90 毫米汞柱,可诊断为高血压。病人既往有高血压病史,现在正在服用抗高血压药物,即使血压值<140/90 毫米汞柱,仍诊断为高血压。

初次测量血压升高者,如为重度血压升高[收缩压≥180 毫米汞柱和(或)舒张压≥110 毫米汞柱],在安静休息后,并排除其他干扰因素,重复测量血压仍为重度升高者,可诊断为高血压;如为轻中度高血压[140 毫米汞柱≤收缩压<180 毫米汞柱和(或)90 毫米汞柱≤舒张压<110 毫米汞柱]者,建议于 1 个月内重复测量血压 2 次,若均达到高血压诊断标准,则诊断

为高血压;重复测量血压如未达到高血压诊断标准者,则增加血压的测量次数(每3~6个月至少1次);有条件者,可以进行动态血压监测或家庭血压自测。

目前,仍以诊室测得血压作为高血压诊断的主要依据。有条件者应同时采用动态血压或家庭血压来诊断高血压。动态血压白天平均值≥135/85毫米汞柱,或24小时平均值≥130/80毫米汞柱,可诊断为高血压;家庭血压≥135/85毫米汞柱可诊断为高血压。

在血压水平分级上,沿用之前版本指南的标准,对>18岁成年人的血压按不同水平分级,见表3-1。

表3-1   >18岁成年人的血压按不同水平分级

级别	血压水平(毫米汞柱)
正常血压	收缩压<120 和舒张压<80
正常高值血压	收缩压120~139 和(或)舒张压 80~89
高血压	收缩压≥140 和(或)舒张压≥90
1级高血压(轻度)	收缩压140~159 和(或)舒张压 90~99
2级高血压(中度)	收缩压160~179 和(或)舒张压 100~109
3级高血压(重度)	收缩压≥180 和(或)舒张压≥110
单纯收缩期高血压	收缩压≥140 和舒张压<90

注:如果收缩压与舒张压分属于不同级别时,以其中较高的级别为准;单纯收缩期高血压可按照收缩压的水平分为1、2、3级。

2.按影响高血压病人预后的因素进行危险程度分层

影响高血压病人预后的因素包括高血压病人的血压水平、心血管病的危险因素、靶器官损害及并存的临床疾病。

根据高血压病人血压水平、现存的危险因素、靶器官损害、并发的临床疾病进行危险分层,将病人分为低危、中危、高危三层,见表3-2。

表3-2   高血压的危险程度分层

分层	血压水平及危险因素
低危	1级高血压,且无其他危险因素
中危	2级高血压;1级高血压并伴 1~2个危险因素
高危	3级高血压;1级或2级高血压伴≥3个危险因素;任何级别高血压伴任何一项靶器官损害(如左心室肥厚、颈动脉内膜增厚或斑块、血肌酐轻度升高、眼底视乳头水肿、眼底出血等);任何级别高血压并存任何一项临床疾病(心脏病、脑血管病、肾脏病、糖尿病、周围血管病、视网膜病变等)

除了上述标准外,还应排除继发性高血压的可能。临床上约5%~10%的高血压病人为继发性高血压,常见的继发性高血压有:肾实质性疾病、肾血管疾病(如肾动脉狭窄)、原发性醛固酮增多症、皮质醇增多症、嗜铬细胞瘤、大动脉疾病(如主动脉缩窄)、睡眠呼吸暂停综合征及药物引起的高血压等。

下面几种情况应警惕继发性高血压的可能,应及时转至上级医院行进一步检查以明确诊断:①高血压发病年龄较年轻化,通常<30岁;②中、重度高血压病人;③降压治疗包括多种药物联合治疗效果差,且血压相对不容易控制;④有血尿、蛋白尿或有肾脏疾病史;⑤血压

升高伴肢体肌无力或麻痹,常呈周期性发作,或伴不明原因的低血钾;⑥阵发性高血压,发作时伴头痛、心动过速、面色苍白及出汗等;⑦上臂血压升高,而下肢血压不高或降低,双侧上肢血压差值>20毫米汞柱,股动脉等搏动减弱或不能触及,腹部或大动脉部位听诊有血管杂音;⑧夜间睡眠时打鼾并出现呼吸暂停;⑨长期口服避孕药或其他能使血压升高药物者。

3.对高血压病人的评估

对初次诊断为高血压的病人应通过全面详细地询问病史、系统的体格检查及完善各项相关的辅助检查后,找出影响预后的因素,并对高血压病人是否伴有其他心血管危险因素、靶器官损害及相关临床疾病做出评估。

(1)病史采集:①现病史:病人的年龄、性别,初次发现血压升高的时间,血压最高水平和一般水平,有哪些伴随症状,是否接受过降压药的治疗、降压药的使用情况及治疗反应,尤其注意有无继发性高血压的症状。②既往史:询问既往有无冠心病、心肌梗死、心力衰竭、脑血管病、周围血管病、肾脏疾病、糖尿病、痛风、血脂异常、支气管哮喘、睡眠呼吸暂停综合征等病史。③个人史:了解个人生活方式,包括饮食习惯(油脂、盐的摄入)和嗜好(吸烟、饮酒情况等),体力活动量、运动情况,体重变化;女性应注意询问其月经史及是否有使用避孕药的情况。④家族史:询问有无高血压、糖尿病、冠心病、血脂异常、脑卒中等疾病的家族史及相关家族成员的发病年龄、治疗情况等。⑤社会心理因素:包括家庭情况、工作情况、个人心理及文化程度。⑥药物治疗史:询问有无使用能使血压升高的药物,如避孕药、类固醇激素、滴鼻剂等。

(2)体格检查:①测量血压,注意老年人需同时测量坐位、立位血压;②测量身高、体重、腰围、臀围;③全面的心肺检查,尤其注意心率、心律;④其他必要的体检,如大动脉搏动及大血管杂音等。

(3)辅助检查:①常规检查:血常规(尤其注意血细胞计数、血红蛋白);尿常规(尤其注意尿白蛋白、尿糖和尿沉渣镜检);血生化,如血钾、空腹血脂[总胆固醇、低密度脂蛋白胆固醇(LDL-C)、高密度脂蛋白胆固醇(HDL-C)、甘油三酯]、空腹血糖、肾功能(主要是血肌酐)、肝功能、血尿酸;心电图。②选择性检查:有条件者可做24小时动态血压监测、超声心动图、颈动脉超声、胸部X线、眼底、餐后血糖、血同型半胱氨酸、尿白蛋白/肌酐、脉搏波传导速度等。

(4)评估有无靶器官损害:有以下症状或体征者提示可能存在靶器官损害,应行进一步检查。①心脏:心悸、胸痛、心脏杂音、下肢水肿。②脑:头晕、眩晕、感觉和运动异常。③眼:视力下降。④肾脏:眼睑浮肿、血尿、泡沫尿、夜尿增多、腹部肿块、腰部及腹部血管杂音。⑤周围血管:四肢血压不对称、脉搏异常、间歇性跛行、血管杂音、足背动脉搏动减弱。通过上述病史采集、体格检查及辅助检查的结果,对高血压病人进行综合、仔细、全面地评估,从而对高血压所带来的总体心血管风险有具体的了解,以便决定合理的治疗时机和措施。

三、合理用药

1.高血压治疗的目标

基本目标是使血压水平达标,最大限度地减少心脑血管病发病及死亡的总危险。血压达标的要求如下:

(1)目标血压:一般高血压病人血压降至<140/90毫米汞柱;老年(≥65岁)高血压病人的血压降至<150/90毫米汞柱,如果能耐受,可进一步降至<140/90毫米汞柱。一般来说,糖尿

病或慢性肾脏病病人的目标血压值可以再适当降低,目标血压值为<130/80毫米汞柱。

(2)高血压药物治疗的时机:高血压病人经初步诊断后,均应立即开始非药物治疗即生活方式干预,高危病人应立即开始使用降压药物治疗,中低危病人可分别随访3个月和1个月,如果多次测量血压仍≥140/90毫米汞柱,推荐开始使用降压药物治疗。

(3)血压达标的时间:在病人能耐受的情况下,推荐尽早使血压达标,并维持长期达标。在开始治疗2~4周后,观察血压是否达标,如达标,则继续目前治疗;如未达标,应及时调整治疗方案。对1、2级高血压病人,一般建议在治疗后4~12周达标;对于治疗耐受性差的病人或高龄老年病人,达标时间可根据具体情况适当延长。

2.非药物治疗

高血压一经诊断后,所有病人均应立即开始非药物治疗,进行生活方式干预并长期坚持,考虑到大多数病人需长期使用降压药物治疗,因此,提倡高血压病人要格外重视非药物治疗,因为非药物治疗是高血压治疗的基石,而药物治疗则是使血压达标的关键,二者相辅相成,缺一不可。非药物治疗包括倡导健康的生活方式,如低盐低脂饮食、规律适量的运动等,通过改善不利于身体和心理健康的行为习惯,达到降压目的,并降低其他心血管疾病的发病风险。研究证实,非药物治疗有明确的轻度降压作用,如超重或肥胖者体重减轻10千克,可使收缩压下降5~20毫米汞柱;限盐饮食(食盐每天小于6克),可使收缩压下降2~8毫米汞柱;同时,规律适量的运动及戒烟、限制饮酒等也均可使血压下降。特别强调限盐饮食是预防和治疗高血压的十分重要而有效的非药物治疗手段。对于高血压病人及易患人群,应尽早开始非药物治疗,进行生活方式及行为习惯的改善,并长期坚持。

3.药物治疗原则

(1)小剂量开始:初始治疗时通常采用较小的有效剂量,并根据需要逐步增加剂量或联合用药,以获得疗效而使不良反应最小为目的。但对于>2级的高血压病人,起始可用常规剂量。

(2)尽量用长效药物:尽可能使用每天给药1次而有24小时持续降压作用的长效药物,要求每天24小时血压控制在目标范围内,以有效减少靶器官损害。若使用中效或短效制剂,每天需给药2~3次,以达到平稳控制血压的目的。

(3)联合用药:可以采用两种或两种以上不同作用机制的降压药联合治疗,以使降压效果增大而不增加不良反应。>2级高血压或高于目标血压20/10毫米汞柱或高危病人要达到目标血压,常需联合治疗。

(4)个体化治疗:根据病人的具体情况、药物有效性和耐受性,兼顾病人经济条件及个人意愿,选用更适合该病人的降压药。

(5)常用的降压药种类:中国高血压基层管理指南推荐常用于降压的药物主要有以下五类:钙拮抗剂(CCB)、血管紧张素转换酶抑制剂(ACEI)、血管紧张素Ⅱ受体拮抗剂(ARB)、噻嗪类利尿药、β受体阻滞剂。以上五类降压药及固定低剂量复方制剂都可作为高血压初始及维持治疗的选择药物。必要时还可以选择α受体阻滞剂及其他类降压药。

钙拮抗剂(CCB):钙拮抗剂分为二氢吡啶类和非二氢吡啶类,前者以硝苯地平为代表,后者有维拉帕米和地尔硫?目前,应用较多的为二氢吡啶类钙拮抗剂。二氢吡啶类钙拮抗剂无绝对禁忌证,降压起效迅速,降压作用相对较强,疗效的个体差异性小,对糖脂代谢无明显影响。CCB类在我国抗高血压临床试验中的证据较多,均证实其可显著减少脑卒中事件的发生,推荐基层使用二氢吡啶类钙拮抗剂。CCB类适用于大多数类型的高血压,尤其适用于老年人高血压、单纯收缩期高血压、合并稳定型心绞痛、冠状动脉或颈动脉粥样硬化、周围血管病的病人,可单用或与其他类降压药联合使用。对于伴有心力衰竭或心动过速的病人,慎用二氢吡啶类钙拮抗剂,部分病人可有头痛、面部潮红、心率增快、下肢水肿等不良反应。

血管紧张素转换酶抑制剂(ACEI):降压作用明确,有较多的证据表明ACEI类降压药有保护靶器官的作用,适用于1~2级高血压,特别是对于高血压合并心功能不全、心肌梗死后、心房颤动、糖尿病肾病、非糖尿病肾病、蛋白尿/微量白蛋白尿、糖耐量异常、代谢综合征的病人更加有益。该类药物起效缓慢,3~4周时达最大作用,对糖脂代谢无不良影响,可与小剂量噻嗪类利尿剂或二氢吡啶类钙拮抗剂合用。需注意咳嗽及血管神经性水肿等不良反应,双侧肾动脉狭窄、妊娠、高血钾者禁用。

血管紧张素Ⅱ受体拮抗剂(ARB):降压作用明确,同样具有保护靶器官的作用,适用于1~2级高血压,治疗对象基本同ACEI类降压药,主要优点是与药物有关的不良反应较少,一般不引起咳嗽,可用于ACEI引起的咳嗽而不能耐受者。起效缓慢,作用持久而平稳,对糖脂代谢无不良影响,可以与小剂量噻嗪类利尿剂或二氢吡啶类钙拮抗剂合用。禁忌证同ACEI。

噻嗪类利尿剂:降压作用明确,起效平稳、缓慢、持续时间较长,小剂量噻嗪类利尿剂适用于1~2级高血压或脑卒中的二级预防,也是难治性高血压的基础用药之一,代表药物为氢氯噻嗪。对单纯收缩期高血压、盐敏感性高血压、合并肥胖或糖尿病、合并心力衰竭及老年高血压病人有益。可与ACEI或ARB、钙拮抗剂合用。小剂量噻嗪类利尿剂对糖脂代谢无明显影响,大剂量利尿剂可能会对血钾、尿酸及糖代谢产生一定影响,要注意监测血钾、血糖及尿酸。痛风为其禁忌证。

β受体阻滞剂:分为选择性、非选择性和兼有α受体拮抗三类。降压作用明确,起效迅速,小剂量β受体阻滞剂适用于高血压伴心绞痛、心肌梗死后、慢性心力衰竭、快速性心律失常或心率偏快(心率≥80次/分钟)的1~2级高血压病人。此外,对心血管病高危病人具有预防猝死的作用。可与二氢吡啶类钙拮抗剂合用。慎用于慢性阻塞性肺疾病、糖耐量异常者或运动员。支气管哮喘、病窦综合征及房室传导阻滞病人禁用。大剂量长期使用会对糖脂代谢产生影响,但高选择性β受体阻滞剂可减轻对糖脂代谢的影响。注意乏力、心动过缓等不良反应,糖尿病病人使用时可能增加胰岛素抵抗及掩盖和延长低血糖反应,亦需引起重视;不可突然停药,以免发生撤药综合征。

(6)降压药的联合应用:很多病人一经诊断为高血压,尤其是>2级高血压或血压高于目标值20/10毫米汞柱或高危病人,常需要两种或两种以上降压药物联合治疗,才能使血压得到较好的控制。

五大类降压药物的联合应用可以有多种多样的组合,优先推荐以下6种组合方案:①二氢吡啶类钙拮抗剂和ACEI;②二氢吡啶类钙拮抗剂和ARB;③ACEI和小剂量噻嗪类利尿剂;④ARB和小剂量噻嗪类利尿剂;⑤二氢吡啶类钙拮抗剂和小剂量噻嗪类利尿剂;⑥二氢吡啶钙拮抗剂和小剂量β受体阻滞剂。

联合用药是指采用不同种类的降压药进行组合应用,应避免同种类降压药的组合。许多中、重度或难治性高血压病人常需要联用3~4种药物。相关指南中,推荐的3种降压药联合方案为:二氢吡啶钙拮抗剂和ACEI或ARB和小剂量噻嗪类利尿剂。必要时可加用β受体阻滞剂、α受体阻滞剂、中枢作用药等。一般不主张ACEI与ARB联合使用治疗普通高血压。

联合用药方式可采取各药的按需剂量配比处方,也可采用固定低剂量复方制剂,采用固定低剂量复方制剂,其优点是使用方便,可提高病人服药依从性,应用时需注意其相应组成成分的禁忌证和不良反应。

4.选择合适的降压药

在制定长期的抗高血压药物治疗方案时,应充分考虑病人的经济承受能力,对于高血压病人,需要长期甚至终身服用降压药物,降压药的选择应根据病人的病情、经济状况及意愿,选择合适的降压药。

我国传统固定复方制剂有明确的降压作用且价格低廉,可作为基层降压药的一种选择。我国常用的复方制剂有复方利血平(复方降压片)、复方利血平氨苯蝶啶片(降压0号)、珍菊降压片等。在使用传统固定复方制剂时,要明确其组成成分的禁忌证和可能出现的不良反应。

5.综合干预及相关治疗

高血压病人常同时伴有多种危险因素,或并存其他临床疾病,所以,在控制高血压的同时,应充分考虑病人的总体心血管风险,并实行综合干预。尤其对有吸烟、血脂异常症、高同型半胱氨酸血症、肥胖等危险因素的病人进行综合干预;对高血压伴有冠心病、脑血管病、肾脏病、糖尿病的病人进行相关治疗。也要注意高血压病人心率增快对心血管事件的影响。

(1)高血压的调脂治疗:在改善不良生活方式及行为习惯的基础上,适度给予调脂治疗,仍首选他汀类药物,具体如下。①高血压伴血总胆固醇水平持续升高(≥6.2毫摩尔每升),考虑开始他汀类调脂治疗,治疗目标是总胆固醇<5.2毫摩尔每升。②高血压伴冠心病、糖尿病、缺血性脑卒中、周围血管病,血总胆固醇≥5.2毫摩尔每升(LDL-C≥3.4毫摩尔每升),即开始他汀类调脂治疗,治疗目标是总胆固醇<4.1毫摩尔每升(LDL-C<2.6毫摩尔每升)。③高血压伴心肌梗死,血总胆固醇≥4.1毫摩尔每升(LDL-C≥2.6毫摩尔每升),即开始他汀类调脂治疗,治疗目标是总胆固醇<3.1毫摩尔每升(LDL-C<2.1毫摩尔每升)。使用他汀类调脂药物治疗的病人,应注意肝、肾功能异常及肌肉疼痛等不良反应,必要时定期检测肝功能、肾功能、肌酸激酶等指标。

(2)高血压的抗血小板治疗:大量临床研究证实,阿司匹林在心血管病的二级预防中作用明确,可有效降低心血管事件的风险。对于高血压伴缺血性心脑血管疾病(冠心病、缺血性脑卒中、周围血管病)的病人,推荐给予小剂量(75~100毫克/天)阿司匹林治疗,进行二级预防;对于缺血性心血管疾病高风险者、伴靶器官损害、合并慢性肾脏病及糖尿病的病人,可用小剂量阿司匹林进行一级预防;对于出血倾向较高的病人,需慎用阿司匹林,具有活动性消化性溃疡者不建议用阿司匹林。高血压病人须在血压水平控制在安全范围内(血压<160/100毫米汞柱)以后,开始给予抗血小板治疗,否则可能增加出血风险。

(3)高血压伴糖尿病病人的降糖治疗:对于高血压伴2型糖尿病的病人,应强调加强生活方式干预,糖尿病饮食及规律运动;在合理使用降压药,积极控制高血压的同时,应规范使用降糖药。高血压伴糖尿病病人的血糖控制目标值为:空腹血糖4.4~7.0毫摩尔每升;非空腹血糖<10.0毫摩尔每升;糖化血红蛋白(HbA1c)控制在<7.0%。

6.特殊人群的处理

特殊人群高血压包括高血压合并冠心病、心力衰竭、脑血管病、慢性肾脏病、糖尿病、周围血管病,以及老年高血压、单纯收缩期高血压、妊娠高血压、难治性高血压、高血压急症等。

建议应根据高血压特殊人群的各自特点,采取有针对性、适宜的降压治疗方案,选用更合适这类人群的降压药,力求平稳有效地降压,同时处理好并存的其他相关情况。

(1)高血压合并冠心病心绞痛:常用β受体阻滞剂或长效钙拮抗剂;高血压合并心肌梗死后的病人,首选β受体阻滞剂、ACEI,或加用醛固酮拮抗剂。如果冠心病病人的舒张压<60毫米汞柱,此时降压须谨慎,避免诱发心肌缺血。

(2)高血压伴心力衰竭:首选ACEI或ARB类药物、利尿剂、β受体阻滞剂。

(3)脑血管病后的高血压:降压药物常选用利尿剂、钙拮抗剂、ACEI或ARB。

(4)高血压伴慢性肾脏病:一般首选ACEI或ARB,必要时加用袢利尿剂或长效钙拮抗剂。

(5)高血压伴糖尿病:首选ACEI或ARB,如单用ACEI或ARB未能使血压达标,还可加用钙拮抗剂或小剂量噻嗪类利尿剂或小剂量β受体阻滞剂,同时要积极控制血糖。

(6)高血压合并周围血管疾病:常用钙拮抗剂等。

(7)老年(≥65岁)高血压:常伴有多种危险因素、靶器官损害或临床疾病,较易发生体位性低血压,应根据病人的耐受程度逐步使血压达标。治疗前后应测量坐、立位血压。降压目标为:收缩压<150毫米汞柱,如能耐受,可进一步降至<140毫米汞柱,舒张压<90毫米汞柱;对于≥80岁的高龄老年人,血压目标<150/90毫米汞柱即可。对于单纯收缩期高血压的老年病人,初始可用小剂量钙拮抗剂或利尿剂。若舒张压<60毫米汞柱,收缩压<150毫米汞柱,可观察,暂不用降压药;若舒张压<60毫米汞柱,收缩压≥150毫米汞柱,可谨慎用小剂量降压药,如小剂量利尿剂、钙拮抗剂、ACEI或ARB等。

(8)难治性高血压:需多种药物联合降压,常用长效钙拮抗剂、利尿剂、ACEI或ARB、β受体阻滞剂等联合治疗,必要时还可加用螺内酯和(或)α受体阻滞剂。

(9)高血压急症:应立即转至上级医院诊治,有条件的单位可做简单的急救后转诊。

四、预防和教育

高血压的预防和教育十分重要,应提高群众对高血压的预防意识,使群众意识到高血压的危害和防治高血压的重要性。对公众、高血压易患人群及高血压病人进行健康教育,能够对高血压的发生、发展起到一定的预防和控制作用,并提高高血压病人治疗的依从性。

(1)针对公众:倡导发展政策,为防治高血压工作的实施创造有利环境,对公众实行高血压及其危险因素的健康教育,使其改变不良生活方式和行为习惯,倡导公众定期测量血压并知晓自己的血压,防止高血压的发生。

(2)针对高血压易患人群:应尽早采取生活方式干预,对高血压的危险因素进行控制,定期监测血压,以便能够做到高血压的早期发现、早期诊断和早期治疗。尤其对血压在高值水平(130~139/85~89毫米汞柱)、超重/肥胖、长期高盐饮食、长期吸烟、过量饮酒者进行重点教育,使其意识到高血压的危害和可预防性,积极控制存在的危险因素,以最大限度地预防高血压的发生。

(3)针对高血压病人:应定期随访并监测血压。长期甚至终身坚持高血压的非药物治疗和药物治疗,努力使血压达标,控制并存的危险因素,如同时存在靶器官损害或临床疾病,应积极治疗,合理控制体重、血脂、血糖等指标,最大程度降低致残率及死亡率。

第二节　心力衰竭

心力衰竭(简称心衰)是由于任何心脏结构或功能异常导致心室充盈或射血能力受损的一组复杂临床综合征,其主要临床表现为呼吸困难和乏力(活动耐量受限),以及液体潴留(肺淤血和外周水肿)。心衰为各种心脏疾病的严重和终末阶段,发病率高,是当今最重要的心血管病之一。据我国部分地区 42 家医院,对 10 714 例心衰住院病例回顾性调查发现,其病因以冠心病居首,其次为高血压,而风湿性心脏瓣膜病比例则下降;各年龄段心衰病死率均高于同期其他心血管病,其主要死亡原因依次为左心功能衰竭(59%)、心律失常(13%)和猝死(13%)。

依据左心室射血分数(LVEF),心衰可分为 LVEF 降低的心衰(HF-REF)和 LVEF 保留的心衰(HF-PEF)。一般来说,HF-REF 指传统概念上的收缩性心衰,而 HF-PEF 指舒张性心衰。LVEF 保留或正常的情况下收缩功能仍可能是异常的,部分心衰患者收缩功能异常和舒张功能异常可以共存。LVEF 是心衰患者分类的重要指标,也与预后及治疗反应相关。根据心衰发生的时间、速度、严重程度可分为慢性心衰和急性心衰。在原有慢性心脏疾病基础上逐渐出现心衰症状、体征的为慢性心衰。慢性心衰症状、体征稳定 1 个月以上称为稳定性心衰。慢性稳定性心衰恶化称为失代偿性心衰,如失代偿突然发生则称为急性心衰。急性心衰的另一种形式为心脏急性病变导致的新发心衰。

心衰的主要发病机制之一为心肌病理性重构,导致心衰进展的两个关键过程,一是心肌死亡(坏死、凋亡、自噬等)的发生,如急性心肌梗死(AMI)、重症心肌炎等,二是神经内分泌系统过度激活所致的系统反应,其中肾素-血管紧张素-醛固酮系统(RAAS)和交感神经系统过度兴奋起着主要作用。切断这两个关键过程是心衰有效预防和治疗的基础。

根据心衰发生发展的过程,从心衰的危险因素进展成结构性心脏病,出现心衰症状,直至难治性终末期心衰,可分成前心衰(A)、前临床心衰(B)、临床心衰(C)和难治性终末期心衰(D)4 个阶段(表 3-1)。这 4 个阶段不同于纽约心脏协会(NYHA)的心功能分级。心衰是一种慢性、自发进展性疾病,很难根治,但可预防。心衰的阶段划分正是体现了重在预防的概念,其中预防患者从阶段 A 进展至阶段 B,即防止发生结构性心脏病,以及预防从阶段 B 进展至阶段 C,即防止出现心衰的症状和体征,尤为重要。

慢性心衰的治疗自 20 世纪 90 年代以来已有重大的转变:从旨在改善短期血液动力学状态转变为长期的修复性策略,以改变衰竭心脏的生物学性质;从采用强心、利尿、扩血管药物转变为神经内分泌抑制剂,并积极应用非药物的器械治疗。心衰的治疗目标不仅是改善症状、提高生活质量,更重要的是针对心肌重构的机制,防止和延缓心肌重构的发展,从而降低心衰的病死率和住院率。

表 3-3 心衰发生发展的各阶段

阶段	定义	患病人群
A(心衰前阶段)	心衰的高发危险人群,但目前尚无心脏的结构或功能异常,也无心衰的症状和(或)体征	主要指高血压病、冠心病、糖尿病 等,也包括肥胖、代谢综合征等最终可累及心脏的、近年来的流行病,此外还有应用心脏毒性药物的病史、酗酒史、风湿热史,或心肌病家族史等患者
B(临床前心衰阶段)	患者从无心衰的症状和(或)体征,但已发展成结构性心脏病	左室肥厚、无症状瓣膜性心脏病、以往有心肌梗死史等患者,或 NYHA 心功能 I 级。
C(临床心衰阶段)	患者已有基础的结构性心脏病,以往或目前有心衰的症状和(或)体征;或目前虽无心衰的症状和(或)体征,但以往曾因此治疗过	有结构性心脏病伴气短、乏力、运动耐量下降者等。包括 NYHA II、III 级和部分 IV 级心功能患者
D(难治性终末期心衰阶段)	患者有进行性结构性心脏病,虽经积极的内科治疗,休息时仍有症状,且需要特殊干预	因心衰须反复住院,且不能安全出院者;须长期静脉用药者;等待心脏移植者;应用心脏机械辅助装置者;也包括部分 NYHA IV 级心功能患者

一、慢性心衰患者的临床评估

(一)临床状况评估

1.判断心脏病的性质及程度

(1)病史、症状及体征:详细的病史采集及体格检查可提供各种心脏疾病的病因线索。心衰患者多因下列 3 种原因之一就诊:运动耐量降低、液体潴留以及其他心原性或非心原性疾病,均会有相应症状和体征门。接诊时要评估容量状态及生命体征,监测体质量,估测颈静脉压,了解有无水肿、夜间阵发性呼吸困难以及端坐呼吸。

(2)心衰的常规检查:是每位心衰患者都应当做的检查,包括以下几方面。

二维超声心动图及多普勒超声:可用于:①诊断心包、心肌或心瓣膜疾病。②定量分析心脏结构及功能各指标。③区别舒张功能不全和收缩功能不全。④估测肺动脉压。⑤为评价治疗效果提供客观指标。LVEF 可反映左心室功能,初始评估心衰或有可疑心衰症状患者均应测量,如临床情况发生变化或评估治疗效果、考虑器械治疗时,应重复测量。不推荐常规反复监测。推荐采用改良 Simpson 法,其测量的左心室容量及 LVEF,与造影或尸检结果比较相关性较好。

心电图:可提供既往心肌梗死(MI)、左心室肥厚、广泛心肌损害及心律失常等信息。可判断是否存在心脏不同步,包括房室、室间和(或)室内运动不同步。有心律失常或怀疑存在无症状性心肌缺血时应作 24h 动态心电图。

实验室检查:全血细胞计数、尿液分析、血生化(包括钠、钾、钙、血尿素氮、肌酐、肝酶和胆红素、血清铁/总铁结合力)、空腹血糖和糖化血红蛋白、血脂及甲状腺功能等,应列为常规。对某些特定心衰患者应进行血色病或 HIV 的筛查,在相关人群中进行风湿性疾病、淀粉样变性、嗜铬细胞瘤的诊断性检查。

生物学标志物:①血浆利钠肽[B 型利钠肽(BNP)或 N 末端 B 型利钠肽原(NT-proBNP)]测定:可用于因呼吸困难而疑为心衰患者的诊断和鉴别诊断,BNP<35ng/L,NT-proBNP<125ng/L 时不支持慢性心衰诊断,其诊断敏感性和特异性低于急性心衰时。利钠肽可用来评

估慢性心衰的严重程度和预后。②心肌损伤标志物:心脏肌钙蛋白(cTn)可用于诊断原发病如AMI,也可以对心衰患者作进一步的危险分层。③其他生物学标志物:纤维化、炎症、氧化应激、神经激素紊乱及心肌和基质重构的标记物已广泛应用于评价心衰的预后,如反映心肌纤维化的可溶性 ST2 及半乳糖凝集素-3 等指标在慢性心衰的危险分层中可能提供额外信息。

X 线胸片:可提供心脏增大、肺淤血、肺水肿及原有肺部疾病的信息。

(3)心衰的特殊检查:用于部分需要进一步明确病因的患者,包括:

心脏核磁共振(CMR):CMR 检测心腔容量、心肌质量和室壁运动准确性和可重复性较好。经超声心动图检查不能做出诊断时,CMR 是最好的替代影像检查。疑诊心肌病、心脏肿瘤(或肿瘤累及心脏)或心包疾病时,CMR 有助于明确诊断,对复杂性先天性心脏病患者则是首选检查。

冠状动脉造影:适用于有心绞痛、MI 或心脏停搏史的患者,也可鉴别缺血性或非缺血性心肌病。

核素心室造影及核素心肌灌注和(或)代谢显像:前者可准确测定左心室容量、LVEF 及室壁运动。后者可诊断心肌缺血和心肌存活情况,并对鉴别扩张型心肌病或缺血性心肌病有一定帮助。

负荷超声心动图:运动或药物负荷试验可检出是否存在可诱发的心肌缺血及其程度,并确定心肌是否存活。对于疑为 HF-PEF、静息舒张功能参数无法作结论的患者,也可采,EH 舒张性心功能负荷试验,有一定辅助诊断价值。

经食管超声心动图:适用于经胸超声窗不够而 CMR 不可用或有禁忌证时,还可用于检查左心耳血栓,但有症状心衰患者宜慎用该检查。

心肌活检:对不明原因的心肌病诊断价值有限,但有助于区分心肌炎症性或浸润性病变。

2.判断心衰的程度

(1)NYHA 心功能分级(表 3-2):心衰症状严重程度与心室功能的相关性较差,但与生存率明确相关,而轻度症状的患者仍可能有较高的住院和死亡的绝对风险。

(2)6min 步行试验:用于评定患者的运动耐力。6min 步行距离<150m 为重度心衰,150~450m 为中度心衰,>450m 为轻度心衰。

表 3-4　　NYHA 心功能分级

分级	症状
Ⅰ级	活动不受限。日常体力活动不引起明显的气促、疲乏或心悸
Ⅱ级	活动轻度受限制。休息时无症状,日常活动可引起明显的气促、疲乏或心悸
Ⅲ级	活动明显受限制。休息时可无症状,轻于日常活动即引起显著的气促、疲乏或心悸
Ⅳ级	休息时也有症状,稍有体力活动症状即加重。任何体力活动均会引起不适。如无需静脉给药,可在室内或床边活动者为Ⅳa 级,不能下床并需静脉给药支持者为Ⅳb 级

3.判断液体潴留及其严重程度

对应用和调整利尿剂治疗十分重要。短时间内体质量增加是液体潴留的可靠指标。其他征象包括颈静脉充盈、肝颈静脉回流征阳性、肺和肝脏充血(肺部啰音、肝脏肿大),以及水肿如下肢和骶部水肿、胸腔积液和腹水。

4.其他生理功能评价

(1)有创性血液动力学检查:主要用于严重威胁生命,对治疗反应差的泵衰竭患者,或需对呼吸困难和低血压休克作鉴别诊断的患者。

(2)心脏不同步检查:心衰常并发心脏传导异常,导致房室、室间和(或)室内运动不同步,心脏不同步可严重影响左心室收缩功能。通常用超声心动图来判断心脏不同步。

(二)心衰治疗评估

1.治疗效果的评估

(1)NYHA 心功能分级:可用来评价心衰治疗后症状的变化。

(2)6min 步行试验:可作为评估运动耐力和劳力性症状的客观指标,或评价药物治疗效果。

(3)超声心动图:LVEF 和各心腔大小改变可为评价治疗效果提供客观指标。

(4)利钠肽测定:动态测定能否用来指导心衰治疗,尚有争论,临床研究的结果也不一致。中等质量证据显示利钠肽指导治疗可以降低<75 岁患者的病死率,降低中期(9~15 个月)心衰住院风险,故可作为评价治疗效果的一种辅助方法。虽然利钠肽在治疗过程中下降则病死率和住院率风险均下降,但需注意,某些晚期心衰患者利钠肽水平可能正常,或因肥胖及 HF-PEF 存在假性正常的利钠肽水平。联合多项生物指标检测的策略可能对指导心衰治疗有益。

(5)生活质量评估:心衰患者的治疗目标之一为改善生活质量(QOL)。QOL 评分对住院或非住院心衰患者的生存率有预测价值。QOL 量表分为普适性量表和疾病特异性量表。最常用的普适性量表为 36 条简明健康问卷(SF-36)。疾病特异性量表中较常用的有明尼苏达心衰生活质量量表(MLHFQ)和堪萨斯城心肌病患者生活质量量表(KCCQ)。哪种类型量表更适用于慢性心衰患者尚无定论。有研究显示 SF-36 联合 MLHFQ 可预测心衰患者的短期及长期病死率。

2.疾病进展的评估

综合评价疾病进展包括:

(1)症状恶化(NYHA 分级加重);

(2)因心衰加重需要增加药物剂量或增加新的药物;

(3)因心衰或其他原因需住院治疗;

(4)死亡。病死率尤其全因死亡率是评估预后的主要指标,大型临床试验设计均以生存率来评价治疗效果,已对临床实践产生重要影响。

住院事件在临床和经济效益方面最有意义,故晚近的临床研究中均已将住院率列为评估疾病进展及预后的又一个主要指标。

3.预后的评定

以下临床参数有助于判断心衰的预后和存活 LVEF 下降、NYHA 分级恶化、低钠血症及其程度、运动峰耗氧量减少、血球压积容积降低、心电图 QRS 增宽、慢性低血压、静息心动过速、肾功能不全[血肌酐升高、估算的肾小球滤过率(eGFR)降低]、不能耐受常规治疗,以及难治性容量超负荷。此外,心衰住院期间 BNP 和(或)NT-proBNP 水平显著升高或居高不降,或降幅<30%,均预示再住院和死亡风险增加口。其他标志物如可溶性 ST2 和半乳糖凝集素-3 对利钠肽的预后评估作用有一定的补充价值。

二、慢性 HF-REF 的治疗

(一)一般治疗

1.去除诱发因素

各种感染(尤其上呼吸道和肺部感染)、肺梗死、心律失常[尤其伴快速心室率的心房颤动(房颤)]、电解质紊乱和酸碱失衡、贫血、肾功能损害、过量摄盐、过度静脉补液以及应用损害心肌或心功能的药物等均可引起心衰恶化,应及时处理或纠正。

2.监测体质量

每日测定体质量以早期发现液体潴留非常重要。如在 3d 内体质量突然增加 2kg 以上,应考虑患者已有钠、水潴留(隐性水肿),需要利尿或加大利尿剂的剂量。

3.调整生活方式

(1)限钠:对控制 NYHAⅢ~Ⅳ级心衰患者的充血症状和体征有帮助。心衰急性发作伴有容量负荷过重的患者,要限制钠摄入<2g/d。一般不主张严格限制钠摄入和将限钠扩大到轻度或稳定期心衰患者,因其对肾功能和神经体液机制具有不利作用,并可能与慢性代偿性心衰患者预后较差相关。关于每日摄钠量及钠的摄入是否应随心衰严重程度等做适当变动,尚不确定。

(2)限水:严重低钠血症(血钠<130mmol/L)患者液体摄入量应<2L/d。严重心衰患者液量限制在 1.5~2.0L/d 有助于减轻症状和充血。轻中度症状患者常规限制液体并无益处。

(3)营养和饮食:宜低脂饮食,戒炳,肥胖患者应减轻体质量。严重心衰伴明显消瘦(心脏恶病质)者,应给予营养支持。

(4)休息和适度运动:失代偿期需卧床休息,多做被动运动以预防深部静脉血栓形成。临床情况改善后在不引起症状的情况下,鼓励体力活动,以防止肌肉"去适应状态"(废用性萎缩)。NYHAⅡ~Ⅲ级患者可在康复专业人员指导下进行运动训练,能改善症状、提高生活质量。

4.心理和精神治疗

抑郁、焦虑和孤独在心衰恶化中发挥重要作用,也是心衰患者死亡的重要预后因素。综合性情感干预包括心理疏导可改善心功能,必要时酌情应用抗焦虑或抗抑郁药物。

5.氧气治疗

氧气治疗可用于急性心衰,对慢性心衰并无指征。无肺水肿的心衰患者,给氧可导致血液动力学恶化,但对心衰伴睡眠呼吸障碍者,无创通气加低流量给氧可改善睡眠时低氧血症。

(二)药物治疗

1.利尿剂

利尿剂通过抑制肾小管特定部位钠或氯的重吸收,消除心衰时的水钠潴留。在利尿剂开始治疗后数天内就可降低颈静脉压,减轻肺淤血、腹水、外周水肿和体质量,并改善心功能和运动耐量。心衰干预试验均同时应用利尿剂作为基础治疗。试图用血管紧张素转换酶抑制剂(ACEI)替代利尿剂的试验均导致肺和外周淤血。这些观察表明,对于有液体潴留的心衰患者,利尿剂是唯一能充分控制和有效消除液体潴留的药物,是心衰标准治疗中必不可少的组成部分,但单用利尿剂治疗并不能维持长期的临床稳定。合理使用利尿剂是其他治疗心衰药物取得成功的关键因素之一。如利尿剂用量不足造成液体潴留,会降低对 ACEI 的反应,增加使用 β 受体阻滞剂的风险。另一方面,不恰当的大剂量使用利尿剂则会导致血容量不足,增加发生低血压、肾功能不全和电解质紊乱的风险。

上述均充分说明,恰当使用利尿剂是各种有效治疗心衰措施的基础。

(1)适应证:有液体潴留证据的所有心衰患者均应给予利尿剂。

(2)应用方法:从小剂量开始,逐渐增加剂量直至尿量增加,体质量每天减轻 0.5~1.0kg 为宜。一旦症状缓解、病情控制,即以最小有效剂量长期维持,并根据液体潴留的情况随时调整剂量(表 3-5)。每天体质量的变化是最可靠的监测利尿剂效果和调整利尿剂剂量的指标。

表 3-5 慢性 HF-REF 常用利尿剂及其剂量

药物		起始剂量	每天最大剂量	每天常用剂量
襻利尿剂				
	呋塞米	20~40mg,1 次/d	120~160mg	20~80mg
	布美他尼	0.5~1.0mg	6~8mg	1~4mg
	托拉塞米	10mg,1 次/d	100mg	10~40mg
噻嗪类利尿剂				
	氢氯噻嗪	12.5~25.0mg,1~2 次/d	100mg	25~50mg
	美托拉宗	2.5mg,1/d	20mg	2.5~10.0mg
	吲达帕胺 [a]	2.5mg,1 次/d	5mg	2.5~5.0mg
保钾利尿剂				
	阿米洛利	2.5mg[b]/5.0mg[c],1 次/d	20mg	5~10mg
	氨苯喋啶	25mg[b]/50mg[c]	200	100mg[b]/200mg[c]
血管加压素 V2 受体拮抗剂				
	托伐普坦	7.5~15mg,1 次/d	60mg	7.5~30mg

注:[a] 吲达帕胺是非噻嗪类磺胺类药物,[b] 与血管紧张素转换酶抑制剂(ACEI)或血管紧张素受体拮抗剂(ARB)合用时的剂量,[c] 不与 ACEI 或 ARB 合用时的剂量

制剂的选择:常用的利尿剂有襻利尿剂和噻嗪类利尿剂。首选襻利尿剂如呋塞米或托拉塞米,特别适用于有明显液体潴留或伴有肾功能受损的患者。呋塞米的剂量与效应呈线性关系,剂量不受限制,但临床上也不推荐很大剂量。噻嗪类仅适用于有轻度液体潴留、伴有高血压而肾功能正常的心衰患者。氢氯噻嗪 100mg/d 已达最大效应(剂量.效应曲线已达平台期),再增量也无效。新型利尿剂托伐普坦是血管加压素 V2 受体拮抗剂,具有仅排水不利钠的的作用,伴顽固性水肿或低钠血症者疗效更显著。

(3)不良反应:电解质丢失较常见,如低钾血症、低镁血症、低钠血症。低钠血症时应注意区别缺钠性低钠血症和稀释性低钠血症,后者按利尿剂抵抗处理。利尿剂的使用可激活内源性神经内分泌系统,特别是 RAAS 系统和交感神经系统,故应与 ACEI 或血管紧张素受体拮抗剂(ARB)以及 β 受体阻滞剂联用。出现低血压和肾功能恶化,应区分是利尿剂不良反应,还是心衰恶化或低血容量的表现。

2.ACEI

ACEI 是被证实能降低心衰患者病死率的第一类药物,也是循证医学证据积累最多的药

物,是公认的治疗心衰的基石和首选药物。

(1)适应证:所有 LVEF 下降的心衰患者必须且终身使用,除非有禁忌证或不能耐受。阶段 A 为心衰高发危险人群,应考虑用 ACEI 预防心衰。

(2)禁忌证:曾发生致命性不良反应如喉头水肿,严重肾功能衰竭和妊娠妇女。以下情况慎用:双侧肾动脉狭窄,血肌酐>265.2μmol/L(3mg/d1),血钾>5.5mmoL/L,伴症状性低血压(收缩压<90mmHg,1mmHg=0.133kPa),左心室流出道梗阻(如主动脉瓣狭窄,肥厚型梗阻性心肌病)等。

(3)制剂和剂量:参见表 3-6。

表 3-6   慢性 HF-REF 常用的 ACEI 及其剂量

药物	起始剂量	目标剂量
卡托普利	6.25mg,3 次/d	50mg,3 次/d
依那普利	2.5mg,2 次/d	10mg,2 次/d
福辛普利	5mg,1 次/d	20~30mg,1 次/d
赖诺普利	5mg,1 次/d	20~30mg,1 次/d
培哚普利	2mg,1 次/d	4~8mg,1 次/d
雷米普利	2.5mg,1 次/d	10mg,1 次/d
贝那普利	2.5mg,1 次/d	10~20mg,1 次/d

(4)应用方法:从小剂量开始,逐渐递增,直至达到目标剂量,一般每隔 1~2 周剂量倍增 1 次。滴定剂量及过程需个体化。调整到合适剂量应终生维持使用,避免突然撤药。应监测血压、血钾和肾功能,如果肌酐增高>30%,应减量,如仍继续升高,应停用。

(5)不良反应:常见有两类:①与血管紧张素Ⅱ(AngⅡ)抑制有关的,如低血压、肾功能恶化、高血钾;②与缓激肽积聚有关的,如咳嗽和血管性水肿。

3.β 受体阻滞剂

由于长期持续性交感神经系统的过度激活和刺激,慢性心衰患者的心肌 β1 受体下调和功能受损,β 受体阻滞剂治疗可恢复 β1 受体的正常功能,使之上调。研究表明,长期应用(>3 个月时)可改善心功能,提高 LVEF;治疗 4~12 个月,还能降低心室肌重量和容量、改善心室形状,提示心肌重构延缓或逆转。这是由于 β 受体阻滞剂发挥了改善内源性心肌功能的"生物学效应"。这种有益的生物学效应与此类药的急性药理作用截然不同。3 个经典的、针对慢性收缩性心衰的大型临床试验(CIBIS-It、MERIT-HF 和 COPERNICUS)分别应用选择性 β1 受体阻滞剂比索洛尔、琥珀酸美托洛尔和非选择性 β1/β2、α1 受体阻滞剂卡维地洛,病死率相对危险分别降低 34%、34% 和 35%,同时降低心衰再住院率 28%~36%。β 受体阻滞剂治疗心衰的独特之处就是能显著降低猝死率 41%~44%。

(1)适应证:结构性心脏病,伴 LVEF 下降的无症状心衰患者,无论有无 MI,均可应用。有症状或曾经有症状的 NYHA Ⅱ~Ⅲ级、LVEF 下降、病情稳定的慢性心衰患者必须终生应用,除非有禁忌证或不能耐受。NYHA Ⅳa 级心衰患者在严密监护和专科医师指导下也可应用。伴二度及以上房室传导阻滞、活动性哮喘和反应性呼吸道疾病患者禁用。

(2)应用方法:推荐用琥珀酸美托洛尔、比索洛尔或卡维地洛,均能改善患者预后。LVEF

下降的心衰患者一经诊断,症状较轻或得到改善后应尽快使用β受体阻滞剂,除非症状反复或进展。绝大多数临床研究均采用美托洛尔缓释片(琥珀酸美托洛尔),比酒石酸美托洛尔证据更充分,但部分患者治疗开始时可用酒石酸美托洛尔过渡。

β受体阻滞剂治疗心衰要达到目标剂量或最大可耐受剂量。目标剂量是在既往临床试验中采用,并证实有效的剂量。起始剂量宜小,一般为目标剂量的1/8(表3-7),每隔2~4周剂量递增1次,滴定的剂量及过程需个体化。这样的用药方法是由β受体阻滞剂治疗心衰发挥独特的生物学效应所决定的。这种生物学效应往往需持续用药2~3个月才逐渐产生,而初始用药主要产生的药理作用是抑制心肌收缩力,可能诱发和加重心衰,为避免这种不良影响,起始剂量须小,递加剂量须慢。静息心率是评估心脏β受体有效阻滞的指标之一,通常心率降至55~60次/min的剂量为6受体阻滞剂应用的目标剂量或最大可耐受剂量。

表3-7　慢性HF-REF常用的β受体阻滞剂及其剂量

药物	起始剂量	目标剂量
琥珀酸美托洛尔	11.875~23.750mg,1次/d	142.5~190.0mg,1次/d
比索洛尔	1.25mg,1次/d	10mg,1次/d
卡维地洛	3.125~6.250mg,2次/d	25~50mg,2次/d
酒石酸美托洛尔	6.25mg,2~3次/d	50mg,2~3次/d

(3)不良反应:应用早期如出现某些不严重的不良反应一般不需停药,可延迟加量直至不良反应消失。起始治疗时如引起液体潴留,应加大利尿剂用量,直至恢复治疗前体质量,再继续加量。

低血压:一般出现于首剂或加量的24~48h内,通常无症状,可自动消失。首先考虑停用可影响血压的药物如血管扩张剂,减少利尿剂剂量,也可考虑暂时将ACEI减量。如低血压伴有低灌注的症状,则应将β受体阻滞剂减量或停用,并重新评定患者的临床情况。

液体潴留和心衰恶化:用药期间如心衰有轻或中度加重,应加大利尿剂用量。如病情恶化,且与β受体阻滞剂应用或加量相关,宜暂时减量或退回至前一个剂量。如病情恶化与β受体阻滞剂应用无关,则无需停用,应积极控制使心衰加重的诱因,并加强各种治疗措施。

心动过缓和房室传导阻滞:如心率低于55次/min,或伴有眩晕等症状,或出现二度或三度房室传导阻滞,应减量甚至停药。

4.醛固酮受体拮抗剂

醛固酮对心肌重构,特别是对心肌细胞外基质促进纤维增生的不良影响独立和叠加于AngⅡ的作用。衰竭心脏心室醛同酮生成及活化增加,且与心衰严重程度成正比。长期应用ACEI或ARB时,起初醛固酮降低,随后即出现"逃逸现象"。因此,加用醛同酮受体拮抗剂,可抑制醛同酮的有害作用,对心衰患者有益。

RALES和EPHESUS研究初步证实,螺内酯和依普利酮可使NYHAⅢ~Ⅳ级心衰患者和梗死后心衰患者显著获益。晚近公布的EMPHASIS-HF试验结果不仅进一步证实依普利酮改善心衰预后的良好效果,而且还清楚表明NYHAⅡ级患者也同样获益。此类药还可能与β受体阻滞剂一样,可降低心衰患者心脏性猝死率。

(1)适应证:LVEF≤35%、NYHAⅡ~Ⅳ级的患者;已使用 ACEI(或 ARB)和 β 受体阻滞剂治疗,仍持续有症状的患者;AMI 后、LVEF≤40%,有心衰症状或既往有糖尿病史者。

(2)应用方法:从小剂量起始,逐渐加量,尤其螺内酯不推荐用大剂量:依普利酮,初始剂量 12.5mg、1 次/d,目标剂量 25~50mg、1 次/d;螺内酯,初始剂量 10~20mg、1 次/d,目标剂量 20mg、1 次/d。

(3)注意事项:血钾>5.0mmol/L、肾功能受损者[肌酐>221μmoL/L(2.5mg/d1),或 eGFR< 30ml·min-1·1.73m-2]不宜应用。使用后定期监测血钾和肾功能,如血钾>5.5mmol/L,应减量或停用。避免使用非甾体类抗炎药物和环氧化酶-2 抑制剂,尤其是老年人。螺内酯可引起男性乳房增生症,为可逆性,停药后消失。依普利酮不良反应少见。

5.ARB

ARB 可阻断 AngⅡ与 AngⅡ的 1 型受体(ATlR)结合,从而阻断或改善因 ATlR 过度兴奋导致的不良作用,如血管收缩、水钠潴留、组织增生、胶原沉积、促进细胞坏死和凋亡等,这些都在心衰发生发展中起作用。ARB 还可能通过加强 AngⅡ与 AngⅡ的 2 型受体结合发挥有益效应。

既往应用 ARB 治疗慢性心衰的临床试验, 如 ELITEⅡ、OPTIMAL、CHARM-替代试验、Val-HeFT 及 CHARM-Added 试验等, 证实此类药物有效。晚近的 HEAAL 研究显示氯沙坦大剂量(150mg)降低住院危险性的作用优于小剂量(50mg)。临床试验表明,ACEI 加醛固酮受体拮抗剂能显著降低心衰患者总病死率,而 ACEI 加 ARB 则不能。

(1)适应证:基本与 ACEI 相同,推荐用于不能耐受 ACEI 的患者。也可用于经利尿剂、ACEI 和 β 受体阻滞剂治疗后临床状况改善仍不满意,又不能耐受醛固酮受体拮抗剂的有症状心衰患者。

(2)应用方法:小剂量起用,逐步将剂量增至目标推荐剂量或可耐受的最大剂量(表 3-8)。

表 3-8　　慢性 HF-REF 常用的 ARB 及其剂量

药物	起始剂量	目标剂量
坎地沙坦	4mg,1 次/d	32mg,1 次/d
缬沙坦	20~40mg,1 次/d	80~160mg,2 次/d
氯沙坦	25mg,1 次/d	100~150mg,1 次/d
厄贝沙坦	75mg,1 次/d	300mg,1 次/d
替美沙坦	40mg,1 次/d	80mg,1 次/d
奥美沙坦	10mg,1 次/d	20~40mg,1 次/d

注:所列药物中坎地沙坦、缬沙坦和氯沙坦已有临床试验证实可降低心衰患者病死率

(3)注意事项:与 ACEI 相似,如可能引起低血压、肾功能不全和高血钾等;开始应用及改变剂量的 l~2 周内,应监测血压(包括不同体位血压)、肾功能和血钾。此类药物与 ACEI 相比,不良反应(如干咳)少,极少数患者也会发生血管性水肿。

6.地高辛

洋地黄类药物通过抑制衰竭心肌细胞膜 Na^+/K^+-ATP 酶, 使细胞内 Na^+ 水平升高, 促进

Na^+-Ca^{2+}交换,提高细胞内 Ca^{2+}水平,发挥正性肌力作用。目前认为其有益作用可能是通过降低神经内分泌系统活性,发挥治疗心衰的作用。一些早期临床试验(PROVED 和 RADIANCE 试验)结果显示,轻、中度心衰患者均能从地高辛治疗中获益,停用地高辛可导致血液动力学和临床症状恶化。但地高辛对心衰患者总病死率的影响为中性。心衰伴快速心室率房颤患者,地高辛可减慢心室率。

(1)适应证:适用于慢性 HF-REF 已应用利尿剂、ACEI(或 ARB)、β 受体阻滞剂和醛固酮受体拮抗剂,LVEF≤45%,仍持续有症状的患者,伴有快速心室率的房颤患者尤为适合。已应用地高辛者不宜轻易停用。心功能 NYHA I 级患者不宜应用地高辛。

(2)应用方法:用维持量 0.125~0.25mg/d,老年或、肾功能受损者剂量减半。控制房颤的快速心室率,剂量可增加至 0.375~0.50mg/d。应严格监测地高辛中毒等不良反应及药物浓度。

7.伊伐布雷定

该药是心脏窦房结起搏电流(If)的一种选择性特异性抑制剂,以剂量依赖性方式抑制 If 电流,降低窦房结发放冲动的频率,从而减慢心率。由于心率减缓,舒张期延长,冠状动脉血流量增加,可产生抗心绞痛和改善心肌缺血的作用。晚近的 SHIFT 研究纳入 6588 例 NYHA Ⅱ-Ⅳ级、窦性心律≥70 次/min、LVEF≤35%的心衰患者,基础治疗为利尿剂、地高辛、ACEI 或 ARB、β 受体阻滞剂和醛固酮受体拮抗剂。伊伐布雷定组 (逐步加量至最大剂量 7.5mg、2 次/d)较安慰剂组,主要复合终点(心血管死亡或心衰住院)相对风险下降 18%。此外,患者左心室功能和生活质量均显著改善。

(1)适应证:适用于窦性心律的 HF-REF 患者。使用 ACEI 或 ARB、β 受体阻滞剂、醛固酮受体拮抗剂,已达到推荐剂量或最大耐受剂量,心率仍然≥70 次/min,并持续有症状(NY-HA Ⅱ~Ⅳ级),可加用伊伐布雷定。不能耐受 β 受体阻滞剂、心率≥70 次/min 的有症状患者,也可使用伊伐布雷定。

(2)应用方法:起始剂量 2.5mg、2 次/d,根据心率调整用量,最大剂量 7.5mg、2 次/d,患者静息心率宜控制在 60 次/min 左右,不宜低于 55 次/min。

(3)不良反应:心动过缓、光幻症、视力模糊、心悸、胃肠道反应等,均少见。

8.神经内分泌抑制剂的联合应用

(1)ACEI 和 β 受体阻滞剂的联用:两药合用称之为"黄金搭档",可产生相加或协同的有益效应,使死亡危险性进一步下降。CIBIS Ⅲ 研究提示,先用 β 受体阻滞剂组较之先用 ACEI 组,临床结局并无差异,还可降低早期心脏性猝死发生率。因此,两药孰先孰后并不重要,关键是尽早合用,才能发挥最大的益处。β 受体阻滞剂治疗前,不应使用较大剂量的 ACEI。在一种药低剂量基础上,加用另一种药,比单纯加量获益更多,两药合用后可交替和逐步递加剂量,分别达到各自的目标剂量或最大耐受剂量。为避免低血压,β 受体阻滞剂与 ACEI 可在 ld 中不同时间段服用。

(2)ACEI 与醛固酮受体拮抗剂联用:临床研究证实,两者联合进一步降低慢性心衰患者的病死率,又较为安全,但要严密监测血钾水平,通常与排钾利尿剂合用以避免发生高钾血症。在上述 ACEI 和 β 受体阻滞剂黄金搭档基础上加用醛固酮受体拮抗剂,三药合用可称之为"金三角",应成为慢性 HF-REF 的基本治疗方案。

(3)ACEI 与 ARB 联用:现有临床试验的结论不一致,两者能否合用治疗心衰,仍有争论。两者联合使用时,不良反应如低血压、高钾血症、血肌酐水平升高,甚至肾功能损害发生率增高(ONTARGET 试验),应慎用。AMI 后并发心衰的患者亦不宜合用。随着晚近的临床试验结果颁布,醛固酮受体拮抗剂的应用获得积极推荐,在 ACEI 和 β 受体阻滞剂黄金搭档之后优先考虑加用,故一般情况下 ARB 不再考虑加用,尤其禁忌将 ACEI、ARB 和醛同酮受体拮抗剂三者合用。

(4)ARB 与 β 受体阻滞剂或醛同酮受体拮抗剂联用:不能耐受 ACEI 的患者,ARB 可代替应用。此时,ARB 和 β 受体阻滞剂的合用,以及在此基础上再加用醛固酮受体拮抗剂,类似于"黄金搭档"和"金三角"。

9.有争议、正在研究或疗效尚不能肯定的药物

(1)血管扩张剂:在慢性心衰的治疗中无证据支持应用直接作用的血管扩张剂或仅受体阻滞剂。常合用硝酸酯类以缓解心绞痛或呼吸困难的症状,对治疗心衰则缺乏证据。硝酸酯类和肼屈嗪合用可能对非洲裔美国人有益(A-HeFT 试验),这 2 种药物在中国心衰患者中应用是否同样获益,尚无研究证据。

(2)中药治疗:我国各地应用中药治疗心衰已有一些研究和报道,一项以生物标记物为替代终点的多中心、随机、安慰剂对照的研究表明在标准和优化抗心衰治疗基础上联合应用该中药,可显著降低慢性心衰患者 NT-proBNP 水平。未来中药还需要开展以病死率为主要终点的研究,以提供令人更加信服的临床证据。

(3)n-3 多不饱和脂肪酸(n-3PUFA):GISSI、HF PUFA 以及 GISSI-Prevenzione 研究表明 lg/d 的 n-3PUFA 可降低心血管死亡率,但不降低心衰住院率。但 OMEGA 研究表明 n-3PUFA 对 AMI 后患者的作用不明确。

(4)能量代谢药物:心衰患者特别是长期应用利尿剂时会导致维生素和微量元素的缺乏。心肌细胞能量代谢障碍在心衰的发生和发展中可能发挥一定作用。部分改善心肌能量代谢的药物如曲美他嗪、辅酶 QlO 和左卡尼汀在心衰治疗方面进行了有益的探索性研究,但总体证据不强,缺少大样本前瞻性研究。曲美他嗪在近几年国内外更新的冠心病指南中获得推荐,故心衰伴冠心病可考虑应用。

(5)肾素抑制剂阿利吉仑:该药是直接肾素抑制剂,最新临床试验(ASTRONAUT)显示慢性失代偿性心衰患者使用阿利吉仑治疗后心血管病死率及心衰住院率与安慰剂对照组相比无显著改善,且增加高钾血症、低血压、肾功能衰竭的风险,尤其不推荐在伴糖尿病患者中使用。

(6)他汀类药物:2 项最近的试验(CORONA 和 GISSI-HF 试验)评估他汀类治疗慢性心衰的疗效,均为中性结果。目前不推荐此类药用于治疗心衰。但如慢性心衰患者的病因或基础疾病为冠心病,或伴其他状况而需要常规和长期应用他汀类药物,仍是可以的。

(7)钙通道阻滞剂(CCB):慢性 HF-REF 患者应避免使用大多数 CCB,尤其是短效的二氢吡啶类以及具有负性肌力作用的非二氢吡啶类(如维拉帕米和地尔硫革),因为其不能改善患者的症状或提高运动耐量,短期治疗可导致肺水肿和心原性休克,长期应用使心功能恶化,死亡危险增加。但心衰患者如伴有严重的高血压或心绞痛,其他药物不能控制而须应用 CCB,可选择氨氯地平或非洛地平,二者长期使用安全性较好(PRAISE I、II 和 V-HeFr III 试

验),虽不能提高生存率,但对预后并无不利影响。

(8)抗凝和抗血小板药物:慢性心衰出现血栓栓塞事件发生率较低,每年1%~3%,一般无需常规抗凝或抗血小板治疗。单纯扩张型心肌病患者伴心衰,如无其他适应证,不需应用阿司匹林。如心衰患者伴其他基础疾病,或伴各种血栓栓塞的高危因素,视具体情况应用抗血小板和(或)抗凝药物,应用方法参见相关指南。

(9)不推荐的药物治疗:噻唑烷二酮类(格列酮类)降糖药可引起心衰加重并增加心衰住院的风险,非甾体类抗炎药和环氧化酶-2抑制剂可引起水钠潴留。肾功能恶化和心衰加重,均应避免使用。

(三)非药物治疗

1.心脏再同步化治疗(CRT)

心衰患者心电图上有QRS波时限延长>120ms提示可能存在心室收缩不同步。对于存在左右心室显著不同步的心衰患者,CRT治疗可恢复正常的左右心室及心室内的同步激动,减轻二尖瓣反流,增加心输出量,改善心功能。

中到重度心衰(NYHAⅢ-Ⅳ级)患者应用CRT,或兼具CRT和置入式心脏转复除颤器(ICD)两者功能的心脏再同步化治疗除颤器(CRT-D)的临床研究,均证实可降低全因死亡率和因心衰恶化住院的风险,改善症状、提高生活质量和心室功能(CARE-HF和COMPANION试验)。晚近对轻到中度(主要为NYHAⅡ级)心衰患者所做的研究(MADIT-CRT、REVERSE和RAPr试验)及对这3项研究所做的荟萃分析表明,CRT或CRT-D可使此类轻度心衰患者获益,可延缓心室重构和病情进展。所有这些研究都是在药物治疗基础上进行的,提示这一器械治疗可在常规、标准和优化的药物治疗后进一步改善慢性心衰的预后。

对于房颤伴心衰的患者,月前尚无确实证据评估CRT的疗效。其他情况,如单纯有束支传导阻滞、有心室起搏伴心室不同步等,是否可从CRT获益,目前不明确。最近的BLOCK.HF研究证实LVEF降低、NYHAI~Ⅲ级的心衰患者,如果有永久起搏器治疗指征,但无CRT指征,仍应首选双心室起搏治疗。EchoCRT研究提示LVEF下降、NYHA Ⅱ-Ⅳ级合并左心室收缩不同步的心衰患者,如果QRS不增宽(≤130ms),CRT治疗不但不能减少病死率及心衰住院率,反而增加病死率。

(1)适应证:适用于窦性心律,经标准和优化的药物治疗至少3~6个月仍持续有症状、LVEF降低,根据临床状况评估预期生存超过1年,且状态良好,并符合以下条件的患者。

NYHAⅢ或Ⅳa级患者:

LVEF≤35%,且伴LBBB及QRS≥150ms,推荐置入CRT或CRT-D。

LVEF1<35%,并伴以下情况之一:①伴LBBB且120ms≤QRS<150ms,可置入CRT或CRT-D;②非LBBB但QRS≥150ms,可置入CRT/CRT-D;

有常规起搏治疗但无CRT适应证的患者,如LVEF≤35%,预计心室起搏比例>40%,无论QRS时限,预期生存超过1年,且状态良好,可置入CRT。

NYHAⅡ级患者:

LVEF≤30%,伴LBBB及QRS≥150ms,推荐置入CRT,最好是CRT-D。

LVEF≤30%,伴LBBB且130ms≤QRS<150ms,可置入CRT或CRT-D。

LVEF≤30%，非 LBBB 但 QRS≥150ms，可置入 CRT 或 CRT-D。非 LBBB 且 QRS<150ms，不推荐。

NYHAI 级患者：

LVEF≤30%，伴 LBBB 及 QRS≥150ms，缺血性心肌病，推荐置入 CRT 或 CRT-D（Ⅲ类，C 级）。

永久性房颤、NYHA Ⅱ 或Ⅳa 级、QRS≥120mS、LVEF≤35%，能以良好的功能状态预期生存大于 1 年的患者，以下 3 种情况可以考虑置入 CRT 或 CRT-D：固有心室率缓慢需要起搏治疗；房室结消融后起搏器依赖；静息心室率≤60 次/min、运动时心率≤90 次/min。但需尽可能保证双心室起搏，否则可考虑房室结消融。

(2)处理要点：应严格掌握适应证，选择适当治疗人群，特别是有效药物治疗后仍有症状的患者。要选择理想的左心室电极导线置入部位，通常为左心室侧后壁。术后优化起搏参数，包括 AV 间期和 VV 间期的优化。尽量维持窦性心律及降低心率，尽可能实现 100%双心室起搏。术后继续规范化药物治疗。

2.ICD

中度心衰患者逾半数以上死于严重室性心律失常所致的心脏性猝死(MADIT-Ⅱ试验)，ICD 能降低猝死率，可用于心衰患者猝死的一级预防，也可降低心脏停搏存活者和有症状的持续性室性心律失常患者的病死率，即用作心衰患者猝死的二级预防。

SCD-HeFT 试验表明 ICD 可使中度心衰(NYHAⅡ-Ⅲ级)患者病死率较未置入的对照组降低 23%，而胺碘酮不能改善生存率。MADIT-Ⅱ试验入选 AMI 后 1 个月、LVEF≤30%的患者，与常规药物治疗相比，ICD 减少 31%的死亡危险。而另外 2 项研究入选 AMI 后早期(≤40d)患者，ICD 治疗未获益。因而推荐 ICD 仅用于 AMI 后 40d 以上患者。对于非缺血性心衰，ICD 的临床证据不如缺血性心衰充足。

(1)适应证：二级预防：慢性心衰伴低 LVEF，曾有心脏停搏、心室颤动(室颤)或室性心动过速(室速)伴血液动力学不稳定。

一级预防：LVEF≤35%，长期优化药物治疗后(至少 3 个月以上)NYHAⅡ 或Ⅲ级，预期生存期>1 年，且状态良好。①缺血性心衰：MI 后至少 40d,ICD 可减少心脏性猝死和总死亡率；②非缺血性心衰：ICD 可减少心脏性猝死和总死亡率。

(2)处理要点和注意事项：适应证的掌握主要根据心脏性猝死的危险分层、患者的整体状况和预后，要因人而异。猝死的高危人群，尤其为 MI 后或缺血性心肌病患者，符合 CRT 适应证，应尽量置入 CRT-D。所有接受 ICD 治疗的低 LVEF 患者，应密切注意置入的细节、程序设计和起搏功能。

三、慢性 HF-PEF 的诊断和治疗

HF-PEF 通常被称为舒张性心衰,其病理生理机制尚不明确,目前认为本病是由于左心室舒张期主动松弛能力受损和心肌顺应性降低，即僵硬度增加 (心肌细胞肥大伴间质纤维化),导致左心室在舒张期充盈受损,心搏量减少,左心室舒张末期压增高而发生的心衰。本病可与收缩功能障碍同时出现,也可单独存在。HF-PEF 约占心衰总数 50%(40%~71%),其预后与 HF-REF 相仿或稍好。无症状左心室舒张功能异常与心衰发生率及病死率相关,来自美国的一项流行病学调查发现社区人群中无症状轻度左心室舒张功能异常占21%，中重度左心室舒张功能不全占7%。

(一)HF-PEF的诊断标准

对本病的诊断应充分考虑下列两方面的情况。

(1)主要临床表现：①有典型心衰的症状和体征；②LVEF正常或轻度下降(≥45%)，且左心室不大；③有相关结构性心脏病存在的证据(如左心室肥厚、左心房扩大)和(或)舒张功能不全；④超声心动图检查无心瓣膜病，并可排除心包疾病、肥厚型心肌病、限制型(浸润性)心肌病等。本病的LVEF标准尚未统一。LVEF在41%~49%被称为临界HF-PEF，其人群特征、治疗及预后均与HF-REF类似，这提示将LVEF>50%作为临床诊断标准可能更好。此外，有的患者既往出现过LVEF下降至≤40%，其临床预后与LVEF持续性保留的患者可能也不同。

(2)其他需要考虑的因素：①应符合本病的流行病学特征：大多为老年患者、女性，心衰的病因为高血压或既往有长期高血压史，部分患者可伴糖尿病、肥胖、房颤等。②BNP和(或)NT-proBNP测定有参考价值，但尚有争论。如测定值呈轻至中度升高，或至少在"灰区值"之间，有助于诊断。

(二)辅助检查

超声心动图参数诊断左心室舒张功能不全准确性不够、重复性较差，应结合所有相关的二维超声参数和多普勒参数，综合评估心脏结构和功能。二尖瓣环舒张早期心肌速度(e')可用于评估心肌的松弛功能，E/e'值则与左心室充盈压有关。左心室舒张功能不全的超声心动图证据可能包括e'减少(e'平均<9cm/s)，E/e'值增加(>15)，E/A异常(>2或<1)，或这些参数的组合。至少2个指标异常和(或)存在房颤，增加左心室舒张功能不全诊断的可能性。

(三)治疗要点

HF-PEF的临床研究(PEP-CHF、CHARM-Preserved、I-Preserve、J-DHF等研究)均未能证实对HF-REF有效的药物如ACEI、ARB、β受体阻滞剂等可改善HF-PEF患者的预后和降低病死率。VALIDD试验提示对伴有高血压的心衰患者降压治疗有益。针对HF-PEF的症状、并存疾病及危险因素，采用综合性治疗。

(1)积极控制血压：目标血压宜低于单纯高血压患者的标准，即收缩压<130/80mmHg。5大类降压药均可应用，优选β受体阻滞剂、ACEI或ARB。

(2)应用利尿剂：消除液体潴留和水肿十分重要，可缓解肺淤血，改善心功能。但不宜过度利尿，以免前负荷过度降低而致低血压。

(3)控制和治疗其他基础疾病和合并症：控制慢性房颤的心室率，可使用β受体阻滞剂或非二氢吡啶类CCB(地尔硫?或维拉帕米)。如有可能，转复并维持窦性心律，对患者有益。积极治疗糖尿病和控制血糖。肥胖者要减轻体质量。伴左心室肥厚者，为逆转左心室肥厚和改善左心室舒张功能，可用ACEI、ARB、β受体阻滞剂等。地高辛不能增加心肌的松弛性，不推荐使用。

(4)血运重建治疗：由于心肌缺血可以损害心室的舒张功能，冠心病患者如有症状或证实存在心肌缺血，应作冠状动脉血运重建术。

(5)如同时有HF-REF，以治疗后者为主。

四、急性心衰

急性心衰是指心衰症状和体征迅速发生或恶化。临床上以急性左心衰最为常见,急性右心衰较少见。急性左心衰是指急性发作或加重的左心功能异常所致的心肌收缩力明显降低、心脏负荷加重,造成急性心排血量骤降、肺循环压力突然升高、周围循环阻力增加,从而引起肺循环充血而出现急性肺淤血、肺水肿,以及伴组织器官灌注不足的心原性休克的一种临床综合征。近10余年,急性心衰治疗的循证证据匮乏,尤其大样本前瞻性随机对照试验很少,使得目前各国指南中推荐的治疗大多基于经验或专家意见,缺少充分证据支持。

（一）急性心衰的流行病学

急性心衰已成为年龄>65岁患者住院的主要原因,又称急性心衰综合征,其中约15%~20%为新发心衰,大部分则为原有慢性心衰的急性加重,即急性失代偿性心衰。急性心衰预后很差,住院病死率为3%,6个月的再住院率约50%,5年病死率高达60%。

（二）急性心衰的病因和诱因

1.急性心衰的常见病因:

（1）慢性心衰急性加重;

（2）急性心肌坏死和（或）损伤,如广泛AMI、重症心肌炎;

（3）急性血液动力学障碍。

2.急性心衰的诱发因素:

（1）可能导致心衰迅速恶化的诱因:快速心律失常,或严重心动过缓如各种类型的房室传导阻滞;急性冠状动脉综合征及其机械并发症,如室间隔穿孔、二尖瓣腱索断裂、右心室梗死等;急性肺栓塞;高血压危象;心包填塞;主动脉夹层;手术的围术期;感染;围产期心肌病。

（2）可能导致慢性心衰急性失代偿的诱因:感染,包括感染性心内膜炎;慢性阻塞性肺疾病（COPD）或支气管哮喘急性加重;贫血;肾功能不全（心肾综合征）;药物治疗和生活管理缺乏依从性;医源性因素如应用了非甾体类抗炎剂、皮质激素、抗肿瘤治疗（化疗或放疗）,以及药物相互作用等;心律失常;未控制的高血压;甲状腺功能亢进或减退;酒精或药物滥用。

（三）临床表现

急性心衰发作迅速,可以在几分钟到几小时（如AMI引起的急性心衰）,或数天至数周内恶化。患者的症状也可有所不同,从呼吸困难、外周水肿加重到威胁生命的肺水肿或心原性休克,均可出现。急性心衰症状也可因不同病因和伴随临床情况而不同。

1.基础心血管疾病的病史和表现

大多数患者有各种心脏疾病史,存在引起急性心衰的各种病因。老年人中主要病因为冠心病、高血压和老年性退行性心瓣膜病,年轻人中多由风湿性心瓣膜病、扩张型心肌病、急性重症心肌炎等所致。

2.早期表现

原来心功能正常的患者出现原因不明的疲乏或运动耐力明显减低,以及心率增加15~20次/min,可能是左心功能降低的最早期征兆。继续发展可出现劳力性呼吸困难、夜间阵发性呼吸困难、不能平卧等;检查可发现左心室增大、舒张早期或中期奔马律、P2亢进、两肺尤其肺底部有湿性啰音,还可有干啰音和哮鸣音,提示已有左心功能障碍。

3.急性肺水肿

起病急骤,病情可迅速发展至危重状态。突发严重呼吸困难、端坐呼吸、喘息不止、烦躁不安,并有恐惧感,呼吸频率可达 30~50 次/min;频繁咳嗽并咯出大量粉红色泡沫样血痰;听诊心率快,心尖部常可闻及奔马律;两肺满布湿啰音和哮鸣音。

4.心原性休克

主要表现为:

(1)持续性低血压,收缩压降至 90mmHg 以下,且持续 30min 以上,需要循环支持。

(2)血液动力学障碍:肺毛细血管楔压(PCWP)≥18mmHg,心脏指数≤2.2L·min-1·m-2(有循环支持时)或 1.8L·min-1·m-2(无循环支持时)。

(3)组织低灌注状态,可有皮肤湿冷、苍白和紫绀;尿量显著减少(<30ml/h),甚至无尿;意识障碍;代谢性酸中毒。

(四)急性心衰的临床评估及监测

评估时应尽快明确:(1)容量状态;(2)循环灌注是否不足;(3)是否存在急性心衰的诱因和(或)合并症。

1.无创性监测

每个患者均需应用床边监护仪,持续测量心率、呼吸频率、血压、血氧饱和度等。监测体温、动脉血气、心电图等。

2.血液动力学监测

(1)适应证:适用于血液动力学状态不稳定,病情严重且治疗效果不理想的患者,如伴肺水肿(或)心原性休克患者。

(2)主要方法:

1)右心导管:适用于:①患者存在呼吸窘迫或灌注异常,但临床上不能判断心内充盈压力情况。②急性心衰患者在标准治疗的情况下仍持续有症状伴有以下情况之一者:容量状态、灌注或肺血管阻力情况不明,收缩压持续低下,肾功能进行性恶化,需静脉血管活性药物维持,考虑机械辅助循环或心脏移植。

2)外周动脉插管:可持续监测动脉血压,还可抽取动脉血样标本检查。

3)肺动脉插管:不常规应用。

(3)注意事项:

1)在二尖瓣狭窄、主动脉瓣反流、肺动脉闭塞病变,以及左心室顺应性不良等情况下,肺毛细血管楔压往往不能准确反映左心室舒张末压。对于伴严重三尖瓣反流的患者,热稀释法测定心输出量不可靠。

2)避免插入导管的各种并发症如感染等。

3.生物学标志物检测

(1)利钠肽:

1) 有助于急性心衰诊断和鉴别诊断:BNP<100ng/L、NT-proBNP<300ng/L 为排除急性心衰的切点。应注意测定值与年龄、性别和体质量等有关,老龄、女性、肾功能不全时升高,肥胖者降低。诊断急性心衰时 NT-proBNP 水平应根据年龄和肾功能不全分层:50 岁以下的成人

血浆 NT-proBNP 浓度>450ng/L,50 岁以上血浆浓度>900ng/L,75 岁以上应>1800ng/L, 肾功能不全(肾小球滤过率<60ml/min)时应>1 200ng/L。

2）有助于评估严重程度和预后:NT-proBNP>5 000ng/L 提示心衰患者短期死亡风险较高;>1 000n/L 提示长期死亡风险较高。

3）灰区值:定义为介于"排除"和按年龄调整的"纳入值之间,评估其临床意义需综合考虑临床状况,排除其他原因,因为急性冠状动脉综合征、慢性肺部疾病、肺动脉高压、高血压、房颤等均会引起测定值升高。

(2)心肌坏死标志物:测定 cTnT 或 cTnI 旨在评价是否存在心肌损伤、坏死及其严重程度,其特异性和敏感性均较高,AMI 时可升高 3~5 倍以上。重症有症状心衰往往存在心肌细胞坏死、肌原纤维崩解,血清中 cTn 水平可持续升高,为急性心衰的危险分层提供信息,有助于评估其严重程度和预后。

(3)其他生物学标志物:近几年一些新的标志物也显示在心衰危险分层和预后评价中的作用,其中中段心房利钠肽前体(MR-proANP,分界值为 120pmoL/L)在一些研究中证实,用于诊断急性心衰,不劣于 BNP 或 NT-proBNPI。反映心肌纤维化的可溶性 ST2 及半乳糖凝集素-3 等指标在急性心衰的危险分层中可能提供额外信息,此外,反映肾功能损害的指标也可增加额外预测价值。

(五)急性左心衰竭严重程度分级

主要有 Killip 法(表 3-9)、Forrester 法(表 3-10)和临床程度床边分级(表 3-11)3 种。Killip 法主要用于 AMI 患者,根据临床和血液动力学状态分级。Forrester 法适用于监护病房,及有血液动力学监测条件的病房、手术室。临床程度床边分级根据 Forrester 法修改而来,主要根据末梢循环的观察和肺部听诊,无需特殊的监测条件,适用于一般的门诊和住院患者。以 Forrester 法和临床程度床边分级为例, 自 I 级至 IV 级的急性期病死率分别为 2.2%、10.1%、22.4%和 55.5%。

表 3-9 AMI 的 Killip 法分级

分级	症状与体征
I 级	无心衰,无肺部啰音,无 S3
II 级	有心衰,两肺中下部有湿啰音,占肺野下 1/2,可闻及 S3
III 级	重度心衰,有肺水肿,细湿肺啰音遍布两肺(超过肺野下 1/2)
IV 级	出现心原性休克

表 3-10 急性心衰的 Forrester 法分级

分级	PCWP(mmHg)	心脏指数(L·min^{-1}·m^{-2})	组织灌注状态
I	≤18	>2.2	无肺淤血,无组织灌注不良
II	>18	>2.2	有肺淤血
III	≤18	≤2.2	无肺淤血,有组织灌注不良
IV	>18	≤2.2	有肺淤血,有组织灌注不良

注:1mmHg=0.133kPa,PCWP:肺毛细血管楔压

表 3-11　急性心衰的临床程度床边分级

分级	皮肤	肺部啰音
I	温暖	无
II	温暖	有
III	寒冷	无或有
IV	寒冷	有

(六)急性心衰的治疗

1.临床评估

(1)临床评估:对患者应根据上述检查方法以及病情变化做出临床评估,包括:基础心血管疾病;急性心衰发生的诱因;病情的严重程度和分级,并估计预后;治疗的效果。评估应多次和动态进行,以调整治疗方案,且应强调个体化治疗。

(2)治疗目标:改善急性心衰症状,稳定血液动力学状态,维护重要脏器功能,避免急性心衰复发,改善远期预后。

2.一般处理

(1)体位:静息时明显呼吸困难者应半卧位或端坐位,双腿下垂以减少回心血量,降低心脏前负荷。

(2)吸氧:适用于低氧血症和呼吸困难明显,尤其指端血氧饱和度<90%的患者。无低氧血症的患者不应常规应用,这可能导致血管收缩和心输出量下降。如需吸氧,应尽早采用,使患者 SaO2≥95%(伴 COPD 者 SaO2>90%)。可采用不同方式:①鼻导管吸氧:低氧流量(1~2L/min)开始,根据动脉血气分析结果调整氧流量。②面罩吸氧:适用于伴呼吸性碱中毒患者。必要时还可采用无创性或气管插管呼吸机辅助通气治疗。

(3)出入量管理:肺淤血、体循环淤血及水肿明显者应严格限制饮水量和静脉输液速度。无明显低血容量因素(大出血、严重脱水、大汗淋漓等)者,每天摄入液体量一般宜在 1 500ml 以内,不要超过 2 000ml。保持每天出入量负平衡约 500ml,严重肺水肿者水负平衡为 1 000~2 000ml/d,甚至可达 3 000~5 000ml/d,以减少水钠潴留,缓解症状。3~5d 后,如肺淤血、水肿明显消退,应减少水负平衡量,逐渐过渡到出入量大体平衡。在负平衡下应注意防止发生低血容量、低血钾和低血钠等。同时限制钠摄入<2g/d。

3.药物治疗

(1)基础治疗:阿片类药物如吗啡可减少急性肺水肿患者焦虑和呼吸困难引起的痛苦。此类药物也被认为是血管扩张剂,降低前负荷,也可减少交感兴奋。主要应用吗啡。应密切观察疗效和呼吸抑制的不良反应。伴明显和持续低血压、休克、意识障碍、COPD 等患者禁忌使用。洋地黄类能轻度增加心输出量、降低左心室充盈压和改善症状。伴快速心室率房颤患者可应用毛花甙 C0.2~0.4mg 缓慢静脉注射,2~4h 后可再用 0.2mg。

(2)利尿剂

1)襻利尿剂应用指征和作用机制:适用于急性心衰伴肺循环和(或)体循环明显淤血以及容量负荷过重的患者。襻利尿剂如呋塞米、托拉塞米、布美他尼静脉应用可在短时间里迅速降低容量负荷,应首选,及早应用。临床上利尿剂应用十分普遍,但尚无评估疗效的大样本随机对照试验。

2)襻利尿剂种类和用法:常用呋塞米,宜先静脉注射 20~40mg,继以静脉滴注 5~40mg/h,其总剂量在起初 6h 不超过 80mg,起初 24h 不超过 160mg。亦可应用托拉塞米 10~20mg 静脉注射。如果平时使用襻利尿剂治疗,最初静脉剂量应等于或超过长期每日所用剂量。近期 DOSE 研究发现,利尿剂每 12h 推注或持续静脉输注,低剂量(与之前口服剂量相等)或高剂量(口服剂量的 2.5 倍)之间主要复合终点(患者的症状评价和血清肌酐变化)无明显差异;高剂量组可更好改善包括呼吸困难等一些次要终点,但同时会出现更多的一过性。肾功能不全。

3)托伐普坦:推荐用于充血性心衰、常规利尿剂治疗效果不佳、有低钠血症或有肾功能损害倾向患者,可显著改善充血相关症状,且无明显短期和长期不良反应。

EVEREST 结果显示,该药可快速有效降低体质量,并在整个研究期维持。肾功能正常,对长期病死率和心衰相关患病率无不良影响。对心衰伴低钠的患者能降低心血管病所致病死率。建议剂量为 7.5~15.0mg/d 开始,疗效欠佳者逐渐加量至 30mg/d。

4)利尿剂反应不佳或利尿剂抵抗:轻度心衰患者小剂量利尿剂即反应良好,随着心衰的进展,利尿剂反应逐渐不佳。心衰进展和恶化时常需加大利尿剂剂量,最终大剂量也无反应,即出现利尿剂抵抗。此时,可尝试以下方法:①增加利尿剂剂量:可在严密监测肾功能和电解质的情况下根据临床情况增加剂量,应用过程中应监测尿量,并根据尿量和症状的改善状况调整剂量。②静脉推注联合持续静脉滴注:静脉持续和多次应用可避免因为利尿剂浓度下降引起的钠水重吸收。③2 种及以上利尿剂联合使用:临床研究表明低剂量联合应用,其疗效优于单一利尿剂的大剂量,且不良反应更少。联合应用利尿剂仅适合短期应用,并需更严密监测,以避免低钾血症、肾功能不全和低血容量。也可加用托伐普坦。④应用增加肾血流的药物,如小剂量多巴胺或萘西立肽,改善利尿效果和肾功能、提高肾灌注,但益处不明确。⑤纠正低氧,酸中毒,低钠、低钾等,尤其注意纠正低血容量。

(3)血管扩张药物

1)应用指征:此类药可用于急性心衰早期阶段。收缩压水平是评估此类药是否适宜的重要指标。收缩压>110mmHg 的患者通常可安全使用;收缩压在 90~110mmHg,应谨慎使用;收缩压<90mmHg,禁忌使用,因可能增加急性心衰患者的病死率。此外,HF-PEF 患者因对容量更加敏感,使用血管扩张剂应小心。

2)主要作用机制:可降低左、右心室充盈压和全身血管阻力,也降低收缩压,从而减轻心脏负荷,但没有证据表明血管扩张剂可改善预后。

3)药物种类和用法:主要有硝酸酯类、硝普钠及萘西立肽(重组入 BNP)等,不推荐应用 CCB。血管扩张剂应用过程中要密切监测血压,根据血压调整合适的维持剂量。

硝酸酯类药物:在不减少每搏输出量和不增加心肌耗氧下能减轻肺淤血,特别适用于急性冠状动脉综合征伴心衰的患者。硝酸甘油静脉滴注起始剂量 5~10μg/min,每 5~10min 递增 5~10μg/min,最大剂量为 200μg/min;亦可每 10~15min 喷雾 1 次(400μg),或舌下含服 0.3~0.6mg/次。硝酸异山梨酯静脉滴注剂量 5~10mg/h。硝酸甘油及其他硝酸酯类药物长期应用均可能发生耐药。

硝普钠:适用于严重心衰、原有后负荷增加以及伴肺淤血或肺水肿患者。临床应用宜从小剂量 0.3μg·kg-1·min-1 开始,可酌情逐渐增加剂量至 5μg·kg-1·min-1 静脉滴注,通常疗程不要超过 72h。由于具强效降压作用,应用过程中要密切监测血压,根据血压调整合适的维持剂量。停药应逐渐减量,并加用口服血管扩张剂,以避免反跳现象。

萘西立肽(重组人 BNP):其主要药理作用是扩张静脉和动脉(包括冠状动脉),从而降低前、后负荷,故将其归类为血管扩张剂。实际上该药并非单纯的血管扩张剂,而是一种兼具多重作用的药物,有一定的促进钠排泄和利尿作用;还可抑制 RAAS 和交感神经系统。VMAC、PROACTION 以及国内的一项 II 期临床研究表明,该药的应用可以带来临床和血液动力学的改善,推荐用于急性失代偿性心衰。ASCEND-HF 研究表明,该药在急性心衰患者中应用安全,但不改善预后。应用方法:先给予负荷剂量 1.5~2μg/kg 静脉缓慢推注,继以 $0.01μg·kg^{-1}·min^{-1}$ 静脉滴注;也可不用负荷剂量而直接静脉滴注。疗程一般 3d。

ACEI:该药在急性心衰中的应用仍有诸多争议。急性期、病情尚未稳定的患者不宜应用。AMI 后的急性心衰可试用,但起始剂量宜小。在急性期病情稳定 48h 后逐渐加量,不能耐受 ACEI 者可应用 ARB。

正在研究的药物:重组人松弛素-2(serelaxin)是一种血管活性肽激素,具有多种生物学和血液动力学效应。RELAX-AHF 研究表明,该药治疗急性心衰可缓解患者呼吸困难,降低心衰恶化病死率,耐受性和安全性良好,且对 HF-REF 或 HF-PEF 效果相仿,但对心衰再住院率无影响。

4)注意事项:下列情况下禁用血管扩张药物:收缩压<90mmHg,或持续低血压伴症状,尤其有肾功能不全的患者,以避免重要脏器灌注减少;严重阻塞性心瓣膜疾病,如主动脉瓣狭窄或肥厚型梗阻性心肌病,有可能出现显著低血压;二尖瓣狭窄患者也不宜应用,有可能造成心输出量明显降低。

(4)正性肌力药物

1)应用指征和作用机制:适用于低心排血量综合征,如伴症状性低血压(≤85mmHg)或 CO 降低伴循环淤血患者,可缓解组织低灌注所致的症状,保证重要脏器血液供应。

2)药物种类和用法:多巴胺:小剂量(<3μg·kg-1·min-1)应用有选择性扩张肾动脉、促进利尿的作用;大剂量(>5μg·kg-1·min-1)应用有正性肌力作用和血管收缩作用。个体差异较大,一般从小剂量起始,逐渐增加剂量,短期应用。可引起低氧血症,应监测 SaO_2,必要时给氧。

多巴酚丁胺:短期应用可增加心输出量,改善外周灌注,缓解症状。对于重症心衰患者,连续静脉应用会增加死亡风险。用法:$2~20μg·kg^{-1}·min^{-1}$ 静脉滴注。使用时监测血压,常见不良反应有心律失常、心动过速,偶尔可因加重心肌缺血而出现胸痛。正在应用 β 受体阻滞剂的患者不推荐应用多巴酚丁胺和多巴胺。

磷酸二酯酶抑制剂:主要应用米力农,首剂 25~75μg/kg 静脉注射(>10min),继以 0.375~0.750μg·kg-1·min-1 静脉滴注。常见不良反应有低血压和心律失常。OPTIME-CHF 研究表明米力农可能增加不良反应事件和病死率。

左西孟旦:一种钙增敏剂,通过结合于心肌细胞上的 TnC 促进心肌收缩,还通过介导 ATP 敏感的钾通道而发挥血管舒张作用和轻度抑制磷酸二酯酶的效应。其正性肌力作用独立于 β 肾上腺素能刺激,可用于正接受 β 受体阻滞剂治疗的患者。该药在缓解临床症状、改善预后等方面不劣于多巴酚丁胺,且使患者的 BNP 水平明显下降。冠心病患者应用不增加病死率。用法:首剂 $12\mu g/kg$ 静脉注射($>10min$),继以 $0.1\mu g\cdot kg-1\cdot min-1$ 静脉滴注,可酌情减半或加倍。对于收缩压$<100mmHg$ 的患者,不需负荷剂量,可直接用维持剂量,防止发生低血压。应用时需监测血压和心电图,避免血压过低和心律失常的发生。

3)注意事项:急性心衰患者应用此类药需全面权衡:①是否用药不能仅依赖 1、2 次血压测量值,必须综合评价临床状况,如是否伴组织低灌注的表现;②血压降低伴低心输出量或低灌注时应尽早使用,而当器官灌注恢复和(或)循环淤血减轻时则应尽快停用;③药物的剂量和静脉滴注速度应根据患者的临床反应作调整,强调个体化治疗;④此类药可即刻改善急性心衰患者的血液动力学和临床状态,但也可能促进和诱发一些不良的病理生理反应,甚至导致心肌损伤和靶器官损害,必须警惕;⑤用药期间应持续心电、血压监测,因正性肌力药物可能导致心律失常、心肌缺血等情况;⑥血压正常又无器官和组织灌注不足的急性心衰患者不宜使用。

(5)血管收缩药物:对外周动脉有显著缩血管作用的药物,如去甲肾上腺素、肾上腺素等,多用于尽管应用了正性肌力药物仍出现心原性休克,或合并显著低血压状态时。这些药物可以使血液重新分配至重要脏器,收缩外周血管并提高血压,但以增加左心室后负荷为代价。这些药物具有正性肌力活性,也有类似于正性肌力药的不良反应。

(6)抗凝治疗:抗凝治疗(如低分子肝素)建议用于深静脉血栓和肺栓塞发生风险较高,且无抗凝治疗禁忌证的患者。

(7)改善预后的药物:HF-REF 患者出现失代偿和心衰恶化,如无血液动力学不稳定或禁忌证,可继续原有的优化药物治疗方案。

4.非药物治疗

(1)主动脉内球囊反搏(IABP):可有效改善心肌灌注,又降低心肌耗氧量和增加心输出量。适应证:①AMI 或严重心肌缺血并发心原性休克,且不能由药物纠正;②伴血液动力学障碍的严重冠心病(如 AMI 伴机械并发症);③心肌缺血或急性重症心肌炎伴顽固性肺水肿;④作为左心室辅助装置(LVAD)或心脏移植前的过渡治疗。对其他原因的心原性休克是否有益尚无证据。

(2)机械通气:指征为心跳呼吸骤停而进行心肺复苏及合并 I 型或 II 型呼吸衰竭。有下列 2 种方式:①无创呼吸机辅助通气:分为持续气道正压通气和双相间歇气道正压通气 2 种模式。推荐用于经常规吸氧和药物治疗仍不能纠正的肺水肿合并呼吸衰竭,呼吸频率>20 次/min,能配合呼吸机通气的患者,但不建议用于收缩压$<85mmHg$ 的患者。近期一项研究表明,无论哪种模式,都不能降低患者的死亡风险或气管内插管的概率。②气道插管和人工机械通气:应用指征为心肺复苏时、严重呼吸衰竭经常规治疗不能改善者,尤其是出现明显的呼吸性和代谢性酸中毒并影响到意识状态的患者。

(3)血液净化治疗:

1)适应证:①出现下列情况之一时可考虑采用超滤治疗:高容量负荷如肺水肿或严重的外周组织水肿,且对利尿剂抵抗;低钠血症(血钠$<110mmol/L$)且有相应的临床症状如神志障碍、肌张力减退、腱反射减弱或消失、呕吐以及肺水肿等。②肾功能进行性减退,血肌酐$>$

500μmoL/L 或符合急性血液透析指征的其他情况可行血液透析治疗。超滤对急性心衰有益，但并非常规手段。UNLOAD 研究证实，对于心衰患者，超滤治疗和静脉连续应用利尿剂相比，排水量无明显差异，但超滤治疗能更有效地移除体内过剩的钠，并可降低因心衰再住院率。但 CARRESS-HF 研究表明在急性失代偿性心衰合并持续淤血和肾功能恶化的患者中，在保护 96h 肾功能方面，阶梯式药物治疗方案优于超滤治疗，2 种治疗体质量减轻类似，超滤治疗不良反应较高。

2) 不良反应和处理：存在与体外循环相关的不良反应如生物不相容、出血、凝血、血管通路相关并发症、感染、机器相关并发症等。应避免出现新的内环境紊乱，连续血液净化治疗时应注意热量及蛋白的丢失。

(4) 心室机械辅助装置：急性心衰经常规药物治疗无明显改善时，有条件的可应用该技术。此类装置有体外模式人工肺氧合器（ECMO）、心室辅助泵（如可置入式电动左心辅助泵、全人工心脏）。根据急性心衰的不同类型，可选择应用心室辅助装置，在积极纠治基础心脏疾病的前提下，短期辅助心脏功能，也可作为心脏移植或心肺移植的过渡。ECMO 可以部分或全部代替心肺功能。临床研究表明，短期循环呼吸支持（如应用 ECMO）可明显改善预后。

(七) 急性心衰稳定后的后续处理

1. 病情稳定后监测

入院后至少第 1 个 24h 要连续监测心率、心律、血压和 SaO_2 之后也要经常监测。至少每天评估心衰相关症状（如呼吸困难），治疗的不良反应，以及评估容量超负荷相关症状。

2. 病情稳定后治疗

(1) 无基础疾病的急性心衰：在消除诱因后，并不需要继续心衰的相关治疗，应避免诱发急性心衰，如出现各种诱因要及早、积极控制。

(2) 伴基础疾病的急性心衰：应针对原发疾病进行积极有效的治疗、康复和预防。

(3) 原有慢性心衰类型：处理方案与慢性心衰相同。

五、难治性终末期心衰的治疗

虽经优化内科治疗，休息时仍有症状、极度无力，常有心原性恶病质，且需反复长期住院，这一阶段即为难治性心衰的终末阶段。诊断难治性终末期心衰应谨慎，应考虑是否有其他参与因素，以及是否已经恰当应用了各种治疗措施等。难治性终末期心衰的治疗应注意以下 4 点。

1. 控制液体潴留

患者的症状常与钠、水潴留有关，因此，控制液体潴留是治疗成功的关键。

2. 神经内分泌抑制剂的应用

此类患者对 ACEI 和 β 受体阻滞剂耐受性差，宜从极小剂量开始。ACEI 易致低血压和肾功能不全，β 受体阻滞剂易引起心衰恶化。

3. 静脉应用正性肌力药或血管扩张剂

静脉滴注正性肌力药（如多巴酚丁胺、米力农）和血管扩张剂（如硝酸甘油、硝普钠），可作为姑息疗法，短期（3~5d）应用以缓解症状。一旦情况稳定，即应改换为口服方案。能中断应用静脉正性肌力药者，不推荐常规间歇静脉滴注正性肌力药。若患者无法中断静脉治疗，可持续静脉输注多巴酚丁胺、米力农,静脉治疗通常应用于等待心脏移植的患者。

4.心脏机械辅助和外科治疗

(1)心脏移植:可作为终末期心衰的一种治疗方式,主要适用于严重心功能损害或依赖静脉正性肌力药物,而无其他可选择治疗方法的重度心衰患者。对于有适应证的患者,其可显著增加患者的生存率、改善其运动耐量和生活质量。除了供体心脏短缺外,心脏移植的主要问题是移植排斥,是术后1年死亡的主要原因,长期预后主要受免疫抑制剂并发症影响。晚近的研究显示,联合应用3种免疫抑制剂可显著提高患者术后5年生存率,可达70%~80%。

(2)LVAD:由于终末期心衰患者数量的增多、器官供体受限以及技术进步,LVAD或双室辅助装置(BiVAD)可作为心脏移植的过渡或替代。在接受最新连续血流装置的患者中,2~3年的生存率优于仅用药物治疗的患者。然而,尽管技术有了改善,但出血、血栓栓塞(两者都可引起卒中)、感染和装置失效仍是显著问题,加之装置和置入费用昂贵,使其应用受限。对双室功能衰竭或可能发生有心室衰竭的患者,应考虑BiVAD。

对使用优化的药物和器械治疗后仍处于终末期心衰的患者,如适合心脏移植,等待心脏移植过程中可置入LVAD或BiVAD以改善症状,降低因心衰恶化住院和过早死亡的风险。如不适合心脏移植,但能以良好的心功能状态预期生存大于1年者,可置入LVAD。

适应证:使用优化的药物和器械治疗后仍有严重症状>2个月,且至少包括以下一项者适合置入LVAD:

(1)LVEF<25%和峰值摄氧量<12ml·kg-1·min-1。

(2)近12个月内无明显诱因,因心衰住院次数≥3次;

(3)依赖静脉正性肌力药物治疗;

(4)因灌注下降而非左心室充盈压不足(PCWP≥20mmHg,且收缩压≤80~90mmHg或心脏指数≤2L·min-1·m-2)导致的进行性终末器官功能不全[肾功能和(或)肝功能恶化];

(5)有心室功能恶化等。

六、心衰病因及合并临床情况的处理

(一)心血管疾病

1.心衰并发心律失常

心衰患者可并发各种类型的心律失常。室上性心律失常中以房颤最为多见,且与预后密切相关。室性心律失常包括频发室性早搏、菲持续性及持续性室性心动过速及室颤。心律失常处理首先要治疗基础疾病,改善心功能,纠正神经内分泌过度激活,如应用β受体阻滞剂、ACEI及醛固酮受体拮抗剂等。同时应积极纠正伴随或诱发因素,如感染、电解质紊乱(低血钾、低血镁、高血钾)、心肌缺血、高血压、甲状腺功能亢进或减退症等。不推荐使用决奈达隆及IA、Ic及口服IB类抗心律失常药物。

(1)慢性心衰合并房颤:房颤是心衰患者中最常见的心律失常,10%~30%的慢性心衰患者可并发房颤,房颤使心功能进一步恶化,并与心衰互为因果,脑栓塞年发生率达16%。对心衰合并房颤的患者,除寻找可纠正的诱因,积极治疗原发病外,要加强房颤的治疗,主要包括以下3个方面。

1)心室率控制:AF-CHF 研究表明,心室率控制策略与节律控制策略预后相似。心衰患者合并房颤的最佳心室率控制目标尚不明确,建议休息状态时低于 80 次/min,中度运动时低于 110 次/min。首选 β 受体阻滞剂,因其能更好控制运动时的心室率,也可改善 HF-REF 的预后。对 HF-PEF 患者,具有降低心率作用的非二氢吡啶类 CCB(如维拉帕米和地尔硫䓬)亦可应用。

慢性心衰合并房颤控制心室率的具体建议如下:①慢性 HF-REF、无急性失代偿、症状性心衰患者合并持续性或永久性房颤:单药治疗,首选 β 受体阻滞剂;不能耐受者,推荐地高辛;以上两者均不耐受者,可以考虑胺碘酮。联合 2 种药物治疗,如 β 受体阻滞剂反应欠佳,加用地高辛;β 受体阻滞剂和地高辛联合治疗后反应仍欠佳且不能耐受,应在 β 受体阻滞剂或地高辛的基础上加用胺碘酮;β 受体阻滞剂、地高辛和胺碘酮中的任何 2 种联合治疗后反应欠佳或不能耐受其中任何一种药物,可以行房室结消融和起搏器或 CRT 治疗。②急性心衰患者:如无抗凝禁忌证,一旦发现房颤应充分抗凝(如静脉用肝素)。为迅速控制心室率应考虑静脉应用强心苷类药物。无论急性或慢性心衰,不推荐使用决奈达隆和 I 类抗心律失常药,特别是 LVEF≤40% 的患者。

2)节律控制:与心室率控制相比,节律控制并不能减少慢性心衰患者的病死率和发病率。节律控制策略用于具有复律指征,如有可逆的继发原因或明显诱因的房颤患者,以及在得到最佳心室率控制和心衰治疗后仍不能耐受房颤的患者。如果房颤持续时间超过 48h,在节律控制前应予抗凝,或行食道超声检查除外,心房内血栓之后才能复律。胺碘酮是唯一可应用于 HF-REF 患者转复房颤心律的抗心律失常药。导管消融对心衰患者的作用尚不明确。

慢性心衰合并房颤节律控制的具体建议如下:①慢性 HF-REF、无急性失代偿、症状性心衰患者合并房颤:经优化药物治疗并充分控制心室率后,仍持续有心衰症状和(或)体征的患者,可以电复律或胺碘酮药物复律。胺碘酮可用于电复律前及成功后,以维持窦性心律。②急性心衰患者:如出现血液动力学异常,需要紧急恢复窦性心律,首选电复律。如不需紧急恢复窦性心律,且房颤首次发作、持续时间<48h 或经食管超声心动图没有左心房血栓证据,应电复律或药物复律。无论急性或慢性心衰,不推荐使用决奈达隆和 I 类抗心律失常药。

3)预防血栓栓塞:心衰合并房颤时血栓栓塞风险显著增加,推荐口服华法林,调整剂量,使国际标准化比值(INR)在 2.0~3.0。亦可考虑使用新型口服抗凝剂 II 因子抑制剂和 Xa 因子抑制剂,如达比加群、阿哌沙班和利伐沙班。抗凝药物的选择及服用华法林时 INR 的调整均应遵循个体化原则。

(2)急性心衰合并房颤:如无抗凝治疗禁忌证,应充分抗凝(如普通肝素或低分子肝素),以降低系统动脉栓塞和卒中危险。房颤使血液动力学不稳定而需紧急恢复窦性心律时,推荐电复律以迅速改善患者的临床情况。对于非紧急需恢复窦性心律的患者,如房颤首次发作、持续时间<48h 或经食管超声心动图没有左心房血栓证据,应考虑电复律或药物复律。急性心衰中慢性房颤治疗以控制心室率为主,首选地高辛或毛花苷 C 静脉注射;如心室率控制不满意,也可静脉缓慢注射胺碘酮,10~20min 内给予 150~300mg。一般不选用 β 受体阻滞剂减慢心室率。

(3)室性心律失常:

1)慢性心衰患者室性心律失常的治疗:有症状性或持续性室速、室颤,如患者具有较好的功能状态,治疗目标是改善生存率,推荐 ICD。已置入 ICD 的患者,经优化治疗和程控后仍然有症状或反复放电,推荐给予胺碘酮治疗。已置入 ICD,仍然出现引起反复放电的室性心律失常,经优化治疗、程控和胺碘酮治疗不能预防者,推荐导管消融术。不适合置入 ICD、已经优化药物治疗的患者,可以考虑胺碘酮治疗,以预防持续的症状性室性心律失常复发。

2)急性心衰患者室性心律失常的治疗:对于血液动力学不稳定的持续性室速或室颤患者,应首选电复律或电除颤,复律或除颤后可加静脉胺碘酮预防复发。

胺碘酮静脉注射负荷量 150mg (10min),然后静脉滴注 1mg/min×6h,继以 0.5mg/min×18h。还可以加用 β 受体阻滞剂。这两种药联合尤其适用于"交感风暴"的患者。利多卡因应用于心衰患者,但静脉剂量不宜过大,75~150mg 在 3~5min 内静脉注射,继以静脉滴注 2~4mg/min,维持时间不宜过长,在 24~30h。

发作中止后,按个体化原则治疗。要寻找并纠正心衰恶化和发生严重心律失常的潜在诱因(如电解质紊乱、致心律失常药物的使用、心肌缺血);要优化心衰的药物治疗,如 ACEI(或 ARB)、β 受体阻滞剂、醛固酮受体拮抗剂等。对于非持续性、无症状的室性心律失常除了 β 受体阻滞剂,不建议应用其他抗心律失常药物。合并冠心病患者如有适应证,可行冠状动脉血运重建术。

(4)症状性心动过缓及房室传导阻滞:心衰患者起搏治疗的适应证与其他患者相同。不同的是,在常规置入起搏器之前,应考虑是否有置入 ICD 或 CRT/CRT-D 的适应证。

2.心衰合并心脏瓣膜病。

由于心脏瓣膜本身有器质性损害,任何内科治疗或药物均不能使其消除或缓解。因此,所有有症状的心脏瓣膜病伴慢性心衰(NYHA Ⅱ级及以上)、心脏瓣膜病伴急性心衰以及重度主动脉瓣病变伴晕厥或心绞痛的患者,均需手术置换或修补瓣膜,有充分证据表明,手术治疗有效和有益,可提高患者长期生存率。应用神经内分泌抑制剂,如 ACEI、β 受体阻滞剂、醛固酮受体拮抗剂治疗慢性心衰的临床试验,均未入选心脏瓣膜病伴心衰的患者,无证据表明药物治疗可提高此类患者的生存率,更不能替代手术治疗。

(1)二尖瓣狭窄(MS):MS 患者左心室并无压力负荷或容量负荷过重,因此没有特殊的内科治疗,重点是针对房颤和防止血栓栓塞并发症。β 受体阻滞剂仅适用于房颤并发快速心室率,或窦性心动过速时。

MS 主要的治疗措施是手术:(1)经皮二尖瓣球囊成形术(PMBV)适用于:①中、重度 MS(二尖瓣瓣口面积<1.5cm²)患者,瓣膜形态和结构适于 PMBV,无左心房血栓和(或)中、重度二尖瓣关闭不全(MR),有症状(NYHA Ⅱ~Ⅳ级)。②无症状但临床及瓣膜解剖情况适合的患者,房颤栓塞风险高或血液动力学失代偿风险高,如静息肺动脉收缩压>50mmHg,需要行大型非心脏手术或拟妊娠。③中、重度 MS 患者,瓣膜不柔韧且轻、中度钙化;NYHA Ⅲ~Ⅳ级;不适于手术或手术高危患者。(2)二尖瓣外科治疗的指征:①二尖瓣显著钙化、纤维化;瓣下结构融合,不宜作 PMBV;因左心房血栓,PMBV 禁忌;中、重度 MR。②重度 MS(二尖瓣瓣口面积<1.0cm²)、重度肺动脉高压(肺动脉收缩压>60mmHg)、NYHAI~Ⅱ级,不能作 PMBV 或手术修补的患者,需行二尖瓣瓣膜置换术。

(2)二尖瓣脱垂:不伴有二尖瓣关闭不全时,内科治疗主要是预防心内膜炎和防止栓塞。β受体阻滞剂可用于伴有心悸、心动过速或伴交感神经兴奋增加的症状,以及有胸痛、忧虑的患者。

(3)二尖瓣关闭不全:分为原发性和继发性,是否推荐手术治疗,应当考虑症状、年龄、并存的房颤、左心室收缩功能、药物治疗的反应、肺动脉高压和瓣膜修复的可行性等因素。继发性二尖瓣关闭不全:功能性二尖瓣关闭不全应首先给予优化药物治疗。缺血性二尖瓣关闭不全可能更适合手术修复。对有症状、左心室收缩功能不全、冠状动脉适合血运重建且有存活心肌的患者,应当考虑进行联合瓣膜和冠状动脉手术。如存在房颤,二尖瓣手术时可同时行心房消融和左心耳闭合术。重度功能性二尖瓣关闭不全伴重度左心室收缩功能不全,不能行血运重建或非缺血性心肌病患者,单纯二尖瓣手术的作用不确定,大多数患者首选常规药物和器械治疗,某些特定患者可考虑手术修复。有瓣膜修复指征但不能手术或手术风险过高的患者,可考虑行经皮缘对缘的二尖瓣修复术以改善症状。

急性二尖瓣关闭不全应尽早手术。心衰合并慢性、重度二尖瓣关闭不全手术指征如下:①连枷状瓣叶所致的原发性二尖瓣关闭不全,当LVEF<30%时,瓣膜修复可改善心衰症状,但对生存率的影响不明。②有症状(NYHAⅡ~Ⅳ级),但无重度左心室功能不全(即LVEF≥30%)和(或)左心室收缩末径>55mm。③无症状,轻、中度左心室功能不全(LVEF30%~60%),和(或)左心室收缩末径≥40mm。对于大多数需手术的患者面言,二尖瓣修补术优于二尖瓣置换术。

(4)主动脉瓣狭窄(AS):无症状患者并无特殊内科治疗。有症状患者必须手术。应慎用血管扩张剂,以免前负荷过度降低使心输出量减少,引起低血压、晕厥等。亦应避免应用β受体阻滞剂等负性肌力药物。

重度AS的手术治疗指征:

1)有症状的重度AS(瓣膜面积<1cm²)患者。有症状的AS患者伴低血流速、低跨瓣压力阶差(<40mmHg)、LVEF正常或LVEF降低但有血流储备证据,可考虑行主动脉瓣置换术。

2)无症状的重度AS患者伴以下情况:①需行冠状动脉旁路移植术(CABG)、升主动脉或其他瓣膜手术者。②LVEF<50%。③仍在积极从事体力活动、运动试验中出现症状,或出现血压降低者。④无症状的As,瓣膜显著钙化、主动脉射血流速峰值每年增加≥0.3m/s。

重度AS应选瓣膜置换术。不适合手术(如严重肺病)的患者可考虑经导管主动脉瓣置换术(TAVI),可降低其病死率和住院率,也可持续改善症状及瓣膜血液动力学。如存在严重合并症TAVI改善生存率的获益将减少。

(5)主动脉瓣关闭不全(AR):对于有症状的患者必须予以手术治疗,不宜长期内科治疗。血管扩张剂包括ACEI的应用,旨在减轻后负荷,增加前向心输出量而减少反流,但能否有效降低左心室舒张末容量、增加LVEF尚不肯定。

重度AR的手术指征:

1)有症状的AR患者(呼吸困难、NYHAⅡ~Ⅳ级或心绞痛)。

2)无症状重度AR伴以下情况:①静息LVEF≤50%。②拟行CABG、升主动脉或其他瓣膜手术。③静息LVEF>50%,但伴重度左心室扩大(舒张末径>70mm或收缩末径>50mm)。④

不论 AR 的严重性如何,只要升主动脉明显扩张,且直径≥45mm(马方综合征),或≥50mm(二叶主动脉瓣),或≥55mm(其他患者)。

(6)三尖瓣狭窄(TS):病因几乎均是风湿性心脏病,且多伴有左心瓣膜病。平均压力阶差>5mmHg 者有临床意义。内科治疗可用利尿剂,但作用有限。经皮球囊成形术报道不多,常引起严重三尖瓣关闭不全。应同时检查瓣周与瓣下结构以及有无反流,以判断能否进行修补。对瓣膜活动严重障碍者应置换瓣膜,宜选用生物瓣。

(7)三尖瓣关闭不全(TR):大多为功能性,继发于右心室压力或容量负荷过重所引起的瓣环扩大。内科治疗可用利尿剂。无症状 TR、肺动脉压力<60mmHg、二尖瓣正常时,不需外科治疗。三尖瓣修补术适用于重度 TR 伴二尖瓣病变需手术治疗的患者。三尖瓣置换术适用于重度 TR 伴三尖瓣结构异常,不能作瓣环成形术或修补的患者。三尖瓣置换术或瓣环成形术,适用于有症状的重度原发性 TR。

3.冠心病

冠心病是心衰最常见的病因,可因心绞痛而限制运动耐量,也可因发生 MI 而导致进一步的心肌损伤,故应根据相应的指南治疗基础冠心病,改善其预后。

(1)慢性心衰合并冠心病

1)药物治疗:应进行规范的冠心病治疗,具体参见相关指南。他汀类药物并不能改善心衰患者的预后,但仍可使用,作为冠心病的二级预防。心衰伴心绞痛的患者,缓解心绞痛的药物首选 β 受体阻滞剂,如不能耐受,可用伊伐布雷定(窦性心律者)、硝酸酯或氨氯地平,或尼可地尔。如使用 β 受体阻滞剂(或其替代药物)治疗后仍有心绞痛,可加用伊伐布雷定、硝酸酯、氨氯地平或尼可地尔中的 1 种。如使用 2 种抗心绞痛药物治疗后仍有心绞痛,应行冠状动脉血运重建,也可以考虑从上面列出的药物中选择加用第 3 种抗心绞痛药物。伊伐布雷定是有效的抗心绞痛药物且对心衰患者是安全的。有 MI 病史但无心绞痛的心衰患者,ACEI 和β 受体阻滞剂同样可减少再梗死和死亡的危险。建议应用阿司匹林等抗血小板药物以减少冠状动脉事件。

2)冠状动脉血运重建:CABG 和经皮冠状动脉介入治疗(PCI)均适用于伴有心衰的心绞痛患者,其中严重冠状动脉病变特别是三支病变或左主干狭窄的患者,可以通过 CABG 改善预后。有二支冠状动脉血管病变(包括左前降支狭窄)的缺血性心衰患者,CABG 虽未减少全因死亡率,但是心血管疾病病死率及住院率减少(STICH 试验)。无心绞痛或心肌缺血,或缺血区无存活心肌组织的患者,能否从 CABG 中获益仍不明确。存活心肌>10%的患者行血运重建治疗可能获益更多,但尚缺乏证据。对于具体病例,临床上选择经皮冠状动脉介入治疗(PCI)还是 CABG 治疗,需综合考虑冠状动脉病变的程度、血运重建的完全程度、相关的瓣膜病及其并存疾病。

适应证:①慢性 HF-REF,LVEF≤35%,有显著心绞痛症状,伴以下情况之一者推荐行CABG:左主干显著狭窄、左主干等同病变(前降支及回旋支双支近端狭窄)、前降支近端狭窄伴双支或三支病变。如有存活心肌,冠状动脉解剖状况适合,可考虑 PCI 治疗。②慢性 HF-REF,LVEF≤35%,有心衰症状,无心绞痛症状或症状轻微,无论左心室收缩末容积大小,如有存活心肌可考虑行 CABG。如存在巨大左心室室壁瘤,行 CABG 时应行左心室室壁瘤切除术。如有存活心肌,冠状动脉解剖状况适合,可以考虑 PCI 治疗。无存活心肌证据,不推荐 CABG 和 PCI 治疗。

3)心室重建术:方法是切除左心室室壁瘢痕组织以恢复更符合生理的左心室容量和形状,但其价值尚不明确,不推荐常规应用(STICH 研究)。难治性心衰伴室性心律失常患者是心室重建和室壁瘤切除术的候选者,但需严格评估和筛选。

(2)急性心衰合并冠心病

1)因心肌缺血而诱发和加重的急性心衰:其主要表现有胸痛、胸闷等症状,心电图有动态的缺血性 ST-T 改变。如果患者血压偏高、心率增快,可在积极控制心衰的基础治疗上应用 β 受体阻滞剂,有利于减慢心率和降低血压,从而减少心肌耗氧量,改善心肌缺血和心功能。

2)ST 段抬高型 AMI 患者:若有溶栓和直接 PCI 的指征,在治疗时间窗内,评价病情和治疗风险后,如在技术上能够迅速完成,且患者家属理解,可行急诊 PCI 或静脉溶栓治疗。在 IABP 支持下更安全。及早开通梗死相关冠状动脉可挽救濒死心肌,缩小梗死范围,有利于急性心衰的控制。已出现急性肺水肿和明确的 I 或 II 型呼吸衰竭患者,应首先纠正肺水肿和呼吸衰竭。AMI 后无明显心衰或低血压的患者,β 受体阻滞剂可缩小梗死范围、降低致死性心律失常的风险,适用于反复缺血发作、伴高血压、心动过速或心律失常的患者。

3)非 ST 段抬高型急性冠状动脉综合征:建议早期行血运重建治疗(PCI 或 CABG),如果血液动力学不稳定,可行紧急血运重建术。

4)不稳定性心绞痛或 MI 并发心原性休克:经冠状动脉造影证实为严重左主干或多支血管病变,并在确认 PCI 和溶栓治疗无效的前提下,可考虑在积极地抗急性心衰药物治疗、机械通气、IABP 等辅助下,甚至在体外循环支持下立即行急症 CABG 术,有可能挽救生命,改善心衰。

5)MI 后机械合并症:①心室游离壁破裂:发生率为 0.8%~6.2%,可导致心脏压塞和电机械分离,数分钟内即可猝死。亚急性破裂并发心原性休克则为手术提供了机会,确诊后经心包穿刺减压、补液和应用药物维持下,宜立即手术。②室间隔穿孔:发生率为 1%~2%,多在 1~5d 内。院内病死率可达 87%(SHOCK 研究)。确诊后若经药物治疗可使病情稳定,尽量争取 4 周后手术治疗;若药物治疗(包括 IABP)不能使病情稳定,应早期手术修补,同期进行 CABG 术。未合并休克的患者,血管扩张剂(如硝酸甘油或硝普钠)可改善病情;合并心原性休克的患者,IABP 可对造影和手术准备提供最有效的血液动力学支持。急诊手术适用于大的室间隔穿孔合并心原性休克的患者,但手术病死率很高。经皮室间隔缺损封堵术可用于部分经选择的患者。③重度二尖瓣关闭不全:本病在 AMI 伴心原性休克的患者中约占 10%,多出现在 2~7d。完全性乳头肌断裂者多在 24h 内死亡,而乳头肌功能不全者较为多见,预后较好。应在 IABP 支持下行冠状动脉造影。出现肺水肿者应立即行瓣膜修补术或瓣膜置换术,并同期行 CABG 术。

4.高血压

高血压是心衰的主要危险因素,大约 2/3 的心衰患者有高血压病史。

(1)慢性心衰合并高血压的处理:有效降压可减少心衰的发生率达 50%。首先推荐 ACEI (或 ARB),β 受体阻滞剂和醛固酮受体拮抗剂中的至少 1 种或多种联合;如血压仍高,可加用噻嗪类利尿剂；如仍控制不佳，可再加用氨氯地平，或非洛地平。避免使用具有心脏抑制作用的大多数 CCB(仅对 HF-REF)、有钠潴留作用的强效血管扩张剂(如 α 受体阻滞剂)。

(2)急性心衰合并高血压的处理：临床特点是血压高，心衰发展迅速，主要是 HF-PEF。可静脉给予硝酸甘油或硝普钠。静脉给予呋塞米等襻利尿剂能辅助降压。应把握适当的降压速度，快速降压会加重脏器缺血。如病情较轻，可在 24~48h 内逐渐降压；对于病情重伴肺水肿的患者，应在 1h 内将平均动脉压较治疗前降低≤25%，2~6h 降至 160/100~110mmHg，24~48h 内使血压逐渐降至正常。

5.糖尿病

心衰患者中约 1/3 有糖尿病病史，糖尿病可使心衰治疗效果和预后较差。ACEI(或 ARB)和 β 受体阻滞剂可防止心衰发展。β 受体阻滞剂不是禁忌，在改善预后方面与非糖尿病患者一样有效。应积极控制血糖水平，但需避免应用噻唑烷二酮类药物，伴严重肾或肝功能损害的患者不推荐使用二甲双胍。新型降糖药物对心衰患者的安全性尚不明确。

6.急性重症心肌炎

急性重症心肌炎又称为暴发性心肌炎，多由病毒所致，因广泛性心肌损害引起泵衰竭，可出现急性肺水肿、心原性休克和恶性心律失常并致死。心肌损伤标志物和心衰生物学标志物的升高有助于确诊。临床处理要点如下。

(1)积极治疗急性心衰：SaO_2 过低的患者应予以氧气疗法和人工辅助呼吸。对于伴严重肺水肿和心原性休克的患者，应在血液动力学监测下应用血管活性药物、IABP 以及机械辅助装置等。

(2)药物应用：糖皮质激素适用于有严重心律失常(主要为高度或三度房室传导阻滞)、心原性休克、心脏扩大伴急性心衰的患者，短期应用。由于细菌感染是病毒性心肌炎的条件因子，治疗初期可使用青霉素静脉滴注，但疗效并不确定。其他药物，如 α 干扰素、黄芪注射液、维生素 C 及改善心肌能量代谢的药物等，可酌情使用，但疗效均不确定。

(3)非药物治疗：对于严重的缓慢性心律失常伴血液动力学改变的患者，应安置临时心脏起搏器；严重泵衰竭患者可采用 LVAD；血液净化疗法有助于清除血液中大量的炎症因子、细胞毒性产物以及急性肝肾功能损害后产生的代谢产物，避免心肌继续损伤。

7.非心脏手术围术期发生的急性心衰

这是一种较为常见的急性心衰类型，也是引起围手术期患者死亡的原因之一。应采取以下举措加以预防：

(1)术前评估风险：根据患者发生急性心衰的风险，做出危险分层。还需评估手术类型的风险，不同类型的手术对心脏的危险不同。高危者应推迟或取消手术。

(2)控制和治疗基础疾病。

(3)应用 β 受体阻滞剂、ACEI(或 ARB)、他汀类药物和阿司匹林等，有可能减少围手术期的心肌缺血、MI 和心衰的发生率。发生急性心衰后的处理与前述相同。

8.成人先天性心脏病

首先要寻找残余或新发的血液动力学损害，并评估能否手术矫治。患有肺动脉高压的患者，肺动脉扩张剂可能有效。心脏移植也是一种选择，但需根据心血管解剖、肝肾功能等确定是否有适应证。ACEI、ARB 和 β 受体阻滞剂应用有争议,且对某些患者可能有害。

(二)非心血管疾病

1.肾功能不全

慢性心衰尤其病程较长的患者常伴轻至中度肾功能不全, 也是患者预后不良的预测因素之一。血尿素氮和血肌酐的轻度改变通常无临床意义,不需停用改善心衰预后的药物。血肌酐增至 265.2μmol/L(3mg/d1)以上,现有治疗的效果将受到严重影响,且其毒性增加。血肌酐>442.0μmol/L(5mg/d1),可出现难治性水肿。约 1/3 的患者急性心衰引起急性肾损伤,称为 I 型心肾综合征。早期识别可检测肾功能损伤标志物,eGFR 较可靠。要及时处理相关的其他疾病,如低钾或高钾血症、低镁或高镁血症、低钠血症以及代谢性酸中毒,均可能诱发心律失常,应尽快纠正。严重的肾衰如应用多种及大剂量利尿剂并加多巴胺治疗仍无效时,应作血液透析,尤其是伴低钠血症、酸中毒和难治性水肿的患者。

2.肺部疾病

心衰和肺部疾病尤其 COPD 两者并发很常见。COPD 和哮喘还与较差的功能状态和不良预后相关,可加重急性心衰或使之难治。某些治疗心衰的药物可引起或加重肺部症状,如 ACEI 可引起持续性干咳,β 受体阻滞剂可加重哮喘患者的支气管痉挛症状。但慢性心衰伴 COPD 而无支气管哮喘者,仍会从 β 受体阻滞剂治疗中获益,建议使用高度选择性 β1 受体阻滞剂,如比索洛尔、美托洛尔。

3.其他疾病

(1)癌症:很多化疗药物特别是蒽环类抗生素、环磷酰胺和曲妥单抗具有心脏毒性,可使癌症患者发生心衰。化疗前应仔细评估心脏功能,对于有基础心血管疾病、结构性心脏病变、心功能降低的患者以及老年人,宜调整化疗方案,减少剂量和延长疗程,防止和减少心衰发生。接受化疗的患者应密切监测心功能。患者一旦出现左心室收缩功能不全或心衰的早期表现,应停止化疗,需进行规范的抗心衰治疗。大多数蒽环类抗生素所致的心肌病有显著的心动过速,β 受体阻滞剂可能有益。

(2)恶病质:10%~15%的心衰患者可出现全身组织(如肌肉、脂肪、骨骼)耗竭,导致症状恶化、机能降低、住院频繁、生存率下降。恶病质原因不明。有效的治疗包括增强食欲、体育训练、使用促进合成代谢的物质(胰岛素、合成性激素),以及联合补充营养成分。但上述治疗均未被证实有益,安全性也不清楚。

(3)甲状腺疾病:甲状腺功能亢进症和减退症均可引起心肌病,并进展至心衰。已有心衰的患者,在规范应用抗心衰药物同时,需积极进行病因治疗。有些甲状腺功能异常患者,心律失常(如房颤)可以是首发临床表现。

(4)缺铁和贫血:缺铁可导致心衰患者肌肉功能异常,并引起贫血。无基础心脏疾病时贫血很少引起心衰,但重度贫血(如血红蛋白<50g/L)可引起高输出量心衰。另一方面,心衰患者常存在贫血,加重心衰,影响预后。应用促红细胞生成素和铁剂的益处尚未明确,RED-HF 试验显示长效促红细胞生成素不能减少 HF-REF 伴轻中度贫血患者的主要临床结局 (即全因死亡率或心衰恶化住院率)及次要临床结局,且增加了卒中及血栓栓塞事件。

(5)抑郁症:合并抑郁的心衰患者常见,导致患者依从性差、孤立,使临床状态更差,预后不良。心理社会干预及药物治疗有一定帮助。选择性 5-羟色胺再摄取抑制剂较安全,也有一定疗效,而三环类抗抑郁药则可能引起低血压、心衰恶化和心律失常。

(6)睡眠障碍及睡眠呼吸障碍:心衰患者通常有睡眠障碍,改善睡眠是综合治疗的一部分。高达 1/3 的心衰患者有睡眠呼吸障碍,可导致间歇性低氧血症、高碳酸血症和交感兴奋,称为睡眠呼吸暂停综合征。心衰患者中枢性睡眠呼吸暂停(包括陈—施呼吸)的发生率尚不确定。对于心衰伴睡眠呼吸暂停的患者,持续性正压气道通气对改善 LVEF 及功能状态有益,也可考虑匹配伺服通气或双水平气道正压通气。

(7)痛风:高尿酸血症和痛风在心衰患者中常见,利尿(特别噻嗪类利尿剂)治疗可诱发或加重。高尿酸血症与 HF-REF 预后不良相关。别嘌呤醇和苯溴马隆均可用于预防痛风。秋水仙碱或非甾体类抗炎剂可用来治疗痛风发作,但前者禁用于严重肾功能不全患者,后者对心衰不利。这些药物在心衰患者中安全性均尚不确定,长期使用需谨慎。

(8)勃起功能障碍:磷酸二酯酶-5 抑制剂可用于治疗勃起功能障碍,且其对 HF-REF 患者血液动力学有益,但不宜用于肥厚型心肌病患者,因其可加重左心室流出道梗阻。

(9)肥胖:肥胖也是心衰的危险因素,但体质量与病死率呈 U 形曲线关系,病死率在恶液质或严重肥胖患者中增高,体质量正常、超重和轻度肥胖患者中则较低。西布曲明(一种减体质量的药物)可引起心肌病,在心衰患者中禁用。

(10)前列腺梗阻:前列腺梗阻在老年心衰患者中较为常见。α-肾上腺素受体阻断剂有一定疗效,适用于伴高血压的患者,但可导致低血压、水钠潴留,通常更倾向于选用 5-α 还原酶抑制剂。对于肾功能恶化的男性患者应该除外本病。

七、右心衰竭

(一)右心衰竭的定义和病因

右心衰竭是指任何原因引起的右心室收缩和(或)舒张功能障碍,不足以提供机体所需要的心输出量时所出现的临床综合征。右心衰竭的诊断至少具备 2 个特征:与右心衰竭一致的症状与体征;有侧心脏结构和(或)功能异常,或有右侧心内压增加的客观依据。各种心血管疾病引起的左心衰竭均可发生右心衰竭。右心衰竭是左心衰竭不良预后的独立预测因素。右心衰竭病因不同、个体遗传背景不同,预后存在差异。

(二)右心衰竭的诊断

右心衰竭诊断标准如下:

(1)存在可能导致右心衰竭的病因。其中最重要的是存在左心衰竭、肺动脉高压(包括 COPD 所致)、右室心肌病变 [包括右心室梗死,限制性病变和致心律失常性右室心肌病(ARVC)等]、右侧瓣膜病变,以及某些先天性心脏病。

(2)存在右心衰竭的症状和体征。主要由于体循环静脉淤血和右心排血量减少。症状主要有活动耐量下降,乏力以及呼吸困难。体征主要包括颈静脉压增高的征象,肝脏增大,中心性水肿(如胸腔积液、腹水、心包积液)和外周水肿,以及这些体征的组合。

(3)存在右心结构和(或)功能异常和心腔内压力增高的客观证据。主要来自影像学检查,包括超声心动图、核素、磁共振等。有心导管可提供心腔内压力增高和功能异常的证据。

(三)右心衰竭的治疗

1.治疗原则

首先应考虑积极治疗导致右心衰竭的原发疾病,减轻右心的前、后负荷及增强心肌收缩力,维持窦性节律、房室正常顺序和间期,以及左、右心室收缩同步。

2.一般治疗

去除诱发因素:常见诱因有感染、发热、劳累、情绪激动、妊娠或分娩、长时间乘飞机或高原旅行等。氧疗:可以改善全身重要脏器的缺氧,降低肺动脉阻力,减轻心脏负荷。血氧饱和度低于90%的患者建议常规氧疗。肺心病患者动脉血氧分压小于60mmHg时,每天要持续15h以上的低流量氧疗,维持动脉血氧分压在60mmHg以上。其他包括调整生活方式、心理与精神治疗、康复和健康教育。

3.左心衰竭合并右心衰竭

大多为慢性病程,即先有左心衰竭,随后出现右心衰竭,但也有部分情况是左、右心同时受损。右心衰竭加重时呼吸困难会减轻,血压易偏低。基本治疗原则可以遵循左心衰竭治疗的相关指南,但需要更加重视容量的平衡管理,保持恰当的前负荷是必要的。磷酸二酯酶5抑制剂可能有益,但缺少充分的临床证据,仅适用于平均动脉压(MAP)>25mmHg,肺动脉舒张压-PCWP>5mmHg 的反应性肺动脉高压患者。避免应用内皮素受体拮抗剂和类前列环素。一旦发生右心衰竭,单独的左心辅助可能加重右心的负荷,此时建议使用双心室辅助来挽救患者的生命。

4.肺动脉高压伴发右心衰竭的治疗

(1)对利尿效果不佳的患者,可以考虑短期应用正性肌力药物,如多巴酚丁胺 $2\sim5\mu g\cdot kg^{-1}\cdot min^{-1}$ 或磷酸二酯酶抑制剂米力农。

(2)避免应用非选择性血管扩张剂,如硝普钠、硝酸酯类、肼苯哒嗪、酚妥拉明。

(3)选择性肺血管扩张剂的应用:肺动脉高压的靶向治疗药物可以降低肺动脉压力,但缺乏大样本临床试验评估。

5.急性肺血栓栓塞症

高危肺血栓栓塞症所致急性右心衰竭和低心排量是死亡的主要原因,因此呼吸和循环支持治疗尤其重要。

(1)出现低氧血症($PaO_2<60\sim65mmHg$),尤其有心排血量降低者,应予持续吸氧。

(2)溶栓和(或)抗凝治疗:心原性休克和(或)持续低血压的高危肺栓塞患者,如无绝对禁忌证,首选溶栓治疗。伴有急性右心衰竭的中危患者不推荐常规溶栓治疗。

(3)急性肺血栓栓塞症伴心原性休克患者不推荐大量补液,低心排血量伴血压正常时可谨慎补液。

6.肺部疾病

各种类型的肺部疾病随着病情的进展均可通过缺氧、内皮损伤、局部血栓形成以及炎症机制导致肺动脉高压,最后导致右心衰竭,即慢性肺原性心脏病。治疗包括:

(1)积极治疗原发病。

(2)改善右心功能:使用利尿剂要谨慎,快速和大剂量弊多利少。强心苷易发生心律失常和其他毒副作用,需在积极抗感染和利尿治疗的基础上考虑。此外,可采用合理的抗凝治疗。

7.右心瓣膜病

常见引起右心衰竭的有心瓣膜病变类型为三尖瓣关闭不全、肺动脉瓣关闭不全和肺动脉瓣狭窄。治疗包括:基础疾病的治疗;防止过度利尿造成的心排血量减少;器质性瓣膜疾病的治疗应遵循相关指南。

8.急性右心室 MI

右心室 MI 导致右心衰竭典型的临床表现为低血压、颈静脉显著充盈、双肺呼吸音清晰的三联征。治疗原则包括:积极行冠状动脉血运重建;慎用或避免使用利尿剂、血管扩张剂、吗啡;优化右心室前、后负荷;没有左心衰竭和肺水肿,首先扩容治疗,快速补液直至有心房压升高而心输出量不增加,或 PCWP≥18mmHg;扩容后仍有低血压者。建议使用正性肌力药物;对顽固性低血压者,IABP 可增加右冠状动脉灌注和改善有心室收缩功能。

9.心肌病与右心衰竭

常见可累及有心系统并导致右心衰竭的心肌病主要包括 ARVC 和限制型心肌病(RCM)。ARVC 治疗的主要目的是减少心律失常猝死的风险,其次是治疗心律失常和右心衰竭。ARVC 发生右心衰竭时应该遵循右心衰竭的一般治疗原则,如存在难治性心衰和室性快速性心律失常,应考虑心脏移植。

10.器械治疗与右心衰竭

主要见于心脏起搏器和 ICD 置入机制为:

(1)有心室心尖部起搏导致异常的激动顺序,心脏运动不同步。

(2)由于右心室导线造成三尖瓣损伤,引起严重三尖瓣关闭不全,从而导致右心衰竭。右室心尖部起搏导致激动异常发生的右心衰竭,如药物治疗效果不佳,可行起搏器升级治疗,即 CRT。导线所致三尖瓣关闭不全的右心衰竭,其临床治疗目前尚无统一建议,应个体化。

八、心衰的整体治疗

1.运动训练

心衰患者应规律的进行有氧运动,以改善心功能和症状。一些研究和荟萃分析显示,运动训练和体育锻炼可改善运动耐力、提高健康相关的生活质量和降低心衰住院率。HF-ACTION 试验表明,运动训练对相对年轻、NYHA Ⅱ~Ⅲ级、LVEF≤35%的稳定性心衰患者是有益和安全的,但病死率未见显著降低。

临床稳定的心衰患者进行心脏康复治疗是有益的。心脏康复治疗包括专门为心衰患者设计的以运动为基础的康复治疗计划,要有仔细的监察,以保证患者病情稳定,安全进行,预防和及时处理可能发生的情况,如未控制的高血压、伴快速心室率的房颤等。

2.多学科管理方案

多学科治疗计划是将心脏专科医师、心理、营养、运动、康复师、基层医生(城市社区和农村基层医疗机构)、护士、患者及其家人的共同努力结合在一起,对患者进行整体(包括身心、运动、营养、社会和精神方面)治疗,以显著提高防治效果,改善预后。应建立这样的项目并鼓励心衰患者加入,以降低心衰住院风险。

3.姑息治疗

需采取姑息性治疗的患者包括:

(1)频繁住院或经优化治疗后仍有严重失代偿发作,又不能进行心脏移植和机械循环辅助支持的患者;

(2)NYHA Ⅳb 级,心衰症状导致长期生活质量下降的患者;

(3)有心原性恶病质或低白蛋白血症,日常生活大部分活动无法独立完成的患者;

(4)临床判断已接近生命终点的患者。

姑息治疗内容包括:经常评估患者生理、心理以及精神方面的需要,着重于缓解心衰和其他并存疾病的症状,进一步的治疗计划包括适时停止 ICD 功能,考虑死亡和复苏处理取向,旨在让患者充分得到临终关怀,有尊严地、无痛苦和安详地走向生命的终点。

九、心衰的随访管理

随访监测便于对患者及其护理人员进行继续教育,加强患者与心衰团队之间的沟通,从而早期发现并发症,包括焦虑和抑郁,早期干预以减少再住院率,便于根据患者临床情况变化及时调整药物治疗,提高患者的生活质量。

1.一般性随访

每 1~2 个月 1 次,内容包括:

(1)了解患者的基本状况:日常生活和运动能力,容量负荷及体质量变化,饮酒、膳食和钠摄入状况,以及药物应用的剂量、依从性和不良反应。

(2)体检:评估肺部啰音、水肿程度、心率和节律等。

2.重点随访

每 3~6 个月 1 次,除一般性随访中的内容外,应做心电图、生化检查、BNWNT-proBNP检测,必要时做胸部 X 线和超声心动图检查。对于临床状况发生变化、经历了临床事件、接受可能显著影响心功能的其他治疗者,宜重复检查 LVEF,评估心脏重构的严重程度。

3.动态监测

主要包括临床评估和利钠肽检测。临床评估除上述各种常规方法外,国外还推出了远程监测(如置入装置监测胸内阻抗反应)和电话支持系统等,但还缺乏患者获益的可靠证据。利钠肽监测和指导治疗:利钠肽的动态监测在降低心衰患者住院率和病死率中的意义尚不明确。急性心衰患者治疗后较基线值降幅≥30%,提示治疗可能有效。病情已稳定的患者,如利钠肽仍然明显增高,应继续随访和加强治疗。应指出的是,不应单纯依靠利钠肽,临床评估还是主要的,根据病情做出综合性评价最为重要。

4.患者及家庭成员教育

住院期间或出院前应对患者及其家庭成员进行心衰相关教育,使其出院后顺利过渡到家庭护理。主要内容应涵盖:运动量、饮食及液体摄入量、出院用药、随访安排、体质量监测、出现心衰恶化的应对措施、心衰风险评估及预后、生活质量评估、家庭成员进行心肺复苏训练、寻求社会支持、心衰的护理等。强调坚持服用有临床研究证据、能改善预后药物的重要性,依从医嘱及加强随访可使患者获益。

(1)让患者了解心衰的基本症状和体征,知晓心衰加重的临床表现,如疲乏加重、运动耐力降低、静息心率增加≥15~20 次/min、活动后气急加重、水肿(尤其下肢)再现或加重、体质量增加等。

(2)掌握自我调整基本治疗药物的方法：①出现心衰加重征兆,应增加利尿剂剂量；②根据心率和血压调整 β 受体阻滞剂、ACEI 和(或)ARB、利尿剂等的剂量。

(3)知晓应避免的情况：①过度劳累和体力活动、情绪激动和精神紧张等应激状态；②感冒、呼吸道及其他各种感染；③不依从医嘱,擅自停药、减量；④饮食不当,如食物偏咸等；⑤未经专科医生同意,擅自加用其他药物,如非甾体类抗炎药、激素、抗心律失常药物等。

(4)知道需要就诊的病情变化等。

第三节　肥厚型心肌病

肥厚型心肌病是以心肌进行性不对称肥厚、心腔变小为特征,以左心室血液充盈受阻,舒张期顺应性下降为基本表现的原因不明的心脏病。其主要病变是心肌肥厚,显微镜下心肌排列紊乱,造成心腔变小和心室舒张期顺应性减低,心室血液充盈受限。室间隔肥厚可以形成心室流出道的梗阻,其中以左心室形态学改变为主。肥厚型心肌病主要分为三类：①梗阻型肥厚型心肌病,以室间隔肥厚为主,造成左心室流出道梗阻；②非梗阻型肥厚型心肌病,心肌肥厚而无流出道梗阻,其肥厚部位亦可在室间隔中部、左心室游离壁、右心室；③心尖肥厚型心肌病,肥厚主要位于心尖部。

一、病因

原发性肥厚型心肌病的病因尚不十分清楚,发病因素可能与家族遗传有关,也可能与儿茶酚胺过多、病毒感染、自身免疫性疾病和酒精中毒有关。

二、临床表现

1.症状

(1)劳力性呼吸困难和胸痛：大多数患者在劳累后出现气短,与左心室顺应性差、充盈受阻、肺瘀血有关。持续时间长,休息不易缓解,硝酸甘油疗效不佳,且可增加左心室流出道梗阻。

(2)疲劳、心悸、头晕：1/3 患者发生于突然站立和运动后,通常是劳力性的,由于心律失常、流出道梗阻及心室舒张期充盈显著减低所致。

(3)猝死：由严重的左心室流出道梗阻、室性心律失常所致。

(4)心力衰竭：晚期可出现左、右心力衰竭的症状,如气喘、不能平卧等。

2.体征

肥厚型心肌病早期心脏不一定扩大,但可以在显微镜下发现心肌细胞肥大,心室腔可以缩小(向心性肥厚)；发展到一定程度左心室向左下扩大,出现心尖抬举性搏动,提示左心室肥大。主动脉瓣瓣下狭窄患者在胸骨左缘第二、三肋间听到Ⅲ~Ⅳ级的吹风性收缩期杂音,有时伴有收缩期震颤。当乳头肌肥厚使乳头肌功能失调时,可听到二尖瓣关闭不全的心尖部Ⅱ级以上的吹风性收缩期杂音。

无压力梯度、无症状的患者,体格检查可以正常,特别是心尖肥厚型心肌病。

阳性体征见于有明显左心室流出道压力阶差者。

(1)心尖搏动：心尖搏动呈抬举性,严重梗阻型患者可触到双重搏动。

(2)颈动脉搏动：颈动脉搏动呈双峰型,周围动脉触诊似水冲脉。

（3）收缩期杂音：收缩中晚期喷射性杂音，占时长，粗糙，可伴震颤，胸骨左缘第三、四肋间最易听到，不向颈部传导。有50%患者可听到二尖瓣相对关闭不全的反流性杂音。偶尔听到收缩早期或中晚期喀喇音，几乎总能听到第四心音。由于左心室收缩期延长，可听到第二心音逆分裂。

三、辅助检查

1.X线检查

心影大小正常或轻度增大，左缘突出提示左心室、左心房增大，心力衰竭时可有肺瘀血。

2.心动图检查

心动图检查是诊断肥厚型心肌病的重要方法。几乎都有左心室肥厚或束支传导阻滞。ST段改变，T波深而倒置，可有房室传导阻滞、异常Q波和各种心律失常，有时伴预激综合征。

3.超声心动图检查

超声心动图可以确诊以下类型疾病。

（1）室间隔肥厚，与左心室游离壁厚度之比大于1.5。

（2）左心室流出道狭窄，一般小于20mm，二尖瓣脱垂及二尖瓣关闭不全。

（3）收缩期二尖瓣前叶靠近室间隔。

（4）主动脉瓣可见收缩中期提前关闭，晚期再次开放。

（5）舒张功能异常。

4.心导管检查和心血管造影

（1）压力检测：①心导管检查显示左心室腔与左流出道之间存在压力阶差（或激发后出现），大于2.7kPa（20mmHg）。②左心室与主动脉之间有压力移形曲线。③左心室舒张末压及左心房压增高。④主动脉压力曲线呈双峰状。

（2）心血管造影：①室间隔前上部肥厚并向左心室流出道突出。②舒张期左心室腔变小，室壁厚，乳头肌大。③收缩期二尖瓣前叶向前移位。

四、治疗

（一）治疗原则

治疗应根据患者症状和有无流出道梗阻决定，还应考虑心律失常、心肌缺血、心室收缩和（或）舒张障碍、心搏骤停等。

1.非梗阻型肥厚型心肌病

（1）非梗阻型肥厚型心肌病：并收缩功能正常而舒张期功能不全和（或）心肌缺血者：钙拮抗剂为恰当的治疗药物。若患者不能耐受，可应用β受体阻滞剂，增加心脏舒张时间。

（2）非梗阻型肥厚型心肌病：伴收缩功能不全者：因无流出道梗阻，可应用洋地黄、利尿剂和降低后负荷药物，禁用负性肌力药物。起搏治疗仅用于心脏电生理异常时。

2.梗阻型肥厚型心肌病

梗阻型肥厚型心肌病伴收缩功能不全者：洋地黄、利尿剂和减轻心脏后负荷药物使流出道梗阻加重，故禁用，而负性肌力药物则用于减轻流出道梗阻。血管扩张剂能增加流出道压力梯度，并产生反射性心动过速，进一步减低心室舒张功能，使病情恶化。双腔起搏或心肌切除手术适用于对药物治疗无效的患者。心脏移植是唯一适合的外科手术治疗。

(二)药物治疗

1.β受体阻滞剂

作用机制：通过负性肌力作用及对交感神经及外周儿茶酚胺的抑制，可降低心肌收缩力，减慢心率，延长舒张期充盈时间，减低运动时外周血管扩张，减轻由儿茶酚胺激发引起的左心室流出道梗阻，减少心肌耗氧量，防止心律失常，减少心绞痛发作，同时可以改善左心室顺应性及左心室充盈，纠正左心室舒张功能不全，对运动所致的动力型左心室流出道梗阻疗效最好。常用药物有普萘洛尔、美托洛尔等。若患者症状减轻，可长期用药。但注意大剂量应用过程中防止突然停药引起的不良反应。

2.钙拮抗剂

作用机制：该类药物具有负性变时、变力及扩张外周血管作用，减轻肥厚心肌细胞内的钙离子超负荷状态，降低心肌耗氧量，抑制心肌收缩，扩张冠状动脉及降低心肌前后负荷。负性变时作用减轻左心室流出道梗阻，且能明显改善左心室舒张功能和逆转肥厚心肌，此点优于β受体阻滞剂。钙拮抗剂在负性肌力作用和扩张动脉血管能力两方面的作用是不同的，故选择一种能明显抑制心肌收缩力而血管扩张作用又较弱的药物是很重要的。对于肥厚型心肌病患者，钙拮抗剂，特别是维拉帕米的负性肌力作用，可减轻流出道梗阻，但其血管扩张作用占优势，可加重梗阻。患者由于梗阻的加重、心源性休克及肺水肿，导致死亡。因此，梗阻型肥厚型心肌病患者应避免应用钙拮抗剂，特别是那些具有潜在血管扩张作用的药物，如硝苯地平、维拉帕米等。

3.胺碘酮

作用机制：抑制肥厚型心肌病患者室性心律失常，预防猝死，并可明显改善心功能，延长运动实验时间。对控制肥厚型心肌病患者的心房颤动和室性心律失常特别有效。但长期应用胺碘酮治疗并不能持久地改善心室舒张功能。对于胺碘酮治疗早期左心室峰值充盈率降低的患者(左心室早期充盈的恶化)，继续胺碘酮治疗期间猝死的危险性增加。另外，肥厚型心肌病患者应用胺碘酮治疗有明显的促心律失常作用，若重视并避免其致心律失常作用，胺碘酮是控制恶性室性心律失常很有意义的药物。

4.丙吡胺

作用机制：丙吡胺除了有Ⅰa类抗心律失常作用，可有效地抑制房性和室性心律失常外，还有潜在的负性肌力作用。对梗阻型肥厚型心肌病患者静脉快速应用本药，可使主动脉瓣下的压力明显降低，药物的负性肌力作用使左心室流出道梗阻减低。总的结果是使左心室舒张末压降低并维持心排血量。

(三)治疗心律失常

1.心房颤动

大多数肥厚型心肌病患者，心房颤动的发生与左心室的体积增大有关。梗阻型肥厚型心肌病伴二尖瓣关闭不全是左心房体积扩大及心房颤动的最常见原因。但收缩与舒张功能不全也可导致明显的左心房扩大和心房颤动。在梗阻型及非梗阻型肥厚型心肌病患者中，心房颤动的发病均可导致心力衰竭、晕厥及全身栓塞。治疗与其他心脏病伴心律失常相同，包括药物学及电复律治疗，以及充血性心力衰竭的治疗和抗凝治疗。胺碘酮是肥厚型心肌病患者恢复并维持正常窦律最有效的药物,但由于其不良反应以及患者多以年轻患者为主,治疗倾向于首先应用其他抗心律失常药物,如索他洛尔等。梗阻型肥厚型心肌病伴心房颤动者,可进行肥厚心肌部分切除,以减少左心房体积,恢复正常窦律。

2.室性心动过速和心室颤动

梗阻型肥厚型心肌病患者出现难以解释的晕厥、心脏停搏及室性心动过速和(或)心室颤动,采用双腔起搏或单纯心肌切除治疗,可联合应用胺碘酮或 AICD 替代治疗。非梗阻型肥厚型心肌病伴心脏停搏史或难以解释的晕厥者,可进行心脏电生理学检查,并应用胺碘酮治疗;心脏电生理学检查阳性者,采用 AICD 治疗。年轻的肥厚型心肌病患者有心脏停搏和(或)晕厥史,心脏电生理学检查阴性者,应进行 201Tl 或 99mTc-MIBISPECT 心肌灌注显影,以发现心肌缺血。若存在心肌缺血,则应采用钙拮抗剂或 β 受体阻滞剂治疗,合并或不用胺碘酮或 AICD。对少数伴威胁生命的顽固性室性心动过速或心室颤动者,应施行心脏移植。

(四)介入治疗

1.DDD 起搏治疗

DDD 起搏治疗用于药物治疗无效的梗阻型肥厚型心肌病患者,可降低主动脉下压力梯度, 明显改善症状, 特别是不能耐受手术治疗的患者,DDD 起搏治疗是良好的替代治疗措施,其可造成心尖和心基底部收缩不同步性,使收缩期左心室流出道增宽,减轻流出道梗阻。为了实现起搏治疗,必须有完全的心室夺获,这需要理想的房室延迟。在 P-R 间期是 120~180 毫秒的患者容易实现完全夺获, 但当 P-R 间期缩短时, 经常需要一个很短的房室延迟(50~60 毫秒),以实现完全夺获,这通常会导致明显的舒张障碍并丧失左心房的功能,这些患者必须给予 β 受体阻滞剂、钙拮抗剂,以延长 P-R 间期或给予房室结消融,以避免很短的房室延迟的有害作用。为了持续地获得完全的心室夺获(为成功治疗所必需),必须识别起搏的程序及感知的房室延迟和随心率增快而缩短房室延迟的自动跟踪功能。DDD 起搏对老年梗阻型肥厚型心肌病患者特别有益,因为老年患者 P-R 间期趋向延长,对药物治疗反应不良,患者有严重的症状性梗阻又不适合于开胸手术。但起搏器不能降低猝死危险,只能改变临床过程,故即使是严重患者,起搏治疗也不做首选。

2.植入心脏自动除颤器(ICD)

植入心脏自动除颤器可预防梗阻型肥厚型心肌病患者猝死。

(五)手术治疗

经内科药物治疗仍有心功能失调,流出道有固定狭窄,特别是压力差大于或等于 6.7kPa(50mmHg),或应激压差大于或等于 13.3kPa(100mmHg)者,可通过外科手术方法切除病变的室间隔及部分心肌。心肌切除术使室间隔变薄、流出道增宽,消除收缩期前向运动,缓解流出道梗阻和伴随的二尖瓣关闭不全,使左心室舒张末压及左心房压降低,可以完全缓解休息及激发的有症状的严重梗阻, 提供比目前任何药物治疗更好的血流动力学变化及症状上的缓解。心房颤动的发生亦是心肌切除的指征,年轻患者梗阻及伴随的二尖瓣关闭不全的解除,可减小左心房体积,是这些患者最佳的抗心律失常治疗。但手术不能降低病死率。严重二尖瓣关闭不全,可进行二尖瓣置换术,消除流出道梗阻压差。

第四章 其他系统疾病

第一节 甲状腺炎

甲状腺炎是指甲状腺组织发生变形、渗出、坏死、增生等炎症病理改变而导致的一系列临床病症。由自身免疫、病毒感染、细菌或真菌感染、慢性硬化、放射损伤、肉芽肿、药物、创伤等多种原因所致甲状腺滤泡结构破坏。其病因不同,组织学特征各异,临床表现及预后差异较大。患者可以表现为甲状腺功能正常、一过性甲状腺毒症或甲状腺功能减退,有时在病程中3种功能异常均可发生,部分患者最终发展为永久性甲状腺功能减退。

甲状腺炎可按不同方法分类:按发病缓急可分为急性、亚急性及慢性甲状腺炎;按组织病理学可分为化脓性、肉芽肿性、淋巴细胞性、纤维性甲状腺炎;按病因可分为感染性、自身免疫性、放射性甲状腺炎等。

一、亚急性甲状腺炎(SAT)

广义的 SAT 包括亚急性肉芽肿性甲状腺炎和亚急性淋巴细胞性甲状腺炎,通常所说的SAT 特指亚急性肉芽肿性甲状腺炎,简称亚甲炎,因为是 De Quervain 首先提出的,所以又称为 De Quervain 甲状腺炎。多由病毒感染引起的自限性疾病,一般不遗留甲状腺功能减退症(甲减)。1904 年由 DeQuervain 首先报道。本病近年来逐渐增多,临床变化复杂,可有误诊及漏诊。

本病多呈自限性,是最常见的甲状腺疼痛疾病。多由甲状腺的病毒感染引起,以短暂疼痛的破坏性甲状腺组织损伤伴全身炎症反应为特征,持续甲状腺功能减退发生率一般报道少于 10%。国外文献报道本病占甲状腺疾患的 0.5%~6.2%。发生率每年 4.9/10 万人,男女发病比例为 1:4.3,30~50 岁女性为发病高峰。其发病机制尚未完全阐明,一般认为与病毒感染有关,如柯萨奇病毒、腮腺炎病毒、流感病毒、腺病毒感染,也可发生于非病毒感染(如 Q 热或疟疾等)之后。

(一)临床表现

常在病毒感染后 1~3 周发病,有研究发现,该病有季节发病趋势(夏秋季节,与肠道病毒发病高峰一致),不同地理区域有发病聚集倾向。起病形式及病情程度不一。

1.上呼吸道感染前驱症状

肌肉疼痛、疲劳、倦怠、咽痛等,体温不同程度升高,起病 3~4d 达高峰。可伴有颈部淋巴结肿大。

2.甲状腺区特征性疼痛

逐渐或突然发生,程度不等。转颈、吞咽动作可加重,常放射至同侧耳、咽喉、下颌角、颏、枕、胸背部等处。少数声音嘶哑、吞咽困难。

3.甲状腺肿大

弥漫或不对称轻、中度增大,多数伴结节,质地较硬,触痛明显,无震颤及杂音。甲状腺肿痛常先累及一叶后扩展到另一叶。

4.与甲状腺功能变化相关的临床表现

(1)甲状腺毒症阶段：发病初期 50%~75%体重减轻、怕热、心动过速等，历时 3~8 周。

(2)甲状腺功能减退阶段：约 25%在甲状腺激素合成功能尚未恢复之前进入功能减退阶段，出现水肿、怕冷、便秘等症状。

(3)甲状腺功能恢复阶段：多数患者短时间(数周至数月)恢复正常功能，仅少数成为永久性甲状腺功能减退症。整个病程 6~12 个月。有些病例反复加重，持续数月至 2 年不等。有 2%~4%复发，极少数反复发作。

(二)辅助检查

1.实验室检查

(1)红细胞沉降率(ESR)：病程早期增快，>50mm/1h 时对本病是有力的支持，ESR 不增快也不能除外本病。

(2)甲状腺激素水平和甲状腺摄碘率：甲状腺毒症期呈现血清 T_4、T_3 浓度升高，甲状腺摄碘率降低(常低于 2%)的双向分离现象。血清 T_3/T_4 比值常<20。随着甲状腺滤泡上皮细胞破坏加重，储存激素殆尽，出现一过性甲状腺功能减退，T_4、T_4 浓度降低，TSH 水平升高。而当炎症消退，甲状腺滤泡上皮细胞恢复，甲状腺激素水平和甲状腺摄碘率逐渐恢复正常。

(3)甲状腺细针穿刺和细胞学检查(FNAC)：早期典型细胞学涂片可见多核巨细胞，片状上皮样细胞，不同程度炎性细胞；晚期往往见不到典型表现。FNAC 不作为诊断本病的常规检查。

(4)甲状腺核素扫描(99mTc 或 123I)：早期甲状腺无摄取或摄取低下对诊断有帮助。

(5)其他：早期白细胞可增高。TgAb、TPOAb 阴性或水平很低。均不作为本病的诊断指标。血清甲状腺球蛋白(Tg)水平明显增高，与甲状腺破坏程度相一致，且恢复很慢。Tg 不作为诊断必备的指标。

2.甲状腺彩色超声

国内的研究大多把 SAT 的声像图分为 3 期。①早期：病侧或双侧甲状腺明显肿大，甲状腺实质内呈现低回声区，边界较模糊，形态不规则，且病灶融合成低回声带，当探头加压时会有强烈的疼痛感。②中期：病灶的区域明显变小，边界模糊，探头加压时的疼痛感较少或无，但彩色多普勒检查仍显示血流的信号丰富。③恢复期：甲状腺内的低回声区消失，由高回声光点取代，无压痛感。因此，SAT 彩色超声的分期对于判断治疗效果及终止用药具有优越性。

(三)诊断

1.诊断

发病前 1~3 周有上呼吸道感染病史；颈部疼痛、甲状腺肿大且质硬，有触、压痛，伴有发热等全身症状，早期患者可有心悸、怕热多汗、多食易饥、体质量下降、情绪激动等甲亢症状；血沉通常>50mm/1h；血清 T3、T4 升高，甲状腺摄碘(锝)率降低，二者呈"分离现象"。

2.鉴别诊断

(1)急性化脓性甲状腺炎：甲状腺局部或邻近组织红肿热痛及全身显著炎症反应，有时可找到临近或远处感染灶；白细胞明显增高，核左移；甲状腺功能及摄碘率多数正常。

(2)结节性甲状腺肿出血:突然出血可伴有甲状腺疼痛,出血部位伴波动感;但是无全身症状,ESR 不升高;甲状腺超声对诊断有帮助。

(3)桥本甲状腺炎:少数病例可以有甲状腺疼痛、触痛,活动期 ESR 可轻度升高,并可出现短暂甲状腺毒症和摄碘率降低;但是无全身症状,血清 TgAb、TPOAb 滴度增高。

(4)无痛性甲状腺炎 本病是桥本甲状腺炎的变异型,是自身免疫甲状腺炎的一个类型。有甲状腺肿,临床表现为经历甲状腺毒症、甲状腺功能减退和甲状腺功能恢复 3 期,与亚急性甲状腺炎相似。鉴别点:本病无全身症状,无甲状腺疼痛,ESR 不增快,必要时可行 FNAC 鉴别,本病可见局灶性淋巴细胞浸润。

(5)甲亢:碘致甲亢或者甲亢时摄碘率被外源性碘化物抑制,出现血清 T_4、T_3 升高,但是 ^{131}I 摄取率降低,需要与亚急性甲状腺炎鉴别。根据病程、全身症状、甲状腺疼痛、甲亢时 T_3/T_4 比值及 ESR 等方面可以鉴别。

(四)治疗

1.临床治疗

除了多休息、多饮水外,主要从两方面入手:缓解症状和纠正甲状腺功能异常。

(1)症状较轻的患者服用解热镇痛药或非甾体类抗炎药如双氯芬酸缓释片 75mg,1~2 次/d,即可缓解症状,一般需服药 1~2 周。

(2)全身症状较重、持续高热、疼痛明显的患者需要使用糖皮质激素。首选泼尼松龙 20~40mg/d,分次口服,一般 24~48 小时内症状缓解,1~2 周后酌情开始减量,一般减 5mg/周,血沉正常(现多主张摄碘率正常)后方可停药。总疗程 6~8 周。减量过快或停药过早容易导致病情复发。也有报道,起始使用 15mg/d 泼尼松龙治疗 SAT 同样有效,80%患者在 8 周内症状得到改善,且无不良反应发生。

(3)甲状腺毒症的治疗:病程早期出现的一过性甲状腺毒症,可给予 β-受体阻滞剂如普萘洛尔对症治疗。

(4)甲减的治疗:出现甲减时,可临时服用左甲状腺素钠片替代治疗,一般需持续 6 个月。若极少数患者出现永久性甲减,则需要甲状腺激素终身替代治疗。

(5)预防及预后:增强机体抵抗力,避免上呼吸道感染,有助于预防本病发生。病程有自限性,大多数会痊愈,但可复发,约有 5%的患者可发生永久性甲减。

2.治疗进展

(1)地塞米松局部注射疗法:小针头、小剂量甲状腺局部注射地塞米松(1ml 注射器抽取地塞米松 0.5mg 一次性注射,每周两次,直至症状消失)是治疗 SAT 的探索,地塞米松局部注射治疗对炎症组织具有导向性,药物进入甲状腺后,通过抑制白细胞和巨噬细胞在炎症部位的聚集和抑制吞噬作用、减少溶酶体酶的释放以及其炎症化学中介物的合成和释放,减轻了甲状腺肿大和疼痛等症状[4],具有操作简单、安全、显效快、疗程短、并发症少的特点。

(2)夏枯草片联合糖皮质激素治疗 SAT:夏枯草片联合糖皮质激素治疗 SAT 效果明显,且可减小糖皮质激素的用量及用药时间。夏枯草片的主要成分为夏枯草皂苷、齐墩果酸、熊果酸等,性寒,味苦、辛,具有清肝明目、软坚散结、消肿止痛的功效。夏枯草含有的黄酮类(芸香苷、芦丁、金丝桃苷)及香豆素类(花内酯、七叶亭、莨菪亭)等化学物质具有消炎的作用,与

SAT 的发病机制相符合。

(3)手术治疗：在出现甲状腺癌、结节性甲状腺肿等疾病与本病并共存时，应采取手术治疗。由本病急性期后所形成的慢性局部性病变、诊断困难的患者应行手术切除取病理，根据术中快速冰冻切片病理结果来决定手术方式。

二、慢性淋巴细胞性甲状腺炎

慢性淋巴细胞性甲状腺炎又称桥本甲状腺炎（HT），日本九州大学医学院的 Hakaru Hashimoto 医师于 1912 年首先在德国医学杂志上报道了 4 例慢性淋巴细胞性甲状腺炎（CLT），故又称其为桥本甲状腺炎（HT）或桥本病。临床上较常见，是一种以自身甲状腺组织为抗原的自身免疫性疾病，也是引起原发性甲减的主要原因。此病有家族聚集现象，认为是环境因素和遗传因素共同作用的结果，环境因素主要包括感染和膳食中过量的碘化物。有报道其发病率从 0.3%~10% 不等，多为 30~50 岁的女性。

(一)病因病理

1.发病原因

HT 的发生是遗传和环境因素共同作用的结果。目前公认的病因是自身免疫，主要为辅助性 T 细胞(Th1)免疫功能异常。可与其他自身免疫性疾病如恶性贫血、干燥综合征、慢性活动性肝炎、系统性红斑狼疮(SLE)等并存。患者血清中出现针对甲状腺组织的特异性抗体(TgAb 或 TPOAb)和甲状腺刺激阻断抗体(TSBAb)等。甲状腺组织中有大量淋巴细胞与浆细胞浸润。

2.病理

甲状腺多呈弥漫性肿大，质地坚韧或橡皮样，表面呈结节状。镜检可见病变甲状腺组织中淋巴细胞和浆细胞呈弥散性浸润。腺体破坏后，一方面代偿地形成新的滤泡，另一方面破坏的腺体又释放抗原，进一步刺激免疫反应，促进淋巴细胞的增殖，因而，在甲状腺内形成具有生发中心的淋巴滤泡。甲状腺上皮细胞出现不同阶段的形态学变化，早期有部分滤泡增生，滤泡腔内胶质多；随着病变的进展，滤泡变小和萎缩，腔内胶质减少，其上皮细胞肿胀增大，胞浆呈明显的嗜酸染色反应，称为 Askanazy 细胞或 Hürthle 细胞，进而细胞失去正常形态，滤泡结构破坏，间质有纤维组织增生，并形成间隔，但包膜常无累及。

(二)临床表现

(1)起病缓慢，病程较长，早期症状不明显，当出现甲状腺肿时，病程平均达 2~4 年。

(2)全身乏力常见，也可见咽喉部不适等症状，10%~20% 有局部压迫感或甲状腺区的隐痛，偶尔有轻压痛。

(3)甲状腺双侧对称性、弥漫性肿大较常见，峡部及锥状叶常同时增大，也可单侧性肿大。甲状腺随着病程发展而逐渐增大，但很少压迫颈部出现呼吸和吞咽困难。触诊时甲状腺质地坚韧，表面光滑或细沙粒状，也可呈大小不等的结节状，一般不与周围组织物粘连。

(4)病程后期引起甲减时出现怕冷、嗜睡、记忆力减退及黏液性水肿等。

(三)辅助检查

(1)早期血清 T_3、T_4 和 TSH 正常：以后 TSH 升高，血清 T_3、T_4 正常（亚临床甲减）；后期 T_3、T_4 降低，TSH 升高（临床甲减）。

(2)甲状腺自身抗体:HT 是器官特异性的自身免疫性疾病,产生以甲状腺组织为抗原的自身免疫性抗体 TPOAb 和 TGAb,临床上以 TPOAb 为诊断重点。初平等通过 meta 分析方法对 18 篇文章 2002 例临床标本进行了综合分析, 其 HT 样本 948 例, 健康对照组样本 1054 例, 结果显示 TPOAb 用于诊断 HT 的汇总敏感为 0.89 (95%CI=0.87~0.91), 汇总特异度 0.96(95%CI=0.95~0.97),SROC AUC 为 0.9843。因此,TPOAb 诊断 HT 的敏感度和特异度都较高,具有较高的诊断应用价值。战大伟等用化学发光免疫法检测 61 例 HT 患者 TPOAb 阳性率是 95.1%,TPOAb(859.42±450.16)U/ml,提示 TPOAb 对于 HT 具有较高的诊断意义。

(3)甲状腺超声检查:贾建伟等将 HT 甲状腺超声主要分为弥漫性回声减低型、局灶性回声减低型、结节性肿大型。①弥漫性回声减低型:甲状腺弥漫性肿大,前后径及峡部增大明显,腺体内实质回声减低,可出现分隔状或网络状分布的条状中强回声。②局灶性回声减低型:腺体内可见局限性低回声区,边界不清,形态不规则,呈"地图样"改变。③结节性肿大型:甲状腺内可见局限性低回声、等回声或稍高回声区,边界清晰,内部可出现无回声囊性变及强回声钙化。李传红等报道 216 例 HT 超声声像图中 61.1%(132/216)可出现甲状腺体积不大,甚至萎缩,实质内回声不均质、增粗、呈豹纹状或局限性片状低回声等不典型超声图像表现,甚至有 3.7%的病例超声图像基本正常,上述不典型超声图像应当引起重视,此外发现 HT 患者甲状腺下极及峡部周围淋巴结增大占 93.1%。

(四)诊断

1.临床诊断

目前对 HT 的诊断标准尚未统一,1975 年 Fisher 提出 5 项指标诊断方案:①甲状腺弥漫性肿大,质韧、表面不平、有结节;②TGAb、TPOAb 阳性;③血 TSH 升高;④甲状腺核素扫面呈放射性分布不均;⑤过氯酸钾排铋实验阳性;5 项中有 2 项者可拟诊为 HT,具有 4 项者可确诊。一般具有典型 HT 临床表现(中年女性,甲状腺轻度肿大,质地韧),甲状腺自身抗体(TGAb、TPOAb)阳性即可临床诊断为 HT。临床表现不典型者需要高滴度的抗甲状腺抗体方能诊断,如这些患者 TGAb、TPOAb 为显著阳性,应结合影像学检查协助诊断,如合并甲减时,更支持诊断。必要时以甲状腺细针穿刺活检或冰冻切片组织学检查确诊。

2.鉴别诊断

(1)结节性甲状腺肿:有地区流行病史,甲状腺功能正常,甲状腺自身抗体阴性或低滴度。FNAC 有助鉴别。HT 病理可见淋巴细胞浸润,巨噬细胞,少量的滤泡上皮细胞表现为 Hürthle 细胞的形态;结节性甲状腺肿则为增生的滤泡上皮细胞,没有淋巴细胞浸润。

(2)甲状腺癌:甲状腺明显肿大、质硬伴结节者,需要与甲状腺癌鉴别。但是分化型甲状腺癌多以结节首发,不伴甲状腺肿,抗体阴性,FNAC 检查结果是恶性病变;HT 与甲状腺淋巴瘤的鉴别较为困难。

(五)治疗

1.临床治疗

本病缺乏病因治疗,治疗主要从纠正甲功异常和甲状腺肿大对症处理。HT 患者经历甲亢期、甲状腺功能正常期和甲减期。

(1)一过性甲亢首选 β 受体阻滞剂对症处理,如口服抗甲状腺药物应采取小剂量、短期应用。

(2)如甲状腺功能正常,不需特殊治疗,3~6个月复查1次,随着时间延长部分HT患者会发生亚临床甲减或甲减。

(3)甲减患者,可采用左旋甲状腺素(L-T₄,商品名优甲乐)替代治疗,从小剂量(25μg/d)开始,逐渐加量,至之维持剂量。维持剂量的临床指标主要是甲状腺缩小、血清T_3、T_4和TSH正常。HT导致的甲减大多数需要终身服用左旋甲状腺素替代治疗。

(4)甲状腺肿大出现气管压迫症状时,可行甲状腺峡部切除解除压迫症状。

(5)TPOAb阳性的妇女,妊娠前必须检查甲状腺功能,如伴亚临床甲减或临床甲减者,甲状腺功能正常后才能怀孕;如甲状腺功能正常,则妊娠期间定期复查甲状腺功能,一旦出现甲减或低T_4血症,应立即给予L-T₄替代治疗。

(6)预防及预后,限制含碘丰富的食物(如紫菜、海带等)或药物(如乙胺碘呋酮)的摄入,以阻止甲状腺自身免疫损伤。患者只要甲功正常,预后良好。

2.治疗进展

(1)地塞米松局部注射:地塞米松重要的临床应用价值是既改善脂代谢又可降低冠心病、心血管等并发症的发生。张金海等报道甲状腺内注射地塞米松使弥漫性肿大的甲状腺显著缩小、改善了垂体-甲状腺轴和明显降低TGAb、TPOAb以及TRAb水平,从而有效减少了甲减的发生。陈鹤华对HT患者给予甲状腺局部注射(环磷酰胺20mg+地塞米松2.5mg/侧·次)治疗3个月,结果显示较常规治疗组甲状腺的体积,TGAb、TPOAb以及TRAb水平下降显著,改善临床症状的同时减少了甲减的发生,未见明显不良反应,疗效肯定。

(2)硒治疗:硒是人体必需的微量元素,甲状腺含有多种硒蛋白,研究显示硒有抗氧化和免疫调节作用,硒治疗对HT患者有重要的临床价值。对HT伴甲减患者采用硒酵母辅助优甲乐治疗,结果表明FT3、FT4升高,TSH降低,较常规优甲乐治疗甲状腺功能改善明显。有学者报道硒(50μg/次,2次/d),联合抑亢丸、甲巯咪唑治疗HT性甲亢总有效率为89.80%,高于抑亢丸联合甲巯咪唑治疗组的71.43%,突眼度变化也优于抑亢丸联合甲巯咪唑治疗组。

(3)1,25(OH)₂D₃的治疗:刘杉等将雌性Wistar大鼠随机分为预防组、治疗组、阳性对照组和阴性对照组,除阴性对照组外,余大鼠均给予pTG免疫致敏,预防组致敏同时使用维生素D35μg/kg隔日腹腔注射,治疗组致敏2周时开始使用维生素D35μg/kg隔日腹腔注射。结果显示大鼠建模开始时就使用维生素D_3的大鼠甲状腺组织保持较完整形态,且血清抗体和细胞因子γ干扰素(IFN-γ)、白细胞介素(IL)-12、IL-4及IL-10均在正常范围,提示维生素D3可能对实验性自身免疫性甲状腺炎大鼠甲状腺具有保护功能。李娜等对50例HT患者研究发现维生素D不足的比例为88.0%,明显高于正常组的66.1%,提示维生素D缺乏可能会增加HT的风险。韩英等报道62例HT合并甲减患者予左旋甲状腺素替代治疗同时联合骨化三醇0.25μg/d,24周后FT3、FT4明显上升,TSH、TGAb、TPOAb明显下降,因此应用1,25(OH)₂D₃有助于改善甲状腺自身免疫调节,对HT合并甲减患者有一定的治疗作用。

(4)中医治疗:桥本1号方治疗HT总体有效率93%,且桥本1号方能显著降低TPOAb、TGAb滴度,减轻甲状腺的自身免疫反应。另有观察显示,采用以中药白芥子、王不留行等为介质的耳穴埋豆法来调理脏腑功能、调节机体内分泌,结果显示此方法使弥漫性甲状腺肿大缩小,总有效率93.33%。夏翔教授认为HT治疗以健脾固肾益气为主,兼祛瘀化痰,因此采用固本消散方联合优甲乐治疗HT甲减,治疗3个月后临床症状改善,TSH水平、TGAb、TPOAb明显下降。有学者认为免疫紊乱不仅可以导致甲状腺细胞破坏引起甲状腺功能异常,而且还可干扰免疫监视,诱发免疫逃逸,成为恶性肿瘤发生的诱发因素。李昀昊等发现中药复方(主要成分为黄芪、夏枯草、柴胡、生地等)能够降低过高的TPOAb和TGAb,并且可以抑制CD30和CD195的阳性表达,不仅控制甲状腺的炎症反应,减少甲状腺细胞破坏,保护甲状腺功能而且调节免疫,抑制诱导免疫逃逸的细胞因子的表达,间接降低甲状腺恶性肿瘤发生的风险,对治疗HT有积极的意义。

(5)手术治疗:有研究者认为RET基因重排是HT重要的发病机制,RET基因重排后称为RET/PTC癌基因。国外研究报道RET/PTC癌基因在约90%的病例中都可以被检测到。因此,认为HT产生了促肿瘤发生的微环境,易导致癌肿的发生。艾志龙总结复旦大学附属中山医院数据显示,HT合并甲状腺乳头状癌占同期所有甲状腺乳头状癌手术病人的16.9%(205/1216)。原发性甲状腺淋巴瘤(PTL)是一种少见的恶性肿瘤,HT合并PTL占所有甲状腺恶性肿瘤手术病例的0.7%。HT与甲状腺肿瘤关系密切,两者发病率近年显著升高。因此,治疗理念应发生转变,除内科治疗外也可考虑手术治疗。

(6)其他疗法:许琪等报道小剂量短期抗甲亢及(或)L-T4治疗的基础上运用小剂量(7.5~10mg/周)甲氨蝶呤(MTX)对高TPOAb的患者进行治疗,发现MTX使HT患者TPOAb水平显著降低,甚至终止TPOAb对甲状腺的破坏,有利于防止HT导致的甲减。汪茂荣等研究发现抗Hp治疗后TGAb和TPOAb的水平较治疗前明显下降,抗HP治疗是治疗HT的有效方法之一。张玮等对28例HT患者口服百令胶囊0.4g,每日3次,结合低碘饮食,6个月后TPOAb、TGAb水平明显降低,从而保护了甲状腺功能,避免HT患者病情加剧或反复。夏枯草胶囊的组成成分夏枯草和红糖可明显抑制早期免疫反应,魏静等对116例HT患者予夏枯草胶囊(0.7g,2次/d)联合左甲状素钠治疗,治疗组较常规服用左甲状素钠组的TSH、TGAb、TPOAb和Th17/CD4+T明显降低,从而提高了HT患者的治疗效果。

第二节　甲状旁腺功能减退症

甲状旁腺功能减退症(简称甲旁减)是指甲状旁腺素(PTH)分泌过少和/或效应不足而引起的一组临床综合征。临床常见类型有特发性甲旁减、继发性甲旁减、低血镁性甲旁减,少见类型包括假性甲旁减等。其临床特点是手足搐搦、癫痫样发作、低钙血症和高磷血症。长期口服钙剂和维生素D制剂可使病情得到控制。

一、病因和发病机理

本病可由多种原因引起,包括PTH生成减少、分泌受抑制、作用障碍等原因,临床较常见的有手术后继发性甲状旁腺功能减退症和特发性甲状旁腺功能减退症。

(一)PTH缺乏或不足

1.甲状旁腺损伤致功能减退症

可发生于颈前部各种手术后,包括甲状腺切除、异常甲状旁腺切除及颈部恶性病变切除术后。甲状腺次全切除术时将甲状旁腺切除或损伤,如系部分切除或供血暂时不足者数周后可自行恢复,如大部分或全部被切除则为永久性功能不全。由于甲状腺手术误将甲状旁腺切除或损伤导致永久性甲状旁腺功能减退的发生率为 0.2%~1%。偶可因颈部放射治疗所致甲状旁腺受损。颈部炎症、创伤或浸润性病变也可使甲状旁腺受损,如癌转移、血色病、结节病等也可破坏甲状旁腺。

2.特发性甲状旁腺功能减退症

较少见,病因尚未明确,可能系自身免疫性疾病,可同时合并甲状腺功能减退症、肾上腺皮质功能减退症、糖尿病或多发性内分泌腺功能减退症。有的患者血中可检出抗胃壁细胞、甲状旁腺、肾上腺皮质和甲状腺的自身抗体。

3.功能性甲旁减

(1)镁缺乏:PTH 的释放及其对靶细胞的作用需要镁离子的参与,故严重的低镁血症可引起功能性甲状旁腺功能减退。补镁治疗后,血清 PTH 升高,血钙浓度逐渐恢复正常。镁缺乏多为继发性,如慢性酒精中毒、吸收不良、使用氨基糖苷类抗生素致镁在肾脏的清除率增加,以及胃肠外高营养等。

(2)新生儿一过性甲旁减:可由于母亲患甲状旁腺功能亢进,胎儿的甲状旁腺受到母亲血中高钙的抑制,出生后甲状旁腺功能未能恢复正常或尚未发育成熟所致。

(二)PTH 基因异常

目前已发现因 PTH 基因信号肽部位及某一内含子部位基因突变,使 PTH 不能成熟或剪切异常,致 PTH 无生物活性,引起甲旁减。该型患者血中 PTH 正常或升高。给予外源性 PTH 后,可纠正患者的低钙血症、高磷血症及手足抽搐。

(三)靶器官对 PTH 反应缺陷

该型又称假性甲状旁腺功能减退症,是一种形式多样的综合征,与遗传缺陷关系密切。此类患者较少见。一般患者血循环中 PTH 浓度正常或升高,且具有正常的生理活动。但由于体内某种缺陷,靶细胞对 PTH 不反应或敏感性降低,以致发生血钙降低等甲旁减的生化及临床特征。有些患者伴多种内分泌激素抵抗或感觉器官功能异常。

甲旁减的发病机理主要是由于 PTH 缺乏或生物效应减低,破骨作用减弱,导致骨吸收降低;1,25-$(OH)_2D_3$ 形成减少而致肠道钙吸收减少;肾小管钙重吸收率降低,从而导致低钙血症;但当血钙降至 1.75mmol/L 以下时,则尿钙显著降低乃至消失。由于肾排磷减少,血清磷增高。低血钙和高血磷是甲旁减的典型生化特征。由于 PTH 缺乏,尿 cAMP 降低,但注射外源性 PTH 后,尿 cAMP 立即上升。高血磷携带钙离子沉积到骨及软组织,约 1/3 的患者骨密度增加;由于成骨细胞活性及数量不增加,骨转换速度减慢,所以血清碱性磷酸酶正常。钙盐沉积到关节周围、皮下、颅内及软组织形成异位钙化灶。脑组织的异位钙化与神经精神症状或癫痫的发生有关。神经肌肉的兴奋性增高,可出现手足搐搦,甚至惊厥,与血循环中钙离子浓度降低有关。镁离子降低可增加肌肉对低血钙的反应。

二、临床表现

甲状旁腺功能减退症的症状取决于低钙血症的程度与持续时间,但血清钙下降的速度也具有重要作用。

1.神经肌肉应激性增加

低钙血症首先可出现指端或嘴部麻木和刺痛,手足与面部肌肉痉挛,随即出现手足搐搦(血清钙一般在 2.0mmol/L 以下),常被形容为鹰爪样或称助产士手,典型表现为双侧拇指强烈内收,其余四指并拢,指骨间关节伸展,掌指关节及腕肘关节屈曲,形成鹰爪状。严重者可引起肘关节屈曲,上臂内收,靠近胸前。有时双足也呈强直性伸展、内翻,膝关节及髋关节屈曲。发作时可有疼痛。严重病例全身骨骼肌及平滑肌痉挛,甚至可发生喉和支气管痉挛,出现喉鸣、哮喘、窒息、呼吸暂停等危象。肠痉挛可引起腹痛、腹泻。

现手足搐搦,可做诱发试验,下述 2 个试验可表明神经肌肉兴奋性增高:①面神经叩击征(Chvostek 征)阳性。用手叩击耳前和颧弓下面神经,同侧面肌抽动。②束臂加压试验(Trousseau 征)阳性。维持血压稍高于收缩压 1.33kPa(1mmHg=1.33kpa)3~5min,如出现手足搐搦即为阳性,有时血压介于收缩压与舒张压之间时也可出现阳性反应。Trousseau 征阳性是由于充气臂带使压迫处缺血,局部神经的缺钙更明显而兴奋神经所致,而不是由于前臂缺血。

2.精神、神经症状

有些患者,特别是儿童可出现惊厥或癫痫样全身抽搐,如不伴有手足搐搦,常可误诊为癫痫大发作。手足搐搦发作时也可伴有喉痉挛与喘鸣,由于缺氧,又可诱发癫痫样大发作。常由于感染、过劳和情绪等因素诱发。女性在月经期前后更易发作。除了上述表现外,长期慢性低钙血症还可引起椎体外神经症状,包括典型的帕金森病的表现,纠正低钙血症可使症状改善。少数患者可出现颅内压增高与视乳头水肿。也可伴有自主神经功能紊乱,如出汗、声门痉挛、气管呼吸肌痉挛,以及胆、肠和膀胱平滑肌痉挛等。慢性甲旁减患者可出现精神症状,包括焦虑、烦躁、幻觉、记忆力减退、性格改变、易激动、抑郁或精神病。

3.外胚层组织营养变性

白内障在本病患者中颇为常见,可严重影响视力,是由于晶状体钙化所致,即使治疗后低钙血症好转,但白内障亦难消失。纠正低钙血症可使白内障不再发展。牙齿发育障碍,牙齿钙化不全,齿釉发育障碍,呈黄点、横纹、小孔等病变。长期甲旁减患者皮肤粗糙、脱屑,指甲薄脆易裂、有纵嵴,毛发粗糙、干燥、易脱落。易得念珠菌感染可见于特发性甲旁减,一般不见于手术后甲旁减者。血钙纠正后,上述症状也能好转。

4.其他

转移性钙化多见于脑基底节(苍白球、壳核和尾状核),常对称性分布。脑 CT 检查发现率较头颅 X 线平片高。其他软组织、肌腱、脊柱旁韧带等均可发现钙化,这可能是由于高磷血症之故。长期低血钙可致心肌收缩力严重受损,可引起顽固的心力衰竭,对洋地黄有抵抗性。若发生低血压用升压药物或用增加血容量等常用方法治疗无效,用钙剂治疗则血压恢复。典型的心电图变化为 QT 时间延长,主要为 ST 段延长,伴异常 T 波。脑电图可出现癫痫样波。血清钙纠正后,心、脑电图改变也随之消失。

甲旁减患者可发生大细胞性贫血,因为在低钙血症时维生素 B12 与内因子结合欠佳,故有维生素 B12 缺乏,而且有组胺抵抗性的胃酸缺乏症。血清钙正常后上述症状可好转。甲旁减的症状很广泛、多变,因此,容易误诊。再者甲旁减与假性甲旁减类型有多种,为了明确诊断应进一步进行病因和病型的鉴别。

三、辅助检查

（1）血生化：多次测定血清钙，若<2.2mmol/L 者，存在低钙血症，有症状者，血清总钙一般≤1.88mmol/L，血清游离钙≤0.95mmol/L。多数患者血清磷增高，不典型的早期病例血磷可以正常。部分患者并发低镁血症。碱性磷酸酶正常，尿钙、尿磷排出量减少。

（2）血 PTH：多数低于正常，也可在正常范围。因低钙血症对甲状旁腺是强烈刺激，血清总钙≤1.88mmol/L 时，血 PTH 值应增加 5~10 倍，所以低钙血症时，如血 PTH 在正常范围，仍属甲状旁腺功能减退。因此，检测血 PTH 时应同时测血钙，两者一并分析。在 PTH 合成或分泌不足的甲旁减患者中，血 PTH 浓度很低或测不出，假性甲状旁腺功能减退症时血 PTH 增高。

（3）Ellsworth-Howard 试验：静脉注射外源性 PTH 后，测注射前后尿 cAMP 及尿磷，不同原因引起的甲旁减的反应不同，可资鉴别。

（4）X 线检查：骨骼密度正常或增加；软组织可有钙化；基底节和/或脑钙化。

四、诊断常规

1.临床诊断

本病常有手足搐搦反复发作史，Chvostek 征与 Trousseau 征阳性。实验室检查如有血钙降低（常低于 2.0mmol/L）、血磷增高（常高于 2.0mmol/L），且能排除肾功能不全者，诊断基本上可以确定。如血清 PTH 测定结果明显降低或不能测得，或滴注外源性 PTH 后尿磷与尿cAMP 显著增加，诊断可以肯定。在特发性甲旁减的患者，临床上常无明显病因可发现，有时有家族史。手术后甲旁减常于甲状腺或甲状旁腺手术后发生。

特发性甲旁减诊断标准：①血钙低。②血磷高或正常。③慢性手足搐搦症。④X 线片显示无佝偻病或骨质软化症表现。⑤无肾功能不全、慢性腹泻、脂性腹泻，或原因明显的碱中毒等引起低钙血症的原因。⑥血 ALP 正常。⑦无甲状腺、甲状旁腺或颈部手术史，无颈部放射线照射或浸润的情况。⑧24h 尿钙排泄低于正常健康人。⑨用大剂量维生素 D（或其有生理作用的衍生物）和钙剂可控制发作。⑩在有指征的情况下，做 Ellsworth-Howard 试验，静脉注射外源性 PTH 后，尿 cAMP 及尿磷增高。

2.鉴别诊断

甲旁减的临床和血液变化主要是低钙血症，其病因有多种，故应注意鉴别。本章主要叙述特发性甲旁减的常见鉴别诊断。

（1）假性甲状旁腺功能减退症（PHP）：本病是一种具有以低钙血症和高磷血症为特征的显性遗传性疾病，典型患者可伴有发育异常、智力发育迟缓、体态矮胖、脸圆，可见掌骨（跖骨）缩短，特别是对称性第 4 与第 5 掌骨缩短。由于 PTH 受体或受体后缺陷，周围器官对 PTH 无反应（PTH 抵抗）致甲状旁腺增生，PTH 分泌增加，易与特发性甲旁减鉴别。

（2）严重低镁血症（血清镁低于 0.4mmol/L）：患者也可出现低钙血症与手足搐搦。血清 PTH 可降低或不能测得。但低镁纠正后，低钙血症迅即恢复，血清 PTH 也随之正常。

（3）癫痫样发作及其他精神神经症状表现：部分患者以癫痫样发作或精神病症状为主要表现或首发症状，而误诊为神经或精神病。为了防止这种误诊，这类患者应常规地检查血钙和血磷。自从血液生化自动分析仪应用以来，常规检查血钙与血磷已是很容易的事，提高对本病的认识至为重要。用 X 线或 CT 检查脑组织钙化病变，对诊断很有帮助。若发现手足搐搐后,应立即查血钙以证明手足搐搦是否为低钙血症所致,并用钙剂加葡萄糖缓慢静脉注射或滴注。钙剂治疗能使手足搐搦迅速缓解。这种"手足搐搦–低钙血症–钙剂治疗–缓解"的序贯观察对于认识低钙血症的存在,从而进一步按甲旁减检查求得正确诊断是重要的。

(4)其他:如代谢性或呼吸性碱中毒、维生素 D 缺乏、肾功能不全、慢性腹泻、钙吸收不良等可引起低钙血症,应加强鉴别。

五、治疗

不同于其他内分泌腺功能减退性疾病,甲状旁腺功能减退症目前尚未直接用激素替代治疗。由于 PTH 半衰期过短,目前针对本病主要采用维生素 D 与补充钙剂。其治疗目的是:①控制症状。②减少甲旁减并发症的发生。③避免维生素 D 中毒,尽可能用较小剂量的维生素 D,使血清钙基本接近正常,血清磷下降,防止手足搐搦发作与异位钙化。

1.急性低钙血症的治疗

当发生低钙血症手足搐搦、喉痉挛、哮喘、惊厥或癫痫样大发作时,即刻静脉注射 10%葡萄糖酸钙 10~20ml,注射速度宜缓慢,必要时 4~6h 后重复注射,每日酌情 1~3 次不等。若发作严重可短期内辅以地西泮或苯妥英钠肌肉注射,以迅速控制搐搦与痉挛。如属术后暂时性甲状旁腺功能减退症,则在数日至 1~2 周内,腺体功能逐渐恢复,故仅需补充钙盐,不宜过早使用维生素 D,以免干扰血钙浓度,影响诊断。如 1 个月后血钙仍低,不断发生搐搦,应考虑为永久性甲状旁腺功能减退症,则需补充维生素 D,提高血钙,防止搐搦发作。

2.间歇期处理

(1)钙剂:甲旁减患者应长期口服钙剂,每日需补充元素钙 1~1.5g,孕妇、乳母酌加,小儿也需多些。葡萄糖酸钙、乳酸钙、氯化钙和碳酸钙中分别含元素钙 9.3%、13%、27%和 40%。氯化钙容易吸收,但对胃有刺激作用。碳酸钙含钙量虽较多(约占 40%),但长期服用后可引起碱中毒,从而加重低钙血症,且易导致便秘,不宜多用。枸橼酸钙(含钙量 20%)适用于高尿钙患者,因为枸橼酸有预防肾结石形成的作用。钙剂宜分次口服。血钙升高后,磷肾阈相应降低,尿磷排出增加,血磷随之下降,常不需降低血磷的药物。饮食中应适当限制含磷高的食物如乳制品与肉类。轻症甲状旁腺功能减退症经补钙与限磷后,血钙可基本维持正常。

(2)维生素 D 及其衍生物:轻症甲旁减患者,经补充钙与限制磷的治疗后,血清钙可基本保持正常,症状控制。较重患者则须加用维生素 D 制剂,较为常用的维生素 D 制剂有:①维生素 D_2。维生素 D_2 摄入后,在细胞微粒体中受 25-羟化酶系统催化生成骨化二醇〔25-(OH) D_3〕,经肾近曲小管细胞 1-α 羟化酶系统催化,生成具有生物活性的骨化三醇〔1,25-$(OH)_2D_3$〕。服用维生素 D_2 从小剂量开始,每天口服 2 万单位(0.5mg),以后逐渐增加,一般每日需 4 万~12 万单位(1~3mg)。但在甲旁减患者中,由于 PTH 缺乏,肾脏 25$(OH)D_3$ 转变为 1,25-$(OH)_2D_3$ 的 1α-羟化酶活性低,维生素 D_2 效果不佳。②骨化三醇〔1,25-$(OH)_2D_3$〕,商品名为罗钙全,即活性维生素 D,是维生素 D_3 的最重要活性代谢产物之一,正常生理性每日生成量为 0.5~1.0μg。初始口服剂量为每日 0.25μg,以后按需要逐渐调整,每次增加 0.25μg/d,直至手足抽搐减轻、消失,每日剂量不超过 2.0μg。应根据每个患者血钙水平制定本品的每日最佳剂量。开始以本品治疗时,应尽可能使用最小剂量,并且不能在没有监测血钙水平的情况下增加用量。确定了本品的最佳剂量后,应每月复查一次血钙水平。③维生素 D(1α-OH-D₃)。口服经小肠吸收后在肝内经 25-羟化酶作用转化为活性维生素 D[1,25-(OH)₂D₃]。初次口服为每日 1μg,以后按需要调整,每次增加 0.25~0.5μg/d,不超过 4μg/d。④双氢速固醇(AT-10)。与骨化二醇相似,在肝脏羟化为具有活性的 25-羟基双氢速甾醇,是 1,25-双羟维生素 D 的类似物。其作用与其他维生素 D 类相似,特点是作用缓慢、持久,较长期应用无耐受性。初次口服为 0.2mg/d,以后按需要调整,最大剂量 1mg/d。甲旁减时肾 1α-羟化作用减弱,外源性维生素 D 转变为活性维生素 D 的过程受到障碍,故需要较大剂量,起效慢,在体内的清除亦慢,停药后作用消失需 2 周至 4 个月。羟化的活性维生素 D 疗效迅速且较稳定,口服较方便,停药后 3~6d 作用即消失,但价格较贵。

维生素 D 与钙剂的剂量可相互调节。增加维生素 D 剂量可加速肠道钙吸收,钙剂可相应减少;增加钙剂也可增加肠道钙吸收,可相应减少维生素 D 的补充。甲旁减时,肾小管重吸收钙减少,肾小球滤出钙的排泄量增加,在血钙正常条件下(如 2.35mmol/L)即出现明显的高尿钙,因而甲旁减用钙剂和维生素 D 治疗的目标为减轻、控制临床症状,而不是将血钙提到正常范围,宜将血清钙保持在 2.0~2.25mmol/L 之间,每日尿钙排出量控制在 6mg/kg 以下,最多不超过 300mg/d,否则高尿钙易导致肾结石。监测的目的主要是预防高钙血症达到既可防止手足搐搦突发,同时也使尿钙不致过高,以避免尿路结石、肾钙质沉积、肾功能减退,并防止维生素 D 中毒。

(3)补镁:经补钙治疗后,血钙已提高至正常,但仍有搐搦发作则应疑及可能伴有低镁血症,应立即补充镁剂,可用 25% 的硫酸镁 10~20ml 加入 5% 葡萄糖盐水 500ml 中静脉滴注,或用 10% 溶液肌肉注射,剂量视血镁浓度而定,治疗过程中需随访血镁以免过高。低镁血症纠正后,低钙血症也可能随之好转。

(4)甲状旁腺移植:对药物治疗无效或已发生各种并发症的甲旁减患者可考虑同种异体甲状旁腺移植治疗,但寻找供体困难。

(5)美国 FDA:于 2002 年 11 月批准礼来公司研发的重组人甲状旁腺素(1-34)多肽(Teriparatide 特立帕肽)用于治疗绝经期骨质疏松症和部分老年男性骨质疏松症的骨形成促进剂,2006 年 4 月欧盟批准美国 NPS 公司研发的重组人甲状旁腺素(1-84)用于治疗妇女绝经后骨质疏松症。目前国外有报道,用人工合成的甲状旁腺激素替代治疗各种 PTH 不足的甲状旁腺功能减退症。KarenK 等采用合成的人 PTH-(1-34)治疗甲状旁腺功能减退症患者,对比传统的活性维生素 D 与钙剂的治疗方案,连续观察 3 年,结果表明 PTH-(1-34)治疗能稳定血钙在正常或正常低限,并较传统治疗方法降低尿钙排泄率,但对肾功能的影响与传统方法并无显著性差异。目前已有的研究,尚不能证明 PTH-(1-34)治疗比传统治疗方法能延长患者总的生存时间。长期 PTH 治疗的安全性问题仍有待进一步临床观察。

七、预后

暂时性甲旁减预后良好。手术后及特发性甲旁减经治疗,血钙恢复后临床症状可获缓解,但需长期坚持服药,不应随意中断治疗。对需要广泛切除甲状旁腺或甲状腺的患者,自身甲状旁腺移植有助于降低永久性甲旁减的发生率。

第三节　类风湿关节炎

类风湿关节炎(RA)是一种以侵蚀性关节炎为主要表现的全身性自身免疫病。本病以女性多发。男女患病比例约 1:3。RA 可发生于任何年龄,以 30~50 岁为发病的高峰。我国大陆地区的 RA 患病率约为 0.2%~0.4%。本病表现为以双手和腕关节等小关节受累为主的对称性、持续性多关节炎。病理表现为关节滑膜的慢性炎症、血管翳形成,并出现关节的软骨和骨破坏,最终可导致关节畸形和功能丧失。此外,患者尚可有发热及疲乏等全身表现。血清中可出现类风湿因子(RF)及抗环瓜氨酸多肽(CCP)抗体等多种自身抗体。

一、临床表现

RA 的主要临床表现为对称性、持续性关节肿胀和疼痛,常伴有晨僵。受累关节以近端指间关节,掌指关节,腕、肘和足趾关节最为多见;同时,颈椎、颞颌关节、胸锁和肩锁关节也可受累。中、晚期的患者可出现手指的"天鹅颈"及"纽扣花"样畸形,关节强直和掌指关节半脱位,表现掌指关节向尺侧偏斜。除关节症状外,还可出现皮下结节,称为类风湿结节;心、肺和神经系统等受累。

二、辅助检查

1.实验室检查

RA 患者可有轻至中度贫血,红细胞沉降率(ESR)增快、C 反应蛋白(CRP)和血清 1gG、IgM、IgA 升高,多数患者血清中可出现 RF、抗 CCP 抗体、抗修饰型瓜氨酸化波形蛋白(MCV)抗体、抗 P68 抗体、抗瓜氨酸化纤维蛋白原(ACF)抗体、抗角蛋白抗体(AKA)或抗核周因子(APF)等多种自身抗体。这些实验室检查对 RA 的诊断和预后评估有重要意义。

2.影像学检查

(1)X 线检查:双手、腕关节以及其他受累关节的 X 线片对本病的诊断有重要意义。早期 X 线表现为关节周围软组织肿胀及关节附近骨质疏松;随病情进展可出现关节面破坏、关节间隙狭窄、关节融合或脱位。根据关节破坏程度可将 X 线改变分为 4 期(表 4-1)。

表 4-1　RAX 线进展的分期

分期	X 线表现
Ⅰ期(早期)	(1)X 线检查无关节骨质破坏性改变
	(2)可见骨质疏松
Ⅱ期(中期)	(1)骨质疏松,可有轻度的软骨破坏,有或没有轻度的软骨下骨质破坏
	(2)可见关节活动受限,但无关节畸形
	(3)邻近肌肉萎缩
	(4)有关节外软组织病损,如结节和腱鞘炎
Ⅲ期(严重期)	(1)骨质疏松加软骨或骨质破坏
	(2)关节畸形,如半脱位,尺侧偏斜,无纤维性或骨性强直
	(3)广泛的肌萎缩
	(4)有关节外软组织病损,如结节或腱鞘炎
Ⅳ期(末期)	(1)纤维性或骨性强直
	(2)Ⅲ期标准内各条均见

(2)磁共振成像(MRI)：MRI 在显示关节病变方面优于 X 线，近年已越来越多地应用到 RA 的诊断中。MRI 可以显示关节炎性反应初期出现的滑膜增厚、骨髓水肿和轻度关节面侵蚀，有益于 RA 的早期诊断。

(3)超声检查：高频超声能清晰显示关节腔、关节滑膜、滑囊、关节腔积液、关节软骨厚度及形态等，彩色多普勒血流显像(CDFI)和彩色多普勒能量图(CDE)能直观地检测关节组织内血流的分布，反映滑膜增生的情况，并具有很高的敏感性。超声检查还可以动态判断关节积液量的多少和距体表的距离，用以指导关节穿刺及治疗。

三、诊断常规

1.诊断标准

RA 的诊断主要依靠临床表现、实验室检查及影像学检查。典型病例按 1987 年美国风湿病学会(ACR)的分类标准(表 4-2)诊断并不困难，但对于不典型及早期 RA 易出现误诊或漏诊。对这些患者，除 RF 和抗 CCP 抗体等检查外，还可考虑 MRI 及超声检查，以利于早期诊断。对可疑 RA 的患者要定期复查和随访。

表 4-2　　1987 年美国风湿病学会(ARA)分类标准

定义	注释
(1)晨僵	关节及其周围僵硬感至少持续 1h。(病程≥6 周)
(2)3 个或 3 个以上区域关节部位的关节炎	医生观察到下列 14 个区域(左侧或右侧的近端指间关节、掌指关节、腕、肘、膝、踝及跖趾关节)中累及 3 个，且同时软组织肿胀或积液(不是单纯骨隆起)(病程≥6 周)
(3)关节炎	腕、掌指或近端指间关节炎中，至少有一个关节肿胀(病程≥6 周)
(4)对称性关节炎	两侧关节同时受累(双侧近端指间关节、掌指关节及跖趾关节受累时，不一定绝对对称)(病程≥6 周)
(5)类风湿结节	医生观察到在骨突部位，伸肌表面或关节周围有皮下结节
(6)类风湿因子阳性	任何检测方法证明血清类风湿因子含量异常，而该方法在正常人群中的阳性率小于 5%
(7)放射学改变	在手和腕的后前位相上有典型的 RA 放射学改变：必须包括骨质侵蚀或受累关节及其邻近部位有明确的骨质脱钙

2010 年 ACR 和欧洲抗风湿病联盟(EULAR)提出了新的 RA 分类标准和评分系统，即：至少 1 个关节肿痛，并有滑膜炎的证据(临床或超声或 MRI)；同时排除了其他疾病引起的关节炎，并有典型的常规放射学 RA 骨破坏的改变，可诊断为 RA。另外，该标准对关节受累情况、血清学指标、滑膜炎持续时间和急性时相反应物 4 个部分进行评分，总得分 6 分以上也可诊断 RA(表 4-3)。

2.病情的判断

判断 RA 活动性的指标包括疲劳的程度、晨僵持续的时间、关节疼痛和肿胀的数目和程度以及炎性指标(如 ESR、CRP)等。临床上可采用 DAS28 等标准判断病情活动程度。此外，RA 患者就诊时应对影响其预后的因素进行分析。这些因素包括病程、躯体功能障碍（如 HAQ 评分）、关节外表现、血清中自身抗体和 HLA~DRl/DR4 是否阳性，以及早期出现 X 线提示的骨破坏等。

3.缓解标准

判断 RA 的缓解标准有多种。表 4-4 列出了 ACR 提出的 RA 临床缓解的标准，但有活动性血管炎、心包炎、胸膜炎、肌炎和近期因 RA 所致的体质量下降或发热，则不能认为临床缓解。

表 4-3　2010 年 ACR/EULAR 关于 RA 的诊断(分类)标准

项目	分值
(1)关节受累(0~5)	
①1 个大关节	0
②2~10 小关节	1
③1~3 个小关节(伴或不伴大关节受累)	2
④4~10 个小关节(伴或不伴大关节受)	3
⑤>10 个关节(至少一个小关节受累)	5
(2)血清学[(确诊至少需要一条,0~3)]	
①RF 和 ACPA 均为阴性	0
②RF 和/或 ACPA 低滴度阳性	2
③RF 和/或 ACPA 高滴度阳性	3
(3)急性时相反应物[(确诊至少需要一条,0~1)]	
①CRP 和 ESR 均正常	0
②CRP 和 ESR 异常	1
(4)症状持续时间(0~1)	
①<6 周	0
②≥6 周	1

①适用人群:至少有一关节明确表现为滑膜炎(肿胀),滑膜炎无法用其他疾病解释;②≥6分可诊断为 RA。

表 4-4　　RA 临床缓解的标准

符合以下 6 项中 5 项或 5 项以上并至少持续 2 个月者才考虑为临床缓解

1	晨僵时间低于 15min
2	无疲劳感
3	无关节疼痛
4	无关节压痛或活动时无关节痛
5	无关节或腱鞘肿胀
6	ESR(魏氏法)女性<30mm/1h,男性<20mm/1h

4.鉴别诊断

在 RA 的诊断中。应注意与骨关节炎、痛风性关节炎、血清阴性脊柱关节病(uSpA)、系统性红斑狼疮(SLE)、干燥综合征(Ss)及硬皮病等其他结缔组织病所致的关节炎鉴别。

(1)骨关节炎:该病在中老年人多发,主要累及膝、髋等负重关节。活动时关节痛加重,可有关节肿胀和积液。部分患者的远端指间关节出现特征性赫伯登(Heberden)结节,而在近端指关节可出现布夏尔(Bouchard)结节。骨关节炎患者很少出现对称性近端指间关节、腕关节受累,无类风湿结节,晨僵时间短或无晨僵。此外,骨关节炎患者的 ESR 多为轻度增快,而RF阴性。X 线显示关节边缘增生或骨赘形成,晚期町由于软骨破坏出现关节间隙狭窄。

(2)痛风性关节炎:该病多见于中年男性,常表现为关节炎反复急性发作。好发部位为第一跖趾关节或跗关节,也可侵犯膝、踝、肘、腕及手关节。本病患者血清自身抗体阴性,而血尿酸水平大多增高。慢性重症者可在关节周围和耳廓等部位出现痛风石。

(3)银屑病关节炎:该病以手指或足趾远端关节受累更为常见,发病前或病程中出现银屑病的皮肤或指甲病变,可有关节畸形,但对称性指间关节炎较少,RF 阴性。

(4)强直性脊柱炎(AS):本病以青年男性多发,主要侵犯骶髂关节及脊柱,部分患者可出现以膝、踝、髋关节为主的非对称性下肢大关节肿痛。该病常伴有肌腱端炎,HLA~B27 阳性而 RF 阴性。骶髂关节炎及脊柱的 X 线改变对诊断有薹要意义。

(5)其他疾病所致的关节炎:Ss 及 SLE 等其他风湿病均可有关节受累。但是这些疾病多有相应的临床表现和特征性自身抗体,一般无骨侵蚀。不典型的 RA 还需要与感染性关节炎、反应性关节炎和风湿热等鉴别。

四、治疗

RA 治疗的目的在于控制病情,改善关节功能和预后。应强调早期治疗、联合用药和个体化治疗的原则。治疗方法包括一般治疗、药物治疗和外科手术和其他治疗等。

1.一般治疗

强调患者教育及整体和规范治疗的理念。适当的休息、理疗、体疗、外用药、正确的关节活动和肌肉锻炼等对于缓解症状、改善关节功能具有重要作用。

2.药物治疗

(1)非甾体抗炎药(NSAIDs):这类药物主(COX)活性,减少前列腺素合成而具有抗炎、止痛、退热及减轻关节肿胀的作用,是临床最常用的 RA 治疗药物(表 4-5)。NSAIDs 对缓解患者的关节肿痛,改善伞身症状有重要作用。其主要不良反应包括胃肠道症状、肝和肾功能损害以及可能增加的心血管不良事件。根据现有的循证医学证据和专家共识,NSAIDs 使用中应注意以下几点:①注重 NSAIDs 的种类、剂量和剂型的个体化;②尽可能用最低有效量、短疗程;③一般先选用一种 NSAID。应用数日至 I 周无明显疗效时应加到足量。如仍然无效则再换用另一种制剂,避免同时服用 2 种或 2 种以上 NSAIDs;④对有消化性溃疡病史者,宜用选择性 COX-2 抑制剂或其他 NSAID 加质子泵抑制剂;⑤老年人可选用半衰期短或较小剂量的 NSAID;⑥心血管高危人群应谨慎选用 NSAID,如需使用,建议选用对乙酰氨基酚或萘普生;⑦肾功能不全者应慎用 NSAIDs;⑧注意血常规和肝肾功能魄定期监测。NSAIDs 的外用制剂(如双氯芬酸二乙胺乳胶剂、辣椒碱膏、酮洛芬凝胶、吡罗昔康贴剂等)以及植物药膏剂等对缓解关节肿痛有一定作用,不良反应较少,应提倡在临床上使用。

表 4-5 常用于治疗 RA 的 NSAIDs

分类		半衰期(h)	每次总剂量(mg)	每次剂量(mg)	次/日
丙酸衍生物	布洛芬	2	1200~300	400~600	3~4
	萘普生	14	500~1000	250~500	2
苯酰酸衍生物	双氯芬酸	2	75~150	25~50	3~4
吲哚酰酸类	吲哚美辛	3~11	75	25	3
	舒林酸	18	400	200	2
吡喃羧酸类	依托度酸	8.3	400~1000	400~1000	1
非酸性类	类萘丁美酮	24	1000~2000	1000	1~2
昔康类	吡罗昔康	30~86	20	20	1
烯醇酸类	美洛昔康	20	15	7.5~15	1
磺酰苯胺类	尼美舒利	2~5	400	100~200	2
昔布类	塞来昔布	11	200~400	100~200	1~2

(2)改善病情抗风湿药(DMARDs):该类药物较 NSAIDs 发挥作用慢,大约需 1~6 个月,

故又称慢作用抗风湿药(SAARDs)。这些药物不具备明显的止痛和抗炎作用,但可延缓或控制病情的进展。

甲氨蝶呤(MTX):口服、肌肉注射、关节腔内或静脉注射均有效,每周给药1次。必要时可与其他DMARDs联用。常用剂量为7.5~20mg/周。常见的不良反应有恶心、口腔炎、腹泻、脱发、皮疹及肝损害,少数出现骨髓抑制。偶见肺间质病变。是否引起流产、畸胎和影响生育能力尚无定论。服药期间应适当补充叶酸,定期查血常规和肝功能。

柳氮磺吡啶(SASP):可单用于病程较短及轻症RA,或与其他DMARDs联合治疗病程较长和中度及重症患者。一般服用4~8周后起效。从小剂量逐渐加量有助于减少不良反应。可每次口服250~8500mg开始,每.日3次,之后渐增至750mg,每日3次。如疗效不明显可增至每日3g。主要不良反应有恶心、呕吐、腹痛、腹泻、皮疹、转氨酶增高,偶有白细胞、血小板减少,对磺胺过敏者慎用。服药期间应定期查血常规和肝功能、肾功能。

来氟米特(LEF):剂量为10~20mg/d,口服。主要用于病程较长、病情重及有预后不良因素的患者。主要不良反应有腹泻、瘙痒、高血压、肝酶增高、皮疹、脱发和白细胞下降等。因有致畸作用,故孕妇禁服。服药期间应定期查.血常规和肝功能。

抗疟药(antimalarials):包括羟氯喹和氯喹两种。可单.用于病程较短、病情较轻的患者。对于重症或有预后不良因素者应与其他DMARDs合用。该类药起效缓慢,服用后2~3个月见效。用法为羟氯喹200mg,每天2次。氯喹250mg,每天1次。前者的不良反应较少,但用药前和治疗期间应每.年检查1次眼底,以监测该药可能导致的视网膜损害。氯喹的价格便宜,但眼损害和心脏相关的不良反应(如传导阻滞)较羟氯喹常见,应予注意。

青霉胺(D-pen):250~500mg/d,口服。一般用于病情较轻的患者,或与其他DMARDs联合应用于重症RA。不良反应有恶心、厌食、皮疹、口腔溃疡、嗅觉减退和肝肾损害等。治疗期间应定期查血、尿常规和肝和肾功能。

金诺芬:为口服金制剂,初始剂量为3mg/d,2周后增至6mg/d维持治疗。可用于不同府隋程度的RA,对于重症患者应与其他DMARDs联合使用。常见的不良反应有腹泻、瘙痒、口腔炎、肝和肾损伤、白细胞减少,偶见外周神经炎和脑病。应定期查血、尿常规及肝.肾功能。

硫唑嘌呤(AZA):常用剂量为l~2mg·kg-1d-1,一般100~150mg/d。主要用于病情较重的RA患者。不良反应有恶心、呕吐、脱发,皮疹、肝损害、骨髓抑制,可能对生殖系统有一定损伤,偶有致畸。服药期间应定期查血常规和肝功能。

环孢素A(CysA):与其他免疫抑制剂相比,CysA的主要优点为很少有骨髓抑制,可用于病情较重或病程长及有预后不良因素的RA患者。常用剂量1~3mg·kg-1·d-1。主要不良反应有高血压、肝肾毒性、胃肠道反应、齿龈增生及多毛等。不良反应的严重程度、持续时间与剂量和血药浓度有关。服药期间应查血常规、血肌酐和血压等。

环磷酰胺(CYC):较少用于RA。对于重症患者,在多种药物治疗难以缓解时可酌情试用。主要的不良反应有胃肠道反应、脱发、骨髓抑制、肝损害、出血性膀胱炎、性腺抑制等。

临床上对于RA患者应强调早期应用DMARDs。病情较重、有多关节受累、伴有关节外表现或早期出现关节破坏等预后不良因素者应考虑2种或2种以上DMARDs的联合应用。

主要联合用药方法包括 MTX、LEF、HCQ 及 SASP 中任意 2 种或 3 种联合，亦可考虑环孢素 A、青霉胺等与上述药物联合使用。但应根据患者的病情及个体情况选择不同的联合用药方法。

（3）生物制剂：可治疗 RA 的生物制剂主要包括肿瘤坏死因子（TNF）吨拮抗剂、白细胞介素（IL）-1 和 IL-6 拮抗剂、抗 CD20 单抗以及 T 细胞共刺激信号抑制剂等。

TNF-α 拮抗剂：该类制剂主要包括依那西普（etanercept）、英夫利西单抗（infliximab）和阿达木单抗（adalimumab）。与传统 DMARDs 相比，TNF-α 拮抗剂的主要特点是起效快、抑制骨破坏的作用明显、患者总体耐受性好。依那西普的推荐剂量和用法是 25mg/次，皮下注射，每周 2 次或 50mg/次，每周 1 次。英夫利西单抗治疗 RA 的推荐剂量为 3mg·kg-1·次-1，第 0、2、6 周各 1 次，之后每 4~8 周 1 次。阿达木单抗治疗 RA 的剂量是 40mg/次，皮下注射，每 2 周 1 次。这类制剂可有注射部位反应或输液反应，可能有增加感染和肿瘤的风险，偶有药物诱导的狼疮样综合征以及脱髓鞘病变等。用药前应进行结核筛查，除外活动性感染和肿瘤。

IL-6 拮抗剂：主要用于中重度 RA，对 TNF-α 拮抗剂反应欠佳的患者可能有效。推荐的用法是 4~10mg/kg，静脉输注，每 4 周给药 1 次。常见的不良反应是感染、胃肠道症状、皮疹和头痛等。

IL-1 拮抗剂：阿那白滞素是目前唯一被批准用于治疗 RA 的 IL-1 拮抗剂。推荐剂量为 100mg/d，皮下注射。其主要不良反应是与剂量相关的注射部位反应及可能增加感染概率等。

抗 CD20 单抗：利妥昔单抗的推荐剂量和用法是：第一疗程可先予静脉输注 500~1000mg，2 周后重复 1 次。根据病情可在 6~12 个月后接受第 2 个疗程。每次注射利妥昔单抗之前的半小时内先静脉给予适量甲泼尼龙。利妥昔单抗主要用于 TNF-α 拮抗剂疗效欠佳的活动性 RA。常见的不良反应是输液反应，静脉给予糖皮质激素可将输液反应的发生率和严重度降低。其他不良反应包括高血压、皮疹、瘙痒、发热、恶心、关节痛等，可能增加感染概率。

CTLA4-Ig：阿巴西普（abatacept）用于治疗病情较重或 TNF-α 拮抗剂反应欠佳的患者。根据患者体质量不同，推荐剂量分别是：500mg（<60kg）、750mg（60~100kg）、1000mg（>100kg），分别在第 0、2、4 周经静脉给药，每 4 周注射 1 次。主要的不良反应是头痛、恶心，可能增加感染和肿瘤的发生率。

（4）糖皮质激素：糖皮质激素（简称激素）能迅速改善关节肿痛和全身症状。在重症 RA 伴有心、肺或神经系统等受累的患者，可给予短效激素，其剂量依病情严重程度而定。针对关节病变，如需使用，通常为小剂量激素（泼尼松≤7.5mg/d）仅适用于少数 RA 患者。激素可用于以下几种情况：①伴有血管炎等关节外表现的重症 RA。②不能耐受 NSAIDs 的 RA 患者作为"桥梁"治疗。③其他治疗方法效果不佳的 RA 患者。④伴局部激素治疗指征（如关节腔内注射）。激素治疗 RA 的原则是小剂量、短疗程。使用激素必须同时应用 DMARDs。在激素治疗过程中，应补充钙剂和维生素 D。

关节腔注射激素有利于减轻关节炎症状，但过频的关节腔穿刺可能增加感染风险，并可发生类固醇晶体性关节炎。

（5）植物药制剂

雷公藤：对缓解关节肿痛有效，是否减缓关节破坏尚乏研究。一般给予雷公藤多苷 30~

60mg/d,分 3 次饭后服用。主要不良反应是性腺抑制,导致男性不育和女性闭经。一般不用于生育期患者。其他不良反应包括皮疹、色素沉着、指甲变软、脱发、头痛、纳差、恶心、呕吐、腹痛、腹泻、骨髓抑制、肝酶升高和血肌酐升高等。

白芍总苷:常用剂量为 600mg,每日 2~3 次。对减轻关节肿痛有效。其不良反应较少,主要有腹痛、腹泻、纳差等。

青藤碱:每次 20~60mg,饭前口服,每日 3 次,可减轻关节肿痛。主要不良反应有皮肤瘙痒、皮疹和白细胞减少等。

3.外科治疗

RA 患者经过积极内科正规治疗,病情仍不能控制,为纠正畸形,改善生活质量可考虑手术治疗。但手术并不能根治 RA,故术后仍需药物治疗。常用的手术主要有滑膜切除术、人工关节置换术、关节融合术以及软组织修复术。

(1)滑膜切除术:对于经积极正规的内科治疗仍有明显关节肿胀及滑膜增厚,X 线显示关节间隙未消失或无明显狭窄者,为防止关节软骨进一步破坏可考虑滑膜切除术,但术后仍需正规的内科治疗。

(2)人工关节置换术:对于关节畸形明显影响功能,经内科治疗无效,X 线显示关节间隙消失或明显狭窄者,可考虑人工关节置换术。该手术可改善患者的日常生活能力,但术前、术后均应有规范的药物治疗以避免复发。

(3)关节融合术:随着人工关节置换术的成功应用,近年来,关节融合术已很少使用,但对于晚期关节炎患者、关节破坏严重、关节不稳者可行关节融合术。此外,关节融合术还可作为关节置换术失败的挽救手术。

(4)软组织手术:RA 患者除关节畸形外,关节囊和周围的肌肉、肌腱的萎缩也是造成关节畸形的原因。因此,可通过关节囊剥离术、关节囊切开术、肌腱松解或延长术等改善关节功能。腕管综合征可采用腕横韧带切开减压术。肩、髋关节等处的滑囊炎,如经保守治疗无效,需手术切除。腘窝囊肿偶需手术治疗。类风湿结节较大,有疼痛症状,影响生活时可考虑手术切除。

4.其他治疗

除前述的治疗方法外。对于少数经规范用药疗效欠佳,血清中有高滴度自身抗体、免疫球蛋白明显增高者可考虑免疫净化,如血浆置换或免疫吸附等治疗。但临床上应强调严格掌握适应证以及联用 DMARDs 等治疗原则。

此外。自体干细胞移植、T 细胞疫苗以及间充质干细胞治疗对 RA 的缓解可能有效,但仅适用于少数患者,仍需进一步的临床研究。

五、预后

RA 患者的预后与病程长短、病情程度及治疗有关。对具有多关节受累、关节外表现重、血清中有高滴度自身抗体和 HLA-DRI/DR4 阳性,以及早期出现骨破坏的患者应给予积极的治疗。大多数 RA 患者经规范内科治疗可以临床缓解。

第四节　颈椎病

颈椎病是由于椎间盘退变及其继发性改变,刺激压迫相邻脊髓、神经、血管和食管等组织,并引起症状或体征。颈椎在脊柱椎骨中体积最小,活动度却最大,因而易发生退变。颈椎间盘在 20 岁左右即开始退变。主要表现为髓核中水分减少,导致其生物力学特性改变,纤维环的胶原纤维变性,产生裂隙。在椎间盘及椎骨退变的基础上,前、后纵韧带、黄韧带及项韧带发生松弛,导致颈椎不稳,椎体增生、肥厚,导致椎管及椎间孔容积减少,当退变进展到一定程度,影响脊髓、神经及椎动脉而产生相应的一系列症状,称为颈椎病。

一、病因

1.颈椎的退行性变

颈椎退行性改变是颈椎病发病的主要原因,其中椎间盘的退变尤为重要,是颈椎诸结构退变的首发因素,并由此演变出一系列颈椎病的病理解剖及病理生理改变。①椎间盘变性;②韧带-椎间盘间隙的出现与血肿形成;③椎体边缘骨刺形成;④颈椎其他部位的退变;⑤椎管矢状径及容积减小。

2.发育性颈椎椎管狭窄

近年来已明确颈椎管内径,尤其是矢状径,不仅对颈椎病的发生与发展,而且与颈椎病的诊断、治疗、手术方法选择以及预后判定均有着十分密切的关系。有些人颈椎退变严重,骨赘增生明显,但并不发病,其主要原因是颈椎管矢状径较宽,椎管内有较大的代偿间隙。而有些患者颈椎退变并不十分严重,但症状出现早而且比较严重。

3.慢性劳损

慢性劳损是指超过正常生理活动范围最大限度或局部所能耐受时值的各种超限活动。因其有别于明显的外伤或生活、工作中的意外,因此易被忽视,但其对颈椎病的发生、发展、治疗及预后等都有着直接关系,此种劳损的产生与起因主要来自以下三种情况:

(1)不良的睡眠体位:不良的睡眠体位因其持续时间长及在大脑处于休息状态下不能及时调整,则必然造成椎旁肌肉、韧带及关节的平衡失调。

(2)不当的工作姿势:大量统计材料表明某些工作量不大,强度不高,但处于坐位,尤其是低头工作者的颈椎病发病率特高,包括家务劳动者、刺绣女工、办公室人员、打字抄写者、仪表流水线上的装配工等等。

(3)不适当的体育锻炼:正常的体育锻炼有助于健康,但超过颈部耐量的活动或运动,如以头颈部为负重支撑点的人体倒立或翻筋斗等,均可加重颈椎的负荷,尤其在缺乏正确指导的情况下。

4.颈椎的先天性畸形

在对正常人颈椎进行健康检查或作对比研究性摄片时,常发现颈椎段可有各种异常所见,其中骨骼明显畸形约占 5%。

二、临床表现

根据不同组织结构受累而出现的不同临床表现,分为颈型、神经根型、脊髓型、椎动脉型、交感型及其他类型。

(1)颈型颈椎病:以青壮年发病居多,主要表现为局部疼痛,颈部不适感及活动受限等,活动时疼痛加剧,休息后可以缓解。病程较长,反复发作或时轻时重。此型实际上是颈椎病的最初阶段,也是治疗的最有利时机。因而这个类型的提出,对于颈椎病的防治具有重要意义。少数患者可出现短暂的反射性上肢和手部疼痛、胀麻。

(2)神经根型颈椎病:最多见,以 C4、C5、C6 和 C6、C7 节段发病率最高,表现为与受累神经一致的神经干性疼痛或神经丛性疼痛,同时伴有感觉障碍,如感觉减弱或感觉过敏等;另可见神经支配区的肌力减退,肌肉萎缩,以手部肌肉最为明显。压颈试验多为阳性。

(3)脊髓型颈椎病:由颈椎退变结构压迫脊髓引起,此型症状最严重。患者上肢或下肢麻木无力、僵硬、踩棉感、触觉障碍,双手精细动作笨拙,出现感觉障碍平面、肌力减退、四肢腱反射异常,Hoffmann 征、髌阵挛及 Babinski 征可为阳性。后期严重者可出现大小便功能障碍,腹壁反射、提睾反射和肛门反射减弱或消失。

(4)椎动脉型颈椎病:因椎动脉受压或刺激而引起椎-基底动脉供血不全,出现偏头痛、耳鸣、听力减退及视力障碍、发音不清、突发性眩晕而猝倒等。可由于压迫或刺激椎动脉周围大量交感神经节后纤维而出现心悸或胃肠功能紊乱。

(5)交感型颈椎病:本型多见于中年女性,症状多于体征。主要表现为颈项痛、面部或躯干麻木发凉、易出汗或无汗,或心悸、心律失常。亦可有耳鸣、听力障碍或视力障碍,记忆力减退、失眠等主要症状。

(6)食管型颈椎病:上述各型以外的颈椎病都称之为其他型颈椎病,目前主要指食管压迫型,临床较少见。其他型主要是椎体前缘出现骨刺,向前突出压迫食管,引起患者吞咽困难的临床症状;或者刺激或压迫膈神经出现呼吸困难,或者刺激或压迫喉返神经引起声音嘶哑等,并出现其他相应的临床表现。

三、相关检查

(1)X 线平片:①颈椎曲度改变,生理曲度减小、消失或反常。②椎间隙狭窄,矢状径测量小于 13mm。椎体后缘骨赘形成,椎间孔狭窄。③动力位(过伸、过屈位)摄片可见颈椎节段性不稳定,表现为颈椎过伸、过屈位时椎间滑移距离大于 3mm。

(2)MRI 检查:①T1 加权像示椎间盘向椎管内突出。②T2 加权像示硬膜囊间隙消失,椎间盘呈低信号,脊髓受压或脊髓内出现高信号区。

(3)CT 扫描:①颈椎间盘突出、颈椎管矢状径变小。②黄韧带骨化,硬膜间隙脂肪消失,脊髓受压。

(4)造影检查:造影为有创检查,不列为常规检查手段。常用的有椎动脉数字减影血管造影(DSA)、CT 血管成像(CTA)及磁共振血管造影(MRA)等。

(5)电生理检查:包括肌电图、感觉诱发电位及运动诱发电位等项目的检查。

四、治疗要点

1.治疗原则

治疗包括非手术治疗和手术治疗。

2.非手术治疗

颈型、神经根型、椎动脉型及交感型颈椎病主要行非手术治疗。包括牵引、理疗、改善不良工作体位和睡眠姿势等。

(1)牵引:取端坐位颌枕带牵引,重量 3~5kg,每次 1~1.5 小时,每日 2 次,2 周为一疗程。

(2)药物:服用复方丹参片 1mg,口服;或硫酸软骨素 1g,口服,一般可见效。口服维生素 E300mg,适用于肌肉萎缩的神经根型或脊髓型颈椎病。

3.手术治疗

主要为颈椎前路或后路减压术以及融合术。

(1)手术指征:神经根型、椎动脉型及交感型颈椎病保守治疗半年无效;或神经根型疼痛剧烈,保守治疗无效;或肌肉萎缩经保守治疗 4~6 周后仍有发展趋势者。脊髓型颈椎病应于确诊后及时手术治疗,以免脊髓损伤进一步加重。

(2)前路手术:包括前路椎间盘切除融合术、颈椎前路椎管扩大术、前路微创手术、人工椎间盘置换术等。术中切除突出的椎间盘、致压的椎体后缘骨赘及部分相邻椎体,必要时可切除增厚或骨化的后纵韧带。

(3)后路手术:后路减压包括椎板切除术、椎间孔扩大术、单(双)开门椎管成型术等。术中应尽量减少对小关节的切除(<50%)并加用后路植骨及内固定以减少术后并发症。

(4)植骨融合术:临床实践证明植骨有利于恢复椎间隙高度,防止前柱塌陷,维持生理曲度,融合有利于维持颈椎的稳定性。目前临床常用的是保留三面皮质的自体髂骨。植骨时应撑开椎间隙,除去上下终板皮质以提供良好的植骨床。术中植入内固定器械可以获得即刻稳定的效果,在临床较为常用。

4.治疗注意事项

(1)要在术前明确责任椎体,并做好定位工作。应于术前及术中拍摄正、侧位 X 线片。

(2)术中操作要轻柔,前路手术应避免损伤喉返神经、喉上神经。环钻操作应避免损伤脊髓。

(3)椎间融合术术后应配戴颈托至拆线,之后颈领石膏固定 3 个月至骨块融合。

(4)后路减压是间接减压,减压要充分,减压范围应足够大,以免术后症状反复。

第五节　腰椎间盘突出症

腰椎间盘突出症是指由于椎间盘组织退变、膨出或突出,进而压迫硬膜囊或神经根而引起的以腰腿部疼痛及运动感觉障碍为主要症状的临床综合征。腰椎间盘在脊柱的负荷与运动中承受强大的应力,其从 18 岁即开始退变。临床上,腰椎间盘突出症的发病与外伤、职业、妊娠、遗传因素等均有关。儿童与青少年的发病常与外伤有明显相关性;长期处于坐位和颠簸状态,如司机,以及从事重体力劳动者均可以造成椎间盘的早期退变,引起发病。

一、病因

(1)腰椎间盘的退行性改变:髓核的退变主要表现为含水量的降低,并可因失水引起椎节失稳、松动等小范围的病理改变;纤维环的退变主要表现为坚韧程度的降低。

(2)损伤:长期反复的外力造成轻微损害,加重了退变的程度。

(3)椎间盘自身解剖因素的弱点:椎间盘在成年之后逐渐缺乏血液循环,修复能力差。在上述因素作用的基础上,某种可导致椎间盘所承受压力突然升高的诱发因素,即可能使弹性较差的髓核穿过已变得不太坚韧的纤维环,造成髓核突出。

(4)遗传因素:腰椎间盘突出症有家族性发病的报道。

(5)腰骶先天异常:包括腰椎骶化、骶椎腰化、半椎体畸形、小关节畸形和关节突不对称等。上述因素可使下腰椎承受的应力发生改变,从而构成椎间盘内压升高和易发生退变和损伤。

(6)诱发因素:在椎间盘退行性变的基础上,某种可诱发椎间隙压力突然升高的因素可致髓核突出。常见的诱发因素有增加腹压、腰姿不正、突然负重、妊娠、受寒和受潮等。

二、临床表现

(一)主要表现

腰痛及坐骨神经痛为腰椎间盘突出症的主要症状。主要因为90%以上的腰椎间盘突出发生在L4/L5或L5/S1椎间盘。后期常表现为坐骨神经痛重于腰背痛或仅有坐骨神经痛。

1.坐骨神经痛

(1)疼痛部位:疼痛延坐骨神经支配区分布。主要为腰骶部→臀后部→大腿外侧→小腿外侧→足跟部或足背部。

(2)疼痛性质:疼痛主要为放射性疼痛,站立时加重而坐位时减轻,不能长距离步行而骑车远行无碍。多数病例为由上至下的放射痛,患者自我感觉为过电样;少数病例可由下向上放射。咳嗽、喷嚏、排便等腹压增高的动作可诱发或加重疼痛。

2.肌肉萎缩与肌力的改变

腰椎间盘突出时,受累神经根所支配的肌肉可有不同程度的萎缩与肌力减退。肌肉萎缩程度可与对侧对比。肌力评估临床多采用0~5级的6级肌力记录法。

3.感觉减退

感觉障碍可表现为主观麻木与客观感觉减退。神经感觉障碍按受累神经根支配区域分布,其中以固有神经支配尤为明显。因此临床多以关键感觉点的感觉障碍出现与否作为评估标准。

4.腰椎变形

腰椎生理曲度消失伴侧凸畸形。侧凸的方向与椎间盘突出的位置有相关性:突出椎间盘在神经根内侧,即腋部时,脊柱侧凸凸向健侧;突出间盘在神经根外侧,即肩部时,脊柱侧凸突向患侧。腰椎各个方向的活动度均减低,伴腰椎侧凸时,腰椎向凸侧侧弯受限。

5.直腿抬高及加强试验

L5/S1间盘突出时直腿抬高试验及直腿抬高加强试验多为阳性,跟腱反射可减弱或消失;L3/L4间盘突出时股神经牵拉试验可阳性,膝反射可减弱或消失。

6.保护性姿势

是指患者为减轻坐骨神经所承受的张力而采取的弯腰、屈髋、屈膝等体位,以减轻疼痛。

(二)分型

腰椎间盘突出的病理分为五型:纤维环膨出型、纤维环局限性突出型、椎间盘突出型、椎间盘脱出型和游离型椎间盘。

三、辅助检查

(1)X线检查:常规拍摄腰椎正、侧位片,有时为观察关节突关节病变需拍摄左右斜位。

疑有腰椎节段失稳时,应加拍腰椎动力位(过伸、过屈位)片。X线下主要改变有以下几个方面。①脊柱腰段外形改变:腰椎生理曲度改变或消失,伴侧凸畸形。②椎间隙宽度改变:表现为正位片上椎间隙左右宽度不一致;侧位片可见前窄后宽或前后宽度不一致。③椎体前、后上下缘骨质增生,呈唇样突出。④小关节突增生、肥大、硬化。⑤若突出物钙化,可见高密度钙化影。

(2)CT扫描:CT显示椎间盘突出的部位、大小、韧带增厚、小关节肥大、椎管及侧隐窝狭窄等,并可见硬膜囊及神经根受压。如突出物钙化,可见高密度钙化影。

单纯CT检查并不完全可靠,低分辨率CT对软组织结构显示不满意。脊髓造影后CT检查(CTM)的诊断率较高。

(3)MRI检查:MRI显示软组织清晰,可清晰显示椎间盘外形及病变情况。MRI下腰椎间盘突出症的主要表现有以下几个方面。①椎间盘变性者表现为T2像上的信号减低。②腰椎间盘膨出呈对称性向四周膨隆,超过椎体边缘。③腰椎间盘突出侧纤维环破裂,后纵韧带断裂、髓核突出,压迫硬膜或神经根。④游离型椎间盘突出可见突出物与母核分离,位于后纵韧带的前方或后方,或穿破后纵韧带进入硬膜外间隙。

(4)造影检查:为有创检查,不列为常规检查手段。只有对少数疑难病例才慎重考虑行造影检查。主要的造影方法有脊髓造影、椎间盘造影、硬膜外造影、椎静脉造影及腰骶神经根造影等。其中以脊髓造影应用较多。

(5)其他检查:较重要的尚有电生理检查,包括肌电图、感觉诱发电位及运动诱发电位检查。腰椎穿刺和脑脊液检查多用于鉴别诊断。

四、治疗

1.治疗原则

治疗包括非手术治疗和手术治疗。非手术疗法主要针对初次发作、病程短、症状及体征轻的患者;手术疗法则针对症状重、病史长、经保守治疗无效的患者。

2.非手术治疗

适用于初次发作,病程较短,以及经休息后症状缓解明显,影像学检查无明显突出者。80%~90%的患者经非手术治疗可治愈。

(1)卧床休息:可以减轻椎间盘承受的压力,缓解突出髓核对神经根的局限性压迫,从而达到临床症状的缓解或消失。一般需绝对卧床3~4周。

(2)牵引:骨盆带牵引可使椎间隙增大及后纵韧带紧张,有利于突出的髓核部分还纳。主要方法有两种。一为用骨盆牵引带包托于骨盆,两侧各一条牵引带,所系重量相等,两侧总重量9~10kg,床脚抬高20~25cm以利用人体重量作为对抗。持续牵引,并加强腰背肌功能锻炼;二为利用机械大重量间断牵引。用固定带将两侧腋部向上固定作为对抗牵引,另用骨盆牵引带包托进行牵引,每日牵引1次,每次牵引20~30分钟。牵引重量从体重的1/3开始,逐渐增加重量。

对于孕妇、脊柱滑脱、严重心脏病、活动期肝炎或明显肝脾大者,不能应用牵引治疗,以免引起流产、加重滑脱或心力衰竭。

(3)药物治疗:NSAIDs类药物具有减轻局部炎症反应的作用,并具有止痛效果;吗啡类止痛药可用于疼痛严重、服用 NSAIDs 药物疼痛不缓解患者的临时性治疗措施。脱水药物如甘露醇等,可使脊髓脱水、扩大椎管容积,减轻局部神经根的受压。糖皮质激素的免疫抑制作用,可减轻单核细胞浸润引起的局部炎症。神经营养类药物如神经妥乐平或神经节苷脂,对于压迫损伤神经的恢复及修复具有一定的作用。

3.手术治疗

有 10%~20% 的患者需要手术治疗。

(1)手术指征:①腰椎间盘突出症病史超过半年,经严格保守治疗无效;或反复发作症状较重者。②首次发作疼痛剧烈,下肢症状重,严重影响生活者。③出现单根神经麻痹或马尾神经受压麻痹症状和体征。当出现进行性加重的马尾神经压迫症状时为急症手术指征。④出现本病相关症状,且经影像学检查证实神经根或硬膜囊受压严重者。⑤腰椎间盘突出合并有腰椎管狭窄。

(2)手术方法:包括开放手术和微创手术。①开放手术:主要为全椎板或半椎板切除后路减压术、开窗髓核摘除术、神经根管扩大术等。后路减压范围较大,且合并腰椎滑脱不稳定的患者,可考虑应用内固定。②微创手术:包括经皮穿刺腰椎间盘切吸术、经皮内镜下腰椎间盘摘除术、椎间盘镜手术、髓核化学溶解法、激光椎间盘切除术、微创闭合椎弓根钉固定椎体间融合术等。

4.治疗注意事项

(1)对于无症状的腰椎间盘突出无需治疗,可只给予健康指导。

(2)止痛药物的应用应遵循阶梯治疗原则,依药物的止痛效果由弱到强应用。NSAIDs 类药物不宜联合应用,另外要注意长期应用此类药物所引起的胃肠道不良反应。

(3)手术治疗要在术前明确责任椎间盘,并做好定位工作。移行椎等解剖变异可影响椎体的正确定位,应于术前拍摄正、侧位 X 线片,以利于诊断。

(4)术中操作要轻柔,避免引起脊髓血管及神经损伤。切开硬膜后应妥善缝合,以防术后形成假性脊膜囊肿,并于术后采取头低脚高位,防止脑脊液漏引起顽固性头痛。

(5)术中若对神经根进行松解操作,则术后应常规静脉应用脱水药物及激素 3 日,以减轻手术操作引起的神经根炎症及水肿。

(6)术后 3 日内为神经根水肿期,是手术操作刺激而引起。此期患者自觉症状不缓解甚至加重为正常现象,一周左右会逐渐好转。术后应每日查体,特别是肌力感觉和运动的检查,以了解患者术后恢复情况。

第六节　腰椎管狭窄症

腰椎管狭窄是指各种形式的椎管、神经根管以及椎间孔的狭窄,以及由软组织增生引起的椎管容积改变及硬膜囊本身的狭窄等引起的一系列腰腿痛及神经系统症状。

因原发或继发因素造成椎管结构异常、椎管腔内变窄,出现以间歇性跛行为主要特征的腰腿痛,称为腰椎管狭窄症。临床常见的腰椎管狭窄多为腰椎蜕变因素导致的继发性椎管狭窄。

一、病因

引起椎管狭窄的原因很多,可以是先天性或发育性椎管狭窄,如软骨发育不良,但更常见的是获得性椎管狭窄,如退变性、混合性、峡部滑脱、医源性、创伤后及其他(Paget's病、氟骨症)等。

二、临床表现

1.主要表现

(1)疼痛:腰痛及腿痛。L1~3神经根管狭窄,可出现大腿前内侧和小腿前内侧疼痛或麻木;由于侧隐窝狭窄多位于下位两腰椎,故多表现为L5神经根和S1神经根受累症状,出现小腿、足背、足底疼痛,亦可感下肢麻木。

(2)间歇性跛行:指腰椎管狭窄的患者可因步行行走距离增加而感小腿乏力。休息及下蹲可缓解,再次行走又复出现,称为间歇性跛行。为腰椎管狭窄症的特征性临床表现。

(3)体征:检查时表现为症状重、体征轻,下肢肌力减弱或正常,腱反射减弱或消失,直腿抬高试验可为阳性。

前屈正常、背伸受限,后伸时可感觉腰骶部疼痛或下肢麻木。

2.临床分类

按国际分类法分为以下几类:

(1)脊椎退变所致的狭窄:因脊椎受老年改变及劳损的影响,而使椎板增厚,椎体骨赘增生等,使椎管产生容积上的缩小,而致狭窄、小关节肥大以及黄韧带肥厚等。

(2)复合因素所致的狭窄:先天后天畸形同时存在之狭窄,椎间盘突出使椎管容积变小,或椎间盘突出与椎管之轻度狭窄的复合原因之狭窄。

(3)脊椎滑脱症(退化性)与骨溶解病所致狭窄。

(4)医源性狭窄:由术后的骨质增生与髓核溶解素注射所造成的瘢痕增生粘连等。

(5)损伤性狭窄:如压缩骨折与骨折脱位。

(6)其他:畸形性骨炎(Pagets病)有脊椎变形,椎管可缩小;氟中毒也可使增生畸形,造成狭窄。

本病多数由于腰椎退变引起,好发于中老年及从事重体力劳动者。

三、相关检查

(1)X线平片:示腰椎退行性改变,骨赘生成、椎间隙变窄,腰椎生理前突减小或消失。

(2)CT扫描:腰椎CT轴位片示腰椎间盘膨出,关节突关节增生,关节突内聚,椎管直径<10mm,侧隐窝前后径<3mm。

(3)MRI检查:T1加权像示多个椎间盘突出,T2加权像示多个椎间盘信号减低,硬膜囊呈蜂腰状狭窄。

(4)椎管造影检查:可示部分梗阻,或呈蜂腰状多节段狭窄,但不能显示侧隐窝狭窄。

四、治疗要点

1.治疗原则

治疗包括非手术治疗和手术治疗。

2.非手术治疗

轻症者可考虑非手术治疗。包括卧床休息、减少活动、口服 NSAIDs 类药物、功能锻炼、佩戴支具以及硬膜外封闭治疗。

(1)短时间卧床休息：取屈髋、屈膝位侧卧，休息 3~5 周症状可缓解或消失。卧床可以缓解严重椎管狭窄对神经根的压迫。但长时间卧床易引起肌肉萎缩、静脉血栓形成等并发症，故不宜长期卧床。

(2)药物：主要为口服 NSAIDs 类药物。

(3)功能锻炼：腰椎屈曲可使椎管容积增大，减轻退变组织对马尾神经的压迫。腹肌肌力的增强可拮抗神经组织所受到的椎管机械性压力。因此屈曲锻炼对腰椎管狭窄症有一定的缓解作用。

(4)支具：佩戴支具或腰椎保护性支架对短期内改善腰腿痛症状有一定作用，可能是由于支具减轻了脊柱运动时关节突及椎间盘对马尾神经根动态的牵拉与压迫。

(5)牵引、推拿、按摩等：无特殊价值。对于经非手术治疗无效以及重症患者考虑行椎管减压术。

3.手术治疗

(1)手术指征：①非手术治疗无效；②有马尾神经受压症状，出现括约肌功能障碍者；③持续性腰痛或坐骨神经痛影响工作或生活者。
手术的目的是解除神经组织和血管在椎管内、神经根管内或椎间孔内所受的压迫。常用的手术方式为椎板切除、神经根减压术。

(2)椎管减压术：目前临床较提倡应用保留小关节的扩大椎管减压术和椎板成形术。

(3)扩大半椎板切除减压术：适用于中央管狭窄和侧隐窝狭窄症。

(4)腰椎间开窗潜行扩大减压术：其机制与前手术相同，但需双侧操作，同样保存了腰椎的稳定性。

(5)植骨融合、内固定术

1)融合的具体指征：①全椎板切除后，同时伴有 50%以上的小关节突切除者；②双侧 50%以上关节突切除或单侧全关节突切除；③术前行腰椎过伸、过屈位摄片提示有腰椎不稳者(椎体平移超过 4mm，成角大于 10°)；④相同节段再次手术者；⑤严重的下腰痛。

2)融合的方法：可采用后外侧原位融合、后路或前路的椎体间用或不用 Cage 的融合以及 360°的环形融合等。DLSS 常合并有腰椎退变性滑脱，多数学者认为若无不稳定征象，可行单纯减压治疗；若存在不稳定则需在减压同时予融合和(或)辅以内固定。

内固定的目的：①重建腰椎稳定，以利植骨融合，减少假关节形成；②纠正腰椎畸形，恢复正常的椎体序列，使腰椎生物力学和生理功能正常化；③保护神经组织；④缩短术后康复时间。

4.治疗注意事项

(1)手术治疗要在术前明确腰椎的责任狭窄节段，并做好定位工作。移行椎等解剖变异可影响椎体的正确定位，应于术前拍摄正、侧位 X 线片以利于判断。

(2)术中操作要轻柔，避免引起脊髓血管及神经损伤。

(3)对于合并有腰椎不稳定的腰椎管狭窄症的治疗，目前临床普遍认为在前屈、后伸、侧位像上,上下两椎体间前后移位>3mm 或成角>15°,即为腰椎不稳定。对于合并有不稳定的腰椎管狭窄症,目前大多主张于椎板切除减压的同时行不稳定节段的植骨融合。但内固定的放置尚无统一意见。

第七节　化脓性骨髓炎

化脓性细菌感染骨髓、骨皮质和骨膜而引起的炎症称化脓性骨髓炎。这是一种常见病,常反复发作,多年不愈,严重影响身体健康和劳动能力。本病的感染途径有三:①细菌从身体其他部位的化脓性病灶经血流传播至骨骼,称血源性骨髓炎;②由开放性骨折感染而引起;③邻近软组织感染直接蔓延到骨骼。按病情发展可分为急性和慢性骨髓炎。

一、急性化脓性骨髓炎

急性化脓性骨髓炎最常见于 3~15 岁的儿童和少年,即骨生长最活跃的时期,男性多于女性。胫骨和股骨发病率最高(约占 60%),其次为肱骨、桡骨及髂骨。

(一)病因

骨髓炎的发生必须具备两个条件,即外在因素和内在因素同时存在。高度感染力的细菌侵入人体是外在因素,全身或局部骨骼的抗菌力降低是内在因素。在正常人的血液里有时有少数细菌侵入,但由于机体抵抗力而被消灭,如在机体抵抗力降低,并有感染病灶时,细菌可从病灶进入血液,机体未能将其全部消灭,细菌随循环可侵入骨骼。是否发生感染,要看当时机体对感染的敏感性,局部的抵抗力等条件决定。从解剖学上看,在长骨干骺端有很多的终末小动脉,循环丰富,血流较慢,利于细菌繁殖。细菌积聚愈多,毒力愈大,则消灭愈难,发生骨髓炎的机会也就增加。临床上骨髓炎的发生常和外伤有关,局部损伤常为诱因。

(二)临床表现

(1)全身中毒症状:急性化脓性骨髓炎症状为发病急骤,全身不适,发冷寒战,体温急剧上升,高热 39℃以上,汗出而热不退,倦怠食欲缺乏,全身不适、烦躁不安。有恶心、呕吐,甚至抽搐、谵妄、昏迷、休克。外伤后引起的急性骨髓炎,除有严重并发症或大量软组织损伤及感染等,一般全身症状较轻,感染多较局限而少发生败血症,但应注意并发厌氧菌感染的危险。

(2)局部症状:发病 3~5 日内局部有红、肿、患肢剧烈疼痛、不敢活动。肢体有剧烈搏动性疼痛,不能活动,呈环状肿胀,皮肤微红微热,骨干骺端压痛最为明显,附近肌肉痉挛,关节屈曲,拒绝被动活动及检查。

(三)相关检查

(1)体格检查:表现为皮肤发红、肿胀、压痛、关节功能受限。局部有红、肿、压痛明显,局部皮肤温度增高。早期只有患区剧痛,肢体半屈曲状,周围肌痉挛,因疼痛抗拒做主动与被动运动。局部皮温增高,有局限性压痛,肿胀并不明显。数日后局部出现水肿,压痛更为明显,说明该处已形成骨膜下脓肿。脓肿穿破后成为软组织深部脓肿,此时疼痛反可减轻,但局部红、肿、热、压痛都更为明显。如果病灶邻近关节,可有反应性关节积液。脓液沿着髓腔播散,则疼痛与肿胀范围更为严重,整个骨干都存在着骨破坏后,有发生病理性骨折的可能。如局部出现水肿、压痛更为明显,则已形成骨膜下脓肿。脓肿穿破,疼痛可减轻,但局部红、肿、热、痛更甚,且有波动感,穿刺可抽出脓液。

(2)X 线检查:急性血源性骨髓炎早期无明显变化,发病后 3 周左右可有骨质脱钙、破坏,少量骨膜增生,以及软组织肿胀阴影等。

(3)实验室检查:在急性血源性骨髓炎,早期血培养阳性率较高,局部脓液培养有化脓性细菌,应作细菌培养及药物敏感试验,以便及时选用有效药物。血常规中白细胞及中性多核白细胞均增高,一般有贫血。应尽早诊断血源性骨髓炎,以便及时治疗。早期诊断主要根据临床表现和血培养。必要时,局部穿刺抽取脓液作细菌培养。外伤所引起骨髓炎,根据外伤病史及局部症状即可诊断。

(4)局部骨膜下穿刺抽液(脓)检查:如抽刺液作细菌学检查、血液细菌培养及抗生素敏感度测定。

(5)CT、ECT 检查:有助于早期诊断。

(四)治疗

1.治疗原则

早期诊断,早期应用大剂量有效抗生素和适当的局部处理,阻止急性骨髓炎转为慢性骨髓炎。

2.一般治疗

患者中毒高热,消耗严重,应及时有效地控制体温,包括物理降温,如温水或乙醇擦浴。药物降温,补充丢失体液,维持水电解质平衡,纠正酸碱平衡失调。补充营养,增强抵抗力,补充维生素 C 和维生素 B。加强全身支持疗法。高热时降温、补液、纠正酸中毒;必要时少量多次输血,以增强患者的抵抗力。给予易消化富于蛋白质和维生素的饮食。

3.药物治疗

急性期主张尽早静脉给予足量抗生素,通常宜两种或两种以上联合使用,并根据药敏试验进行调整。急性骨髓炎治疗成功的关键是早期诊断、早期应用大剂量有效抗生素和适当的局部处理。药物治疗骨髓炎为全身感染的一部分,应及早采用足量而有效的抗菌药物。随着耐药性菌株的出现,抗生素不断更新换代,应根据培养和药敏试验结果有针对性地使用,一些已长期使用的药物对于适当病例还是有效的。现用于治疗骨髓炎的主要抗生素有:

(1)青霉素类:青霉素对链球菌和肺炎球菌感染应列为首选。

(2)头孢菌素类:具有抗菌谱广,杀菌力强,对胃酸及 β-内酰胺酶稳定,过敏反应少等优点。

(3)万古霉素:对金黄色葡萄球菌、表皮葡萄球菌和肠球菌有很强的作用,对于不能耐受青霉素和头孢菌素类的患者应列为首选抗生素。

(4)克林霉素:是对有临床意义的厌氧菌(特别是脆弱杆菌)作用最强的抗生素之一,对金黄色葡萄球菌、表皮葡萄球菌和链球菌也有作用。克林霉素对包括骨在内的多数组织穿透力强,还可渗入脓肿。

(5)利福平:对多种革兰阳性和革兰阴性菌有作用,对凝固酶阳性和阴性的葡萄球菌和链球菌作用尤为强大,但对多数革兰阴性菌的作用不如氨基糖苷类抗生素。常合并应用利福平与一种半合成青霉素治疗葡萄球菌性骨髓炎。

(6)氨基糖苷类抗生素:对需氧革兰阴性菌感染效果好,对革兰阳性菌效果差,对链球菌和厌氧菌也无作用。

(7)喹诺酮类:对细菌 DNA 螺旋酶具有选择性抑制作用的抗菌药。其主要特点为过敏反应少,对革兰阳性、阴性菌均有效。

4.制动

用石膏、夹板、皮牵引等行患肢抬高和制动。患肢应固定位置可用石膏托或皮牵引缓解肌肉痉挛,减轻疼痛,并可预防脱位和病理性骨折的发生。

5.中医疗法

中医治疗急性骨髓炎有其独到之处。对早期未形成脓液者,可清热解毒、化湿、行瘀。脓成未溃或排脓不畅者,以排脓法治疗。

6.手术治疗

(1)手术指征:适用于用抗生素后全身症状不减轻者,疼痛反而加剧者,予以骨钻孔或骨开窗达到引流减压的目的。

(2)手术方法:包括骨膜切开、钻孔或开窗、肌瓣或肌皮瓣填塞术、松质骨填塞术、含抗生素骨水泥充填术、病骨切除术。如已形成骨膜下脓肿,则应早期切开引流,髓腔内放置两根硅胶管进行抗生素溶液灌注冲洗。

7.治疗注意事项

手术治疗宜早,最好在抗生素治疗后 48~72 小时仍不能控制局部症状时进行手术,也有主张提前为 36 小时的。延迟手术只能达到引流目的,不能阻止急性骨髓炎向慢性阶段演变。

二、慢性化脓性骨髓炎

慢性化脓性骨髓炎是急性化脓性骨髓炎的延续,多发生于股骨、肱骨、胫骨等长管骨,男性多于女性。多由于急性骨髓炎没有正确治疗和不彻底治疗,而转变为慢性骨髓炎。也可由于化脓性骨髓炎患者抗菌力强,细菌致病力低,而易形成局部亚急性或慢性病灶;或开放性骨折未能早期正确处理而转为慢性。慢性骨髓炎患者若脓液得不到引流或患者抵抗力下降时,急性炎症即可反复发作,久之影响生长发育,可引起骨及关节畸形、骨折等其他病变。

(一)病因

急性化脓性骨髓炎经过及时、积极的治疗,多数病例可获得治愈,但仍有不少病人发生慢性骨髓炎。形成慢性骨髓炎常见的原因如下:①在急性期未能及时和适当治疗,有大量死骨形成。②有死骨或弹片等异物和无效腔的存在。③局部广泛瘢痕组织及窦道形成,循环不佳,利于细菌生长,而抗菌药物又不能达到病灶。

(二)临床表现

1.主要表现

当骨髓炎处于平静状态、不发作时,患者没有任何不舒服的感觉,但是病变处的骨骼变形,肢体也增粗、变形。同时病变处皮肤变薄、颜色发暗、有多处瘢痕,稍有破损就可引起长时间的溃疡。有些患者可出现长期流脓的小口,脓液有臭味。慢性脊椎骨髓炎则往往有背痛、低热。

(1)全身症状:慢性骨髓炎急性发作期,有全身发冷发热,在急性期过后,仍可有持续或间断的低热症状。

(2)局部症状:慢性骨髓炎急性发作时,可表现为患处疼痛、患处的皮肤发红、肿胀、发热,流脓的小口流出大量的脓液,有时还会掉出坏死的骨头。死骨排出后,流脓的小口可以自行封闭,红、肿、热、痛等症状逐渐好转、消退。但是症状消退并不等于疾病好转,以后还会再次急性发作。一般隔几个月就发作一次。窦道闭合而脓液积聚时局部又急性发作则出现急性化脓感染症状,并伴有全身症状。

2.其他表现

慢性骨髓炎长期多次发作可使骨骼扭曲变形、增粗,皮肤色素沉着。或由于骨折、脱位、骨骺分离而出现肌肉缩短、畸形、骨不连等。另外,有少数慢性瘘管长期不愈,流脓处的皮肤由于经常反复受到脓液的刺激,患皮肤癌的机会增大。

(三)相关检查

(1)体格检查:临床上进入慢性炎症期时,有局部肿胀,骨质增厚,表面粗糙,有压痛。如有窦道,伤口长期不愈,偶有小块死骨排出。有时伤口暂时愈合,但由于存在感染病灶,炎症扩散,可引起急性发作,有全身发冷发热,局部红肿,经切开引流,或自行穿破,或药物控制后,全身症状消失,局部炎症也逐渐消退,伤口愈合,如此反复发作。全身健康较差时,也易引起发作。

由于炎症反复发作,多处窦道,对肢体功能影响较大,有肌肉萎缩;如发生病理骨折,可有肢体短缩或成角畸形;如发病接近关节,多有关节挛缩或僵硬

(2)X线检查:X线平片可见骨质增厚、硬化,不规则骨腔和死骨。

(3)必要时可行窦道造影,以了解窦道与骨腔及死骨的关系。

(4)创口分泌物应做涂片检查及细菌培养,并做抗生素敏感度测定。

(四)治疗要点

1.治疗原则

慢性化脓性骨髓炎的治疗,一般采用手术、药物的综合疗法,即改善全身情况,控制感染与手术处理。由于重病长期卧床,尤其在血源性急性发作后,需改善全身情况。除用抗菌药物控制感染外,应增进营养,必要时输血,手术引流及其他治疗。

2.非手术治疗

慢性骨髓炎若无明显死骨,症状偶然发作而局部无脓肿或窦道者,宜用药物治疗及热敷理疗,卧床休息,一般 1~2 周后症状可消失,无需手术。如有急性复发,宜先按急性骨髓炎处理,加强支持疗法与应用抗菌药物,必要时切开引流,使急性炎症得以控制。

(1)药物治疗:根据药敏试验选用合适有效的抗生素。

(2)支持疗法:可选用复方氨基酸、脂肪乳静脉滴注,补充维生素 B6、维生素 C 等以增强体质。

(3)止痛药物:疼痛时可予以止痛药。

(4)制动:抬高患肢制动。

3.手术治疗

手术应在全身及局部情况好转,死骨分离,包壳已形成,有足够的新骨可支持肢体重力时进行。手术原则是彻底清除病灶,包括死骨、异物、窦道、感染肉芽组织、瘢痕等,术后适当引流,才能完全治愈骨髓炎。骨髓炎手术一般渗血多,要求尽量在止血带下进行,作好输血准备。

(1)手术指征:有死骨形成,有死腔及窦道流脓者。虽无窦道,但经常反复急性发作者。

(2)围手术期的处理

1)术前准备:①改善患者全身状况;②摄局部X线片,必要时行CT扫描或窦道造影;③术前仔细研究病灶,包括空腔、硬化骨范围、死骨大小以及瘢痕窦道与周围组织的关系;④术前即使用抗生素。

2)术后处理:①抬高患肢,全身给予抗生素治疗;②观察全身情况及局部渗血情况,根据手术情况决定术后是否予以石膏固定;③根据不同的术式采用不同的术后处理;④适时指导功能锻炼。

(3)手术方法

1)病灶清除开放引流法:目的在于清除病灶,消除死腔,充分引流,以利愈合。即彻底去除窦道、瘢痕组织、死骨、异物,切除死腔中的肉芽组织,切除不健康的骨质及空腔边缘,使之呈碟形。伤口不予缝合,用油纱布填充,外用石膏固定。2周后更换敷料,以后每4~6周更换一次,直至愈合。

此法缺点即伤口长期不愈需多次换石膏,臭味较大,邻近关节被固定过久,引起僵硬,肌肉萎缩,瘢痕也较大。在小部分患者,如软组织缺损过大,或不能缝合皮肤时,仍有使用价值。

2)清除病灶、滴注引流法:在彻底清除病灶,死腔碟形化后,洗净伤口,只定点缝合皮肤,不分层缝合。伤口内放两根细导尿管或塑料管,术后其中一根用生理盐水滴注引流,每1000ml生理盐水内加青霉素80万U,每日约2000ml,另一根做负压吸引。由于伤口有充分滴注冲洗引流,感染容易控制,骨腔凝血机化,而后骨化。术后伤口缝合不可过紧,必须保持不断滴入,同时又能流出,以免引流不畅。患者伤口大多在1个月内愈合。

滴注引流法的缺点是容易沾湿被褥,因此要防止潮湿,以免患者受凉。

3)消灭死腔的手术:股骨、胫骨慢性化脓性骨髓炎,在病灶清除术后如死腔很大,可用带蒂肌瓣充填死腔。勿损伤该肌瓣的血管神经,肌瓣不宜太大,避免蒂部扭转。

4)病骨切除:有些慢性骨髓炎,如肋骨、腓骨上端或中分、髂骨等。可考虑采用手术切除病变部分。

5)截肢:在感染不能控制,患肢功能完全丧失,甚至危及患者生命时可考虑采取截肢术。

4.治疗注意事项

(1)病灶清除开放引流法:术中应注意不可去除过多骨质,以免发生骨折。并注意少剥离骨周围软组织如骨膜等,以免进一步影响愈合。

(2)清除病灶、滴注引流法:少数术后伤口不愈或复发的患者,大多是由于清除病灶不彻底引起的,再次手术彻底清除病灶和滴注引流后可获成功。

第八节 化脓性关节炎

化脓性关节炎是指化脓性细菌引起的关节内感染,是一种对关节危害较严重的疾患。一旦诊治不及时,病变关节将遗留不同程度的永久性残废。化脓性关节炎多见于儿童,青少年次之,成人少见,男性多于女性。最常发生在大关节,以髋、膝多发,肘、肩、踝次之。感染途经最常见的是细菌从身体其他部位的化脓性病灶经血循环播散至关节。关节邻近的化脓性骨髓炎也可直接蔓延引起关节炎,常见的有股骨上端,髋骨、肱骨上下端或尺骨上端骨髓炎并发化脓性关节炎,细菌也可由关节开放性损伤直接进入关节腔。除此之外,各种关节手术、关节穿刺、关节镜检查引起的继发性感染,是值得注意的医源性原因。急性化脓性关节炎为化脓性细菌引起的关节急性炎症。血源性者在儿童发生较多,受累的多为单一的肢体大关节,如髋关节、膝关节及肘关节等。如为火器损伤,则根据受伤部位而定,一般膝、肘关节发生率较高。

一、病因

化脓性细菌引起的关节内感染,儿童较多见,常为败血症的并发症,也可因手术感染、关节外伤性感染、关节火器伤等所致。关节内注射类固醇等药物,无菌要求不严易发生感染。最常受累的部位为膝、髋关节,其次为肘、肩和踝关节。常见致病菌为金黄色葡萄球菌和链球菌。

二、临床表现

1.全身症状

急性化脓性关节炎全身症状严重。前躯症状有全身倦怠,继以全身酸痛、食欲缺乏、畏寒,严重者可有寒战,多有弛张热,可达 39~41℃,烦躁不安,脉搏快弱,甚至有谵妄,昏迷等败血症现象,亦可出现脑膜刺激症状。小儿患者则因高热可引起抽搐。此时患者往往有贫血、脱水和酸中毒症状。

2.局部症状

化脓性关节炎早期有局部剧烈疼痛和关节功能障碍。

3.误诊分析

临床上,早期根据全身、局部症状和体征,结合辅助检查,一般可以做出化脓性关节炎的诊断。但某些病例须与风湿性关节炎、类风湿关节炎、创伤性关节炎和关节结核鉴别。

(1)风湿性关节炎:常为多关节游走性肿痛,关节积液内无脓细胞,无细菌,血清抗链球菌溶血素 O 试验常为阳性。

(2)类风湿关节炎:常为多关节发病,手足小关节受累。关节肿胀,患病时间较长者,可有关节畸形和功能障碍。类风湿因子试验常为阳性。

(3)创伤性关节炎:年龄多较大,可有创伤史,发展缓慢,负重或活动多时疼痛加重,可有积液,关节活动有响声,休息后缓解,一般无剧烈疼痛。骨端骨质增生。多发于负重关节如膝关节和髋关节。

(4)关节结核:起病缓慢,常有低热、盗汗和面部潮红等全身症状。关节局部肿胀、疼痛,活动受限,无急性炎症症状。早期 X 线片可无明显改变,以后有骨质疏松、关节间隙变窄并有骨质破坏,但少有新骨形成。必要时与健侧对比。

三、相关检查

1.首要检查

(1)体格检查:患者表浅的关节如膝、肘和距小腿关节局部红、肿、热、痛明显,关节常处于半屈曲位,有保护性肌肉痉挛。这样使关节腔内的容量最大,而关节囊可以较松弛以减少疼痛;深部的关节(如髋关节)因有厚实的肌肉,局部红、肿、热都不明显,关节往往处于屈曲、外旋、外展位,患者因剧痛往往拒绝任何检查。关节腔内积液在膝部最为明显,可见髌上囊明显隆起,浮髌试验可为阳性,张力高时使髌上囊甚为坚实,因疼痛与张力过高时有时难以行浮髌试验。因为关节囊坚厚结实,脓液难以穿透,一旦穿透至软组织内,则蜂窝织炎表现严重。深部脓肿穿破皮肤后会形成窦道,此时全身与局部的炎症表现都会迅速缓解,病变转入慢性阶段。

(2)X线检查:表现早期见关节肿胀、积液,关节间隙增宽。以后关节间隙变窄,软骨下骨质疏松破坏,晚期有增生和硬化。关节间隙消失,发生纤维性或骨性强直,有时可出现病理性关节脱位。

(3)实验室检查:关节穿刺和关节液检查是确定诊断和选择治疗方法的重要依据。依病变不同阶段,关节液可为浆液性或脓性。白细胞计数若超过 $5×10^9/L$,中性多形核白细胞占90%,即使涂片未找到细菌,或穿刺液培养为阴性,也应高度怀疑化脓性关节炎。若涂片检查可发现大量白细胞、脓细胞和细菌,即可确诊。细菌培养可鉴别菌种以便选择敏感的抗生素。

(4)化验周围血象中白细胞:其计数增高至 $10×10^9/L$ 以上,大量中性粒细胞,红血球沉降率增快,关节液外观可为浆液性,纤维蛋白性或脓性,镜检可见大量脓细胞,或涂片作革兰染色,可见成堆阳性球菌,寒战期抽血培养可检出病原菌。

(5)CT、MRI及超声检查:可及早发现关节腔渗液,较 X 线检查更为敏感。

四、治疗

1.治疗原则

早期诊断,及时正确处理,保全生命,尽量保留关节功能。

2.全身治疗

包括全身支持疗法及选用对致病菌敏感的抗生素,5 岁以下儿童多选用对抗金黄色葡萄球菌、链球菌及流感嗜血杆菌的抗生素。对于植入人工关节导致化脓性关节炎的成年患者多采用万古霉素和庆大霉素联合用药。一般先静脉用药,待感染控制后,再改为口服。

3.局部治疗

(1)急性期治疗

1)制动:早期制动于功能位置及适当活动保持关节活动度,应用石膏、夹板或牵引等限制患肢活动,可防止感染扩散,减轻肌肉痉挛及疼痛,防止畸形及病理性脱位,减轻对关节软骨面的压力及软骨破坏。一旦急性炎症消退或伤口愈合,即开始关节的自动及轻度的被动活动,以恢复关节的活动度。后期 X 线片显示关节软骨面已有破坏及骨质增生,关节强直已不可避免时,应保持患肢于功能位,使其强直于功能位。

2)关节穿刺及冲洗:关节穿刺除用于诊断外,也是重要的治疗措施。其目的为吸出关节渗出液,及时冲洗出纤维蛋白和白细胞释出的溶酶体等有害物质,避免对关节软骨造成不可逆的损害,局部注入抗生素。从一侧注入生理盐水,使由另侧针头流出,反复冲洗直至流出液变为清亮,然后注入选用的抗生素。每 1~2 日/次,直至关节液变清、培养阴性,症状及体征消失。此法对有浆液性或浆液纤维蛋白性关节液者有效,如治疗及时得当,关节活动度可完全恢复正常。选用抗生素应根据第一次关节穿刺液培养出的致病菌和敏感试验的结果,在未得到明确结果之前,使用青霉素、链霉素、庆大霉素和卡那霉素等。

3)关节切开引流术:经上述治疗后,全身和局部情况如仍不见好转,或关节液已成为稠厚的脓液,应及时切开引流。在膝关节,可于髌骨及髌韧带两侧1cm处各做长约4cm的弧形切口,切开皮肤、筋膜、关节囊及滑膜进入关节腔。用大量生理盐水冲洗,去除脓液,纤维块和坏死脱落组织,注入抗生素,用肠线将滑膜和皮肤边缘两侧缝合。关节内不放引流,伤口用抗菌药物滴注引流或作局部湿敷。大多可保持关节良好活动度。髋关节化脓性关节炎时,由于股骨头和股骨颈的大部分位于关节囊内易发生骨髓炎,破坏骨骺,影响肢体发育。髋臼病变也容易直接向髂骨蔓延,引起髂骨骨髓炎。有人认为在全身大量应用抗生素期间,病变关节内抗生素浓度可达到或高于关节内注射抗生素的浓度,故主张不做关节内注射,避免药物引起顽固性滑膜炎或造成关节软骨破坏。

(2)恢复期治疗

1)有控制的活动关节及锻炼功能:局部炎症消退后,及早开始肌肉收缩锻炼,如无不良反应,即可开始自主运动,以防止关节粘连,有助于关节功能恢复。但须注意局部炎症情况,活动不能过早过于频繁,以免炎症扩散或复发。

2)牵引:关节已有畸形时,应用牵引逐步矫正。不宜采用粗暴手法,以免引起炎症复发或其他并发症,如病理性骨折等。

3)后遗症治疗:严重的化脓性关节炎,如在治疗过程中未采取有效的预防畸形的措施,治愈后常后遗畸形。严重畸形有明显功能障碍者,需行手术治疗:①对关节强直于功能位无明显疼痛者,一般无需特殊治疗。双侧髋关节强直时,可做一侧或两侧髋关节成形术,即全髋关节置换。肘关节强直于功能位者,根据职业需要可行肘关节成形术,但须在炎症完全治愈后1年进行,以防止炎症复发。②对关节强直于非功能位者,可采用全关节置换术、截骨矫形术或融合关节于功能位。做关节置换术者需特别注意感染的可能性。③陈旧病理性脱位多数发生于髋关节,系因急性病期间关节处于屈曲内收位所致。对关节活动尚好、疼痛轻微者可不做手术;疼痛严重影响工作或须长时间站立工作者可行关节融合术。

参考文献

[1] 国家基本公共卫生服务项目基层高血压管理办公室, 基层高血压管理专家委员会. 国家基层高血压防治管理指南[J].中国循环杂志,2017,(11):1041–1048.

[2] 中华医学会外科学分会胰腺外科学组.急性胰腺炎诊治指南（2014）[J].中华肝胆外科杂志,2015,(1):1–4.

[3] 宁翠利, 吴孟水, 刘宽芝.甲状腺炎的诊治[J].临床荟萃,2016,(3):277–281.

[4] 中华医学会风湿病学分会.类风湿关节炎诊断及治疗指南[J].中华风湿病学杂志,2010,(4):265–270.

[5] 中华中医药学会.慢性胃炎诊疗指南[J].中国中医药现代远程教育,2011,(10):123–125.

[7] 中华医学会外科学分会胰腺外科学组. 慢性胰腺炎诊治指南（2014）[J]. 临床肝胆病杂志,2015,(3):322–326.

[8] 中华医学会外科学分会胰腺外科学组..消化系统常见疾病诊疗指南[J].中国临床医生杂志,2009,(10):69–74.

[9] 中国医师协会急诊医师分会, 中国心胸血管麻醉学会急救与复苏分会. 中国急性心力衰竭急诊临床实践指南(2017)[J].中华急诊医学杂志,2017,(12):1347–1357.

[10] 中华医学会内分泌学分会《中国甲状腺疾病诊治指南》编写组.中国甲状腺疾病诊治指南——甲状腺功能亢进症[J].中华内科杂志,2007,(10):876–882.

[11] 中华医学会心血管病学分会；2 中华心血管病杂志编辑委员会.中国心力衰竭诊断和治疗指南 2014[J].中国实用乡村医生杂志,2015,(2):6–12.